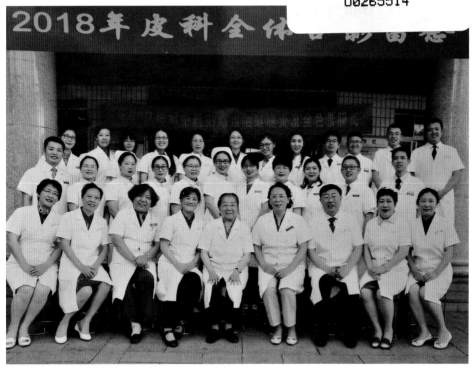

图1　2018年北京中医药大学东直门医院皮肤科医护人员合影

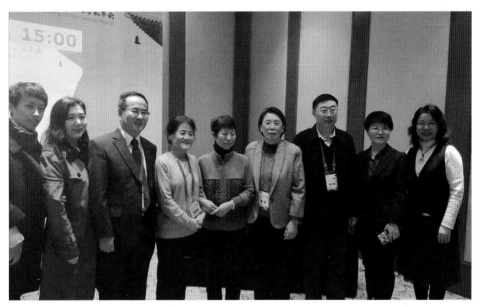

图2　2019年中华中医药学会皮肤科分会学术年会金起凤学术传承专场

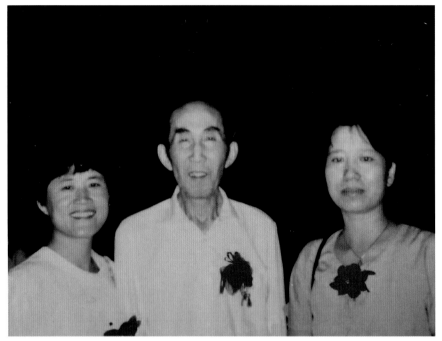

图 3　1991 年李映琳教授（左）、周德瑛教授（右）拜师金起凤教授（中）

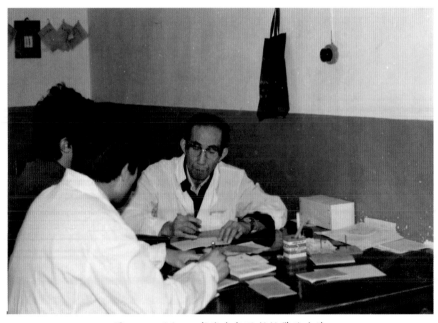

图 4　20 世纪 70 年代金起凤教授带徒出诊

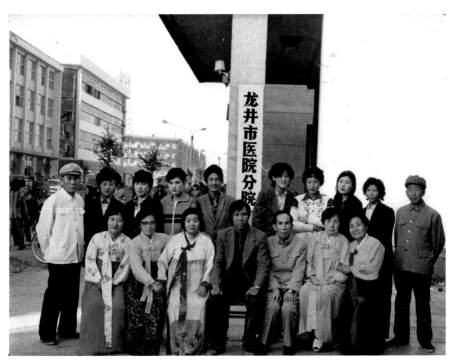

图 5 1988 年金起凤教授（前排右 3）应邀在延边龙井义诊

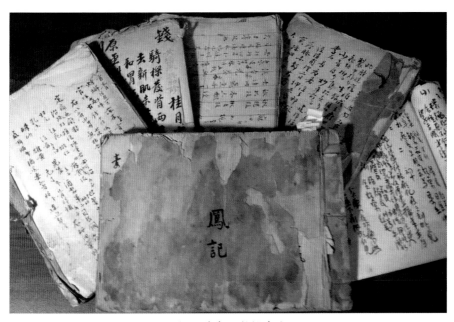

图 6 金起凤教授手稿

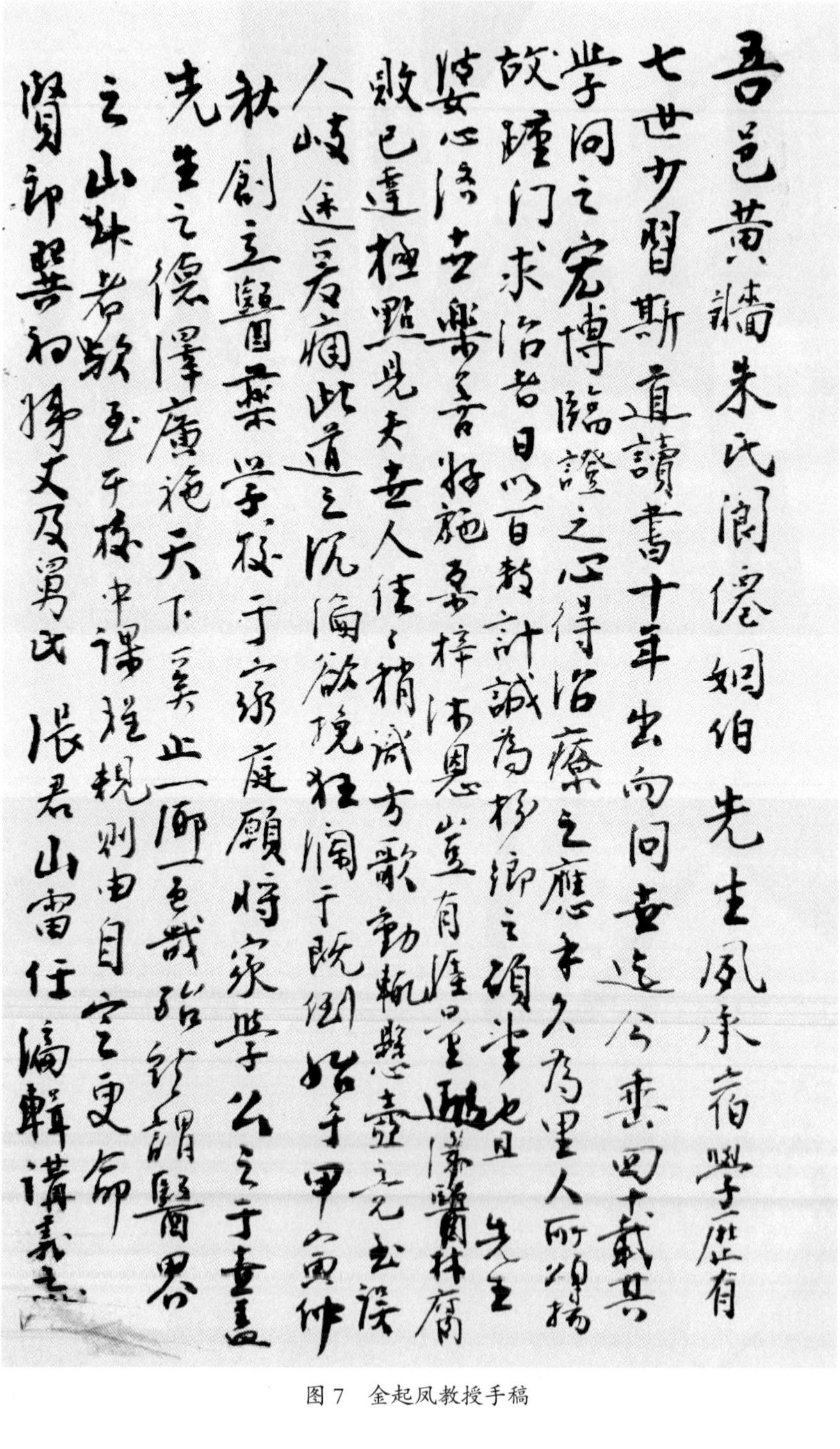

吾邑黄墙朱氏阆仙姻伯 先生夙承家学历有
七世少习斯道读书十年出而问世迄今垂四十载其
学问之宏博临證之心得治療之應手久為里人所頌揚
故踵门求治者日以百数計誠為桑梓之須臾也且 先生
婆心濟世樂善好施素孚桑梓沐恩豈有涯量遐邇醫林竊
歎已達極點先夫世人往往精識方歌動輒懸壺應世誤
人岐途者有此道之沉淪欲挽狂瀾于既倒始于甲寅仲
秋創立醫國藥學校于家庭願將家學公之于世蓋
先生之德澤廣施天下矣止一鄉一邑哉殆所謂醫界
之山林者歟至于校中課程規則由自定更命
賢郎翌初撰文及婿男氏 張君山雷任編輯講義之

图 7　金起凤教授手稿

金起凤

皮科临证实录

段行武　屈双擎◎主编

中国健康传媒集团

中国医药科技出版社

内 容 提 要

　　本书是金起凤教授多年治疗皮肤病的临床经验总结，本书从学术思想特色、医论医话、医案精粹、经验方药以及传承成果五个方面进行阐发，内容丰富实用，适合广大医务工作者以及中医爱好者参考使用。

图书在版编目（CIP）数据

　　金起凤皮科临证实录 / 段行武，屈双擎主编. — 北京：中国医药科技出版社，2022.8
　　ISBN 978-7-5214-3139-1

　　Ⅰ. ①金… 　Ⅱ. ①段… ②屈… 　Ⅲ. ①皮肤病—中医临床—经验—中国—现代
Ⅳ. ① R275

　　中国版本图书馆 CIP 数据核字（2022）第 060056 号

美术编辑　陈君杞
版式设计　也　在

出版　**中国健康传媒集团** | 中国医药科技出版社
地址　北京市海淀区文慧园北路甲 22 号
邮编　100082
电话　发行：010-62227427　邮购：010-62236938
网址　www.cmstp.com
规格　710×1000mm $^1/_{16}$
印张　17 $^1/_4$
字数　290 千字
版次　2022 年 8 月第 1 版
印次　2022 年 8 月第 1 次印刷
印刷　三河市万龙印装有限公司
经销　全国各地新华书店
书号　ISBN 978-7-5214-3139-1
定价　**56.00 元**

获取新书信息、投稿、为图书纠错，请扫码联系我们。

编委会

前言

金起凤教授是现代著名的中医皮外科专家，北京中医药大学东直门医院皮肤科主任医师、教授。全国首批有独特学术经验和技术专长的百名中医药专家，全国老中医药专家学术经验传承工作指导老师。享受"国务院政府特殊津贴"，为国务院有突出贡献的专家。

金起凤教授 15 岁拜师于嘉定黄墙名医朱咏薲先生（近代名医张山雷师弟）门下学习，1941 年学成后悬壶于故里，享誉一方。1957 年考入南京中医学院医科师资班深造，1958 年奉原卫生部调聘到北京中医药大学东直门医院工作，一直奋战在临床、教学的第一线。金起凤教授从医 60 余载，执教 40 余载，运用中医药治疗皮肤、外科疑难重症有显著疗效，尤其在银屑病、疮疡等方面造诣颇深，为燕京中医皮外科流派的主要奠基者之一。金起凤教授精于辨证，提出辨证分标本，临证循大法，执要驭繁，标本兼治。对皮肤病重视整体观念，主张循内科之理，以治外疡；病机重火热，擅以心脾论治；病理重瘀邪，倡祛邪不留瘀；顽疾重本虚，强调攻补兼施；融古创新，所创多种内服外用有效方剂，临床沿用至今。

本书涵盖了金起凤教授的生平、学术思想源流、医论医话、医案精粹、方药经验、传承等几个方面。本书通过收集整理金起凤教授大量原始手稿、论著、门诊医案、病房查房医案、拜师跟师医案及其论著中的皮肤病相关医案，并加以注释，共整理出医案近百例，涉及病种 38 个。本书是北京中医药大学东直门医院皮肤科首次对金起凤教授的学术思想和治疗经验进行较为全面的总结和梳理。

在编写过程中，医论医话部分尽可能忠实于金起凤教授的原始手稿。医案部分对于原始医案，采用原案录入的方式进行编写，仅对个别医话、医案手稿进行了文字调整，以顺文理；对医案手稿中的药名进行了规范，如将"川斗""原金斛"规范为川石斛；并对其中某些异体字进行了规范。临诊思路力求言简意赅，条理清晰，着重阐发病因病机，揭示辨证规律，分析用药特点，阐明医案精髓。按语部分则力求充分反映金起凤教授学术思想，高度概括其临证经验。

然编写水平有限，虽力尽详实，仍只能反映金起凤教授临证经验之一斑。疏漏与不足之处，敬请批评指正。

编者

2021 年 7 月

目录

第一章　学术思想与特色

一、学有渊源，崇尚经典

金起凤教授师出名门，15 岁初入师门即研习《内经》《难经》《神农本草经》《伤寒杂病论》等经典著作及温病学的基础理论知识，通读历代外科专著，并每日跟随其先业师詠幽先生门诊抄方。出师后悬壶乡里十六载，临证中对经典有了更深的体会。后在南京中医学院医科师资班的系统学习，重温四大经典及针灸、诊断、方剂等课程，潜心研习、精熟经典。

金起凤教授认为《内经》是中医理论之渊源和基础，是几千年前中医临床实践的高度概括，是中医登堂入室之根本。对此经典需要不断温习理解，所谓"读书百遍，其义自见"，否则临证将成为无源之水。尤其是对疑难重症的辨证思路，指出其病机十九条是辨证论治理论的精粹。比如对于《素问·标本病传论》所云："病有标本，刺有逆从……知标本者，万举万当，不知标本，是谓妄行"，金起凤教授在《标本缓急应用于皮科临床的肤浅体会》中对其做了详细的论述，阐述了在临证中其对经典中语句的理解。金起凤教授对仲景之书也尤为推崇，谓《伤寒论》乃圣人之著，经证合一之典籍，体现了理法方药的思维过程，其方用之得当，效如桴鼓。业中医者，苟不学《伤寒论》，则不足以为中医。再如其临证以麻黄汤、桂枝汤、麻杏甘石汤、麻黄附子细辛汤等治疗皮肤疾患等，对仲景名方都能宗原义而多有发微。

金起凤继承了业师黄墙朱詠幽先生的疮疡经验，同时通读历代外科经典。重视陈实功在《外科正宗》"盖脾胃盛则多食而易饥，其人多肥，气血亦壮；脾胃弱，则少食而难化，其人多瘦，气血亦衰，故外科尤以调理脾胃为要"的观点。认为脾胃不和诸病所由生，指出皮肤病同时伴有胸膈满闷，脘腹胀痛，呕恶嗳气，不思饮食等肝胃不和症状者，首要疏肝调脾和胃而非一味寒凉治疗皮肤病。对老年人注重调脾土，对疮疡疾病认为脾胃健则正气充足，内外之邪不易入侵，疮疡无从发生；或易于生肌敛疮而收口，脾胃损伤，则生化乏源，疮疡难以敛疮收口。重症后期重视养胃阴。对王维德在《外科全生集》中阴阳为主的辨治法则尤有心得，尊其阳和通腠，温补气血，临证中对辨之阴证者常以阳和汤、醒消丸、小金丹、犀黄丸等卓有疗效。推崇《疡科心得集》中将温病应用于疮疡外科。认为外科疮疡包括一些皮肤疾病的发生发展变化过程符合温病卫气营血的辨证规律，逐步由表入里、由浅入深、由轻到重、因实致虚的次第传变。疮疡初起，局部肿痛，皮肤红热不显，伴发热微恶寒、口微渴等全身症状，舌尖红，苔薄白，脉细数，是病在卫分；局部肿痛加重，皮肤焮红灼热，伴发热不恶寒反恶热，或寒战高热、口渴、便秘、溲黄等全身症状，舌质红，苔黄，脉洪数，为火热毒邪在气分，多见于热盛肉腐成脓之际；疮疡后期若出现皮肤斑疹且其色紫滞，高热、烦躁不安、甚则神昏谵语，舌质红绛，苔黄糙，脉弦细数，为病在营分，多见于正虚邪盛，邪毒扩散或内陷之际；若出现皮肤发斑且其色深红，或见尿血、便血、吐血，伴高热、烦躁不安、谵语发狂、痉挛抽搐，舌质绛干，无苔或灰黑苔，脉细数，为病在血分，多见于邪毒扩散或内陷之极期。对一些皮肤病发斑或者重症伴高热常以犀角地黄汤、紫雪丹等清营解毒疗效颇佳。同时也认为尊经典但临证又不可拘泥，比如认为血热盛则气壅血凝或煎熬成瘀，留于脉络则血运不畅；因气血瘀滞，经络阻隔，热瘀互结，则斑疹长期不易消退；因瘀不去，则新血不生，气血更易瘀滞；络道受阻，血热更不易清撤，热瘀互结也不易化解。所以在早期清热的同时常常加用凉血散瘀药物，避免传变、加重。另外在其临证用药中也常运用《疡科心得集》中上部属风，中部属气，下部属湿的三焦分部辨证法。

在金起凤教授的手稿讲义中以及主编的《中医皮肤病学》中，常引张山雷《疡科纲要》，足见此书对其影响之深。如引《疡科纲要》云"证虽外发，病本内因"；"寻常疮疖，亦无不与内证息息相通"等。亦强调疮疡是机体内在变化的一种外在表现，所以疡科的辨证与治疗均要从整体出发，注重内在因素。治疗宜内外合治，尤当侧重内治。指出治疡临证处方，无论外形如何，要以内证为主。对《疡科纲要》"外疡为病，则热病其多数也"；"外疡发痒，则不外乎风燥与湿热二者而已"等更是心得颇深，认为皮肤病的病因尤注重风、湿、热邪。在其《中医皮肤病学》总论中，亲自执笔皮肤病病因病机及治疗大法。而对疮疡辨治，认为行气为要，从痰论治；非一味寒凉，而以清润寒凉，温养补益为法。

除此，金起凤教授对《诸病源候论》《医宗金鉴》《针灸甲乙经》等诸经典也多有涉猎，对现代许多中医名家也十分尊重，谦虚学习。金起凤教授认为，要提高自己的医学水平，不仅要下苦功夫去研习经典，同时还要博览诸学派、医家的经典著作，提高自己的古文水平。多读书、多临床、多悟，方能入中医之门。

二、注重整体观，精于辨证

金起凤教授处方一般十一二味，遣方用药多常用方药，但却常得神奇之效。

究其根本，乃辨证明晰，论治准确，平淡之方方获奇效。金起凤教授认为，辨证论治是中医理论的核心，也是取得疗效的根本。金起凤教授进行过中医学习西医的培训，从不排斥西医，认为应该掌握现代医学的知识和技术。但是反对用某方套某病。告诫学生必须学好中医基础理论，运用中医基础理论指导临床辨治，这样面对疑难重症的时候才不至于无从下手。辨证论治是常，知常方能达变。

辨证论治是中医学的精华，也是临证治疗必须遵循掌握的法则，多年来，金起凤教授临床诊治患者，均一丝不苟的按辨证论治进行治疗。

（一）注重整体观，辨病辨证结合

金起凤教授十分推崇中医的整体观，认为人与自然以及人的机体本身都是一个有机的整体。人的五脏六腑、四肢百骸、气血升降之间的关系都遵循自然界的阴阳、五行、六气等规律而不断变化。中医的各种治疗方法都是从不同的角度调整人体，使之恢复与自然界规律相应的能力，这同时也是人体阴阳平衡协调的一个过程。

"人以天地之气生，四时之法成"，金起凤教授认为诊病没有四时气候的观念，就没有把握中医的灵魂。"人与天地相参，与日月相应也"；"阳气生于春，浮于夏，降于秋，沉于冬"；"天食人以五气，地食人以五味"等，都论述了人体脏腑功能与自然界天气变化、四时密切相关。金起凤教授认为若气候反常，寒热失调，燥湿失度，机体则不能适应，常常致病，治疗皮科病亦应重视天候地气，做到因时因地而制宜。其治疗泛发性神经性皮炎，皮疹多表现为干燥、肥厚、瘙痒，无渗出、糜烂等湿邪之候，但若发于长夏季节，纳谷不馨，苔薄腻，多治以清热凉血止痒法，佐以藿香、佩兰、生薏苡仁、茯苓。健脾胃以化长夏之暑湿，气机通畅则气血调和，病多向愈。治疗急性泛发性湿疹，若全身泛发鲜红丘疹、丘疱疹，瘙痒无度，常人多治以清热除湿大法。倘若此人常秋燥季节发病，除以苦参、炒黄柏，生薏苡仁清热除湿，常佐以知母、玄参、白茅根、南北沙参养阴清热。苦寒伤阴，秋燥为秋季主气，燥胜则干，若滥用苦寒伤阴化燥，病多难愈。

金起凤教授还强调人体是个统一的整体，任何疾病都不是孤立存在的，气血、津液、经络把人体的五脏六腑、四肢百骸通过阴阳、五行生克制化关系紧密的联系起来。"皮肤病虽形于外，而多源于内"，皮者，脉之部也。故皮肤与人体气血、脏腑、经络密切相关，皮肤病的发生与人体脏腑、气血、经络失调有密切关系，人体之脏腑、气血、经络失调也会产生相应之皮肤的病变。因此治疗上也从整体出发，治病求本，寻求疾病的整体病机，而非见痰治痰、见血治血。如金起凤教授诊治过敏性紫癜，每好发于双下肢，皮疹多为鲜红色或紫红色瘀斑。虽见病人皮疹色鲜红，口干思饮，属血热证候；若观其人，伴有气短乏力，少气懒言，舌胖之证候，金起凤教授则以健脾益气、凉血摄血法诊治。常以炙黄芪、茯苓、党参、白术健脾益气，当归、白芍养血活血，赤芍、牡丹皮凉血活血、祛瘀生新。临证常有的放矢而获效。

金起凤教授虽认为辨证是中医的灵魂，亦非置辨病于不顾。事实上，金起凤教授认为辨病是基础，尤其是对疾病种类繁多的皮肤科疾患，辨病更为重要。同一种疾病可能在皮疹表现、病因、病机、发病规律、演变规律以及治疗原则上具有相同的特征；辨病方能更好的梳理临证经验，提高疗效，明确预后。治疗非一成不变，更非变化无常，辨证与辨病结合则是其精髓。

（二）重脏腑辨证，循内科之理，以治外疡

《疡科纲要》云："证虽外发，病本内因。""无论外形如何，要必以内证为之主。此疡医之最上乘也。"金起凤教授继承了其先师的临床思想，不仅注重皮损局部辨证，更注重结合全身症状进行辨证。金起凤教授认为任何皮肤病的发生，无论是外感，还是内伤都势必造成脏腑生理功能紊乱和脏腑阴阳气血失调。如蛇串疮为肝火妄动，湿热内蕴而成，其症反发于外。另如消渴并发的脑疽、发背等等。丹溪云："有诸内者，必形诸外"。人体是个有机整体，皮肤与人体气血、经络、脏腑有密切的关系，所以内脏功能失调同样可以在皮肤上产生一定的病变。脏腑功能各有特点，病邪性质也各有特点，出现症状各不相同，各脏用药更有所偏性。因此在诊治皮肤病时，注重脏腑病机辨证施治，方能得心应手。

"诸痛痒疮，皆属于心"，盖心主火，又主神明，五志过极，可以化火；心又主血脉，心火亢盛，可导致血热外发肌肤，皮肤表现为红斑、灼热，伴有心烦急躁，口渴欲饮，溲黄便干，舌红亦或舌尖红绛，苔薄黄，脉滑数或洪数。金起凤教授多从心论治。临床多见于银屑病血热型、银屑病红皮病型、药物性皮炎、玫瑰糠疹、过敏性紫癜等。金起凤教授常以化斑汤或犀角地黄汤化裁加减治疗，清心除烦热常用栀子、黄连、竹叶心、莲子心等药；醒神开窍常用水牛角、石菖蒲、玳瑁等；宁心安神常用酸枣仁、茯神、合欢花等。

因肝藏血，主疏泄，疏泄功能正常，则气机条达，气行则血行，气滞则血瘀。如肝气郁结，气机不畅，则血也随之而瘀滞，发于肌肤则表现为斑块肥厚浸润，经久不退。若伴有性情急躁，月经色暗有血块，口干口苦，舌紫暗或舌暗有瘀斑，脉弦滑者，金起凤教授则以舒肝理气、活血化瘀为治疗法则。常用柴胡疏肝散合四物汤加减。若肝郁化火，伴口苦、目赤等证；或火与湿相搏蕴肤，可变

生皮肤诸症。如带状疱疹、湿疹、神经性皮炎等。对于肝脏发病用药，清肝火常用牡丹皮、黄芩、栀子、龙胆草；理肝气常用柴胡、郁金、香附、枳壳、金铃子等；镇肝潜阳息风常用天麻、菊花、钩藤、玳瑁、羚羊角等；养肝血常以四物汤等。

诸湿肿满者，皆属于脾，若临证见红斑、水疱、糜烂、渗液，伴纳呆腹满者，金起凤教授多从脾论治。金起凤教授认为脾主运化水湿，如过食肥甘厚味酒食损伤脾胃，脾失健运，可导致湿热内生，发于肌肤则可见上证。若伴有肢体沉重，舌红苔黄薄腻或厚腻、脉滑者，金起凤教授认为脾运则湿去，故以健脾利湿清热为治法。对于脾脏用药，健脾常用茯苓、白术、山药、扁豆等；化湿常用苍术、厚朴、茵陈、泽泻、车前子等；和中常用陈皮、苏梗、枳壳、木香、砂仁等。

肺主气，主宣发肃降，临证时若见患者咽痛伴有外感风热症状者，金起凤教授从肺卫论治。金起凤教授认为肺主气属卫，主宣发，如肺气失宣，可引起卫外功能不固而易感冒；肺气通于喉，可见咽喉疼痛、发痒。如银屑病外感诱发，初起疹的病人，皮疹发红，呈点滴状，伴有咽喉疼痛，自觉发热，口干欲饮，舌红脉浮数，常治以清肺热为主，佐以解毒，方选银翘散加减。肺脏用药，清肺热常用桑叶、菊花、金银花、连翘、黄芩、石膏、桑白皮等；宣肺常用麻黄、荆芥等；润肺常用北沙参、玉竹、麦冬等。咽痛者常用板蓝根、玄参、山豆根、薄荷、牛蒡子等散表邪解毒利咽。

古人谓久病及肾，一些皮肤病重症后期，临证常见低热，头晕，手足心热，腰膝酸软，舌红少苔，脉细数。金起凤教授认为此为肾阴不足所致，因为肾藏精，为先天之本，肾无实而多虚。久病易伤阴耗血，损伤肾阴，导致肾阴不足，脑髓空虚而出现头晕、腰膝酸软；阴虚不能制阳，虚火内动，则五心烦热，故治以滋补肾阴。如系统性红斑狼疮后期，出现低热、五心烦热、腰膝酸软、咽干舌燥，舌红少苔而干、脉细数等证，金起凤教授常用六味地黄丸合大补阴丸、左归丸加减进行治疗。若系统性硬皮病后期，皮肤萎缩发硬，畏寒肢冷，体倦乏力，腰膝酸软，脉沉细，金起凤教授认为此为肾阳不足所致，因久病伤肾或阴损及阳，阳气虚衰，温煦失职而出现畏寒肢冷、体倦乏力；下元虚损，则腰膝酸软；肾阳虚，不能温煦，卫外不固则皮肤硬板，故治宜温阳暖肾。金起凤教授常用金匮肾气丸合右归丸加减治疗。滋肾常用生地黄、熟地黄、山萸肉、黄精、龟甲、女贞子等；温肾常用附子、肉桂、巴戟天、淫羊藿等。

（三）经络辨证，有的放矢

《外科秘录》云："五脏六腑各有经络，脏腑之气血不行，则脏腑之经络即闭塞不通，而外之皮肉，即生疮疡矣"。经络分布全身，将人体脏腑、组织、器官联系起来，借助气血，使人体各个部位功能活动以保持协调平衡。若局部经络闭塞，郁结不通，可发生皮肤、疮疡疾患。金起凤教授对疾病的经络辨证也非常重视，认为"一切痈疽，须分是何部位，属何经络，用何药向导施治，庶易于奏效也"，善于观皮疹部位而循经论治。在其仅有的保存完整的笔记中，均是经络、针灸笔记。经络外达皮肤，内连脏腑，故辨证必须以病变发生的部位与相应脏腑所属经络走向来辨。

肝经绕阴器，过胸胁。如阴部湿疹，皮炎，药疹及胸胁部的带状疱疹，表现为红斑、丘疹、水疱、渗液、痒甚或痛。伴口干苦、舌红苔黄、脉弦滑。金起凤教授认为此属肝郁化火，湿热下注，治宜泻肝清火、利湿止痒，自拟龙蚤清渗汤加减清解肝经湿热。

手太阴肺经起于中焦而上行过胸，足阳明胃经起于颜面而下行过胸，故肺胃积热，则循经上熏，血随热行，上壅于胸面，故胸、面生粟疹且色红。痤疮多见于青春发育之少男、少女。青年人或中年人中素体阳热偏盛者，循经上犯，熏蒸面部而发。治宜清解肺胃蕴热，常以枇杷清肺饮或自拟方杷芩消痤汤加减治疗。

有些皮肤病是循经走行，如线状苔藓或线状扁平苔藓，皮疹多为紫红扁平丘疹，好发于口腔黏膜、舌、四肢等。常人每用疏风清热，除湿止痒法。金起凤教授提示要视皮损由循经而论治。如发于胁肋部及下肢屈侧者，属足厥阴肝经循行部位，若同时伴有心烦口干苦，小便赤，大便干，舌红，苔薄黄或黄腻，脉弦滑。金起凤教授认为肝郁化火，灼热成瘀，内蕴湿热，郁于肌肤所致。宜清肝泄湿，化瘀论治。如皮疹发于下肢内侧，属足太阴脾经循行部位，伴纳呆，便溏，体乏气短，瘙痒不剧，舌淡苔薄白，脉弱者，属脾虚湿滞，金起凤教授则以健脾利湿，祛风止痒为法。

又如发生于口、眼、生殖器部位，表现为口腔、生殖器反复发生溃疡及眼的虹膜睫状体炎，并有下肢红斑结节损害的白塞综合症。因肝经之脉绕阴器，循少腹，入属肝脏，网络胆腑，散布胁肋，上通于咽喉，肝开窍于目；脾经之脉夹咽，连舌体，散舌下，脾开窍于口，主四肢；肾开窍于二阴。金起凤教授认为本病的损害部位与肝、脾、肾经络关系密切。肝、脾、肾脏腑功能失调，可出现湿热蕴毒，或病久不愈，湿热久羁，热伤阴液而致肝肾阴虚等症状，治病时必须辨证明确当后才可选方用药，不宜见其病即投以甘草泻心汤。

三、标本缓急，治分先后，强调大纲大法

对于疾病的治疗，金起凤教授重视诊疗中的大纲大法，在其主编的《中医皮肤病学》里面指出皮肤病的病因不外七情内伤、饮食劳倦、禀赋不耐等；并详细列举了风、湿、热、虫、毒的临床辨证特点，归纳了皮肤病疏风清热、祛风散寒、固卫祛风、凉血消风等内治十四法。这其实是对皮肤病治疗辨证规律的一个提炼总结，由此大法大纲选主方，随证加减，对初识皮肤疮疡者临证实用性极强。

"病有标本，知标本者，万举万当，不知标本，是谓妄行"。金起凤教授在其文章《标本缓急应用于皮科临床的肤浅体会》中，用几个医案对这个观点做了详尽的阐述，此处不赘述。指出标本乃相对概念；治标治本均为了更好的治本，应视病情表现来决定主次先后；这个"本"从根本上指的是疾病的病机，明辨了疾病的标本缓急后，遣药组方才不会被变化万端的各种临床表现所迷惑，而贻误病情。同时写到标与本的关系不是一成不变的，且每受各种因素之影响，如年龄、体质以及失治与误治等，皆可导致标本的转化，故在诊治时，务求掌握标本的转化规律。同时阐述了逆治、从至在"治病求本"中的理解。在1988年的中医杂志中金起凤教授发表了《瘾疹的标本缓急治疗体会》，以几例效案论述此观点。

辨证分标本，临证循大法，执要于繁，标本兼治，方能提高临证疗效，避免延误病情。在金起凤教授的诸多医案中均有此思想的贯穿。

四、内外合参

清代外治名家吴师机云："外治之理，即内治之理，外治之法亦即内治之法，所异者法耳"，金起凤教授认为外治法应用亦当辨证治疗，是在中医整体观念和辨证论治指导下的遣药用药，或用针刺、切开；或用中药煎汤外洗、浸泡、湿敷；或制成酊剂、膏剂、洗剂、油剂等各种剂型外用患处，使药物透过腠理毛窍、腧穴，达到疏通经络、调和气血，解毒化瘀等作用。如《太平圣惠方》在外敷药治疗痈肿，温热药能"引出热毒"，生寒药能"折伏其热势"。《外科精义》云："溻渍疮肿之法，宣通行表，发散邪气，使疮内消也"；"疏导腠理，通调血脉，使气凝滞也"。

金起凤教授在古人的基础上，融会贯通，在其主编的《中医皮肤病学》中，亲自执笔编写的总论部分，对皮肤病外治做了详细论述。并且在长期的临证中摸索、研制出许多简便有效外治方剂，如加味黄连膏、化银膏、苦蛇酊、溶癣酊、皮肤洗药1号、皮肤洗药2号等。加味黄连膏以黄连、黄柏、苦参等组成，清热

解毒、燥湿止痒、散瘀消斑，适用于银屑病各证。苦蛇酊以苦参、蛇床子、土槿皮等组成，燥湿清热，祛风止痒，用于治疗白疕、风瘙痒等瘙痒性皮肤病，主要用于银屑病头皮部位。这些药物至今还作为院内制剂在临床广泛应用，疗效颇佳。对于一些行之有效的传统外用药物，金起凤教授也往往会根据不同的皮损，临证对剂型加以改进，比如对于丹毒弥漫红肿疼痛，常外用如意金黄散水调；对于局部疔疮疖肿则调制成如意金黄膏外用。对于慢性湿疹、银屑病皮损干燥常选用黄连膏剂，对于亚急性湿疹皮疹较红，且伴有轻度糜烂渗出的也常改为黄连油剂使用。外用止痒药物常选用冰片、樟脑、薄荷、蛇床子、白鲜皮、地肤子、苦参等；收湿药物常用煅石膏、炉甘石、滑石、枯矾、蛤粉等；杀虫药常用轻粉、硫黄、雄黄、铅丹、土槿皮、大枫子、百部等；清热药常用黄芩、黄柏、黄连、大黄、马齿苋、青黛等。

此外，金起凤教授认为外治疮疡须掌握丹药之毒性。古代医籍多载此类药有解毒杀虫、祛腐蚀枯之功效，专用治恶疮顽癣。在其黄墙外治秘方中，也常见升丹、降丹、朱砂、轻粉等，均为重金有毒之品。在其外治经验方中也常用硫黄等有毒之品。金起凤教授认为对于疮疡顽疾，祛腐之药仅用于脓腐疮口，一定要中病即止，要正确辨证应用。其次在配制过程中可通过炮制或者配伍减轻其毒性。而且此类药物多有刺激性，应用时要注意观察。

对于外用药的使用，金起凤教授每次必和患者详细交代怎么外涂药，比如银屑病外涂加味黄连膏，告知涂药一个皮损揉一分钟，让患者用手蘸一点药膏，反复在皮损上涂揉，让药物充分渗到皮损里面去，充分体现了金起凤教授对于外治的重视。

五、临证特色

（一）病机重火热，清热六法随证施用

《内经》病机十九条，属火者有五，属热者有四。人身五行各一，唯火有二；六气之中，火与热居二。金元四大家刘河间云"六气皆从火化"；"五志所伤皆热也"。《疡科纲要》："外疡为病，则热病其多数也。""外感六淫蕴积无不化热，内因五志，变动皆有火生。"都说明火热致病的重要性和广泛性。六气之中，火热之气与风、湿、燥、寒关系密切，往往相兼为病。在疾病过程中，火热又常常成为风、湿、燥、寒的后期转归。

金起凤教授认为皮肤病的发生与风、湿、热、虫、毒有关，临证中很多皮肤病的局部表现为红、热、痒痛，伴有口渴、口苦、喜冷饮、咽痛、小便短赤、大

便干结等全身症候，这些均是热证的特征。因此，皮科临证以热证尤多，尤其是多数急性皮肤病与火热关系更为密切。热盛化火化毒，火热之邪蕴积成毒，可变生皮肤诸症。如肝胆火炽，窜扰脉络，郁于肌肤则变生蛇串疮等。肺胃积热，郁热循经壅于额面，则生肺风粉刺。心火亢盛，血分蕴热，郁于肌肤则可发为白疕等证。

风热伤人肌肤，可发瘾疹、风瘙痒。热与湿结，湿热郁于肌肤，则生湿疮、水疥、天疱疮。湿热互结，炼液成痰，痰热聚结，阻滞肌肤，则生瘰疬、痰核。火热之邪郁阻经络，络阻血瘀则变生瓜藤缠。火郁之极则蕴为毒，毒热结聚肌肤则患痈、疖、疮、丹毒等感染性皮肤病。火热之邪蕴热成毒，气血两燔，则患红皮病、红斑狼疮。若内热蕴积、禀赋不耐，药毒内侵，则变生中药毒。内热蕴积，禀赋不耐，外感漆毒等物，则发漆疮。内热蕴积，抗邪无力，外感时毒疫气则变生风疹、麻疹等传染性皮肤病。

金起凤教授对火热论进行深入的研究，循火热病机，遵"热者寒之"的原则，临证灵活变通，创清热六法治疗火热之邪引起的皮肤病。常用消风散、凉血消风散、银翘散、黄连解毒汤、龙胆泻肝汤、五味消毒饮、白虎汤、化斑汤、犀角地黄汤、清瘟败毒饮等清热泻火凉血之剂。

清热疏风止痒法：适用于风热证引起的皮肤病。皮疹以红色风团为主要表现或者红斑丘疹好发于头面颈等人体的上部。如风疹、荨麻疹、玫瑰糠疹、药物性皮炎发疹型等。常用金银花、连翘、桑叶清热疏风，防风、僵蚕、白蒺藜、蝉衣以疏风止痒。

清热利湿、凉血消风法：适用于皮肤出现红斑、水疱、渗出性损害，属湿热互结、血热风盛之皮肤病。如湿疹，接触性皮炎、多形性红斑、药疹等。常用苦参、黄芩、土茯苓清热除湿；蚤休、生槐花、牡丹皮、赤芍清热凉血；白蒺藜、僵蚕、白鲜皮、地肤子清热祛风止痒。

清热解毒、凉血化瘀法：适用于皮肤红肿、疼痛属热毒聚结之皮肤病证。如疖、痈、丹毒等感染性皮肤病。常用金银花、连翘、蒲公英、紫花地丁、牡丹皮凉血解毒；赤芍、桃仁活血消肿；陈皮、浙贝母理气散结；甘草解毒和中。

清热除湿、凉血化瘀法：适用于湿热蕴肤，络阻血瘀之皮肤病。如下肢结节性红斑、紫癜性皮炎、下肢静脉曲张综合征等。常用萆薢、炒黄柏、生薏苡仁清热除湿，牡丹皮、赤芍、桃仁、苏木凉血化瘀，川牛膝通络散结。

清肝泻火、理气化瘀法：适用于肝胆火炽，窜扰脉络之证。如带状疱疹神经痛等，用柴胡、龙胆草、炒栀子、黄芩清肝泻火；香附、川楝子、元胡、乳香、没药舒肝理气，化瘀止痛。

清热败毒、凉血化斑法：适用于热毒炽盛、气血两燔之病证。如白疕红皮病型、药疹剥脱性皮炎型、红斑狼疮、皮肌炎急性期等，常用金银花、板蓝根、紫花地丁清热解毒；水牛角片、生地黄、牡丹皮、玄参凉血清热；黄连、生石膏清热泻火，竹叶清心除烦。高热重者，则加入玳瑁清心凉血。

（二）施治重气血流通，活血化瘀灵活变通

血是人体重要的营养物质，循行于脉道之中。对脏腑、经络、四肢百骸、筋骨皮毛起着营养、濡润的功能。"人有此形，惟赖此血"。《医学入门》谓血为百病之胎也。《灵枢·口问篇》谓："夫百病之始生，皆生于风、雨、寒、暑，阴阳喜怒，饮食居处，大惊卒恐，则血气分离，阴阳破散，经脉厥绝，脉道不通……乃失其常"。指出无论何种病邪，首先均干扰气血的功能，而使之紊乱，以致阴阳失衡，经脉瘀阻不通，气血循行失常。金起凤教授认为气血通畅不仅是机体的气、血、津液的充盈健旺，也表明脏腑组织生理功能的正常。气血冲和，百病不生，一旦气血凝滞，脏腑经脉失其所养，功能失常，则变生诸症。因此，在皮肤病施治中，尤其是顽疾、疑难病证中，必须重视气血流通这个重要因素。诚如《素问·调经论》谓："五脏之道，皆出于经隧，以行气血，气血不和，百病乃变化而生，是故守经隧焉。"

血瘀的形成，有虚有实，有寒有热。或因虚致瘀，如气虚、血虚、阴虚和阳虚都可导致血瘀，其中以气虚血瘀最为常见，其他如阴虚虚火灼津、血流黏滞而致瘀也多见。或因外邪致瘀，六淫外邪中以寒、热（火）导致血瘀为最多见，寒凝血脉血流不畅而成瘀，如结节性红斑寒湿下注证；热灼津血、血热搏结而成瘀，如银屑病血瘀证、疮疡疔肿等；或毒热伤络血溢脉外而瘀血，如紫癜等。风邪、湿邪常和其他外邪夹杂而致瘀。如风湿阻于经络，气血壅滞，着于皮肤，则成皮痹。肺经蕴热，又为风寒所乘，血络阻滞，可见鼻头色紫黯，日久赘生。或因内伤七情、气血逆乱而致瘀，其中以气滞血瘀最为多见，如黄褐斑、斑秃、带状疱疹等。其他痰湿阻滞气机、跌打损伤等亦可致瘀邪停滞，气血运行失司，脏腑功能失调，引发各种疾患。

血瘀既可以是病机，同时也可以因瘀致虚，成继发的病因。如血瘀于上，瘀血不去，新血不生，发失所养，则可见头发秃落、日久不生。瘀血阻滞，血不养肤，风从内生，可见瘾疹、风瘙痒。金起凤教授认为，久瘀致虚，此时若一味久服活血化瘀药，势必更徒伤气血。另外血瘀亦导致气机不畅出现气滞，在气滞基础上又可导致湿阻、痰浊或水停等。一些皮肤顽疾往往存在痰瘀互结、湿瘀互结、热瘀互结等证，临证要重视调理气血。

活血化瘀法适用于经络阻塞，气血瘀滞所引起的各种皮肤病。多见于结节性红斑、硬红斑、银屑病血瘀型，瘢痕疙瘩、紫癜、脱发、黄褐斑、白癜风等疾患。临床表现为皮疹斑块色暗、瘀斑、结节、肿块坚硬、疼痛出血以及皮损肥厚、肌肤甲错等，或伴口唇及面色青紫灰暗，口干不欲饮，毛发皮肤枯燥憔悴等。舌质暗紫或有瘀斑或淡紫，舌底静脉曲张，苔薄白或薄黄，脉象多见沉弦、弦硬、细涩。气虚血瘀者，治以益气活血法，方选补阳还五汤；气滞血瘀者，治以理气祛瘀法，方选血府逐瘀汤；血虚血瘀者，治以养血活血法，方选四物汤；阴虚血瘀者，治以滋阴活血法，方选一贯煎加减；阳虚血瘀者，治以温阳活血法，方选金匮肾气丸、右归丸等；寒凝血瘀者，治以散寒祛瘀法，方选当归四逆汤等；热毒血瘀者，治以凉血活血法，方选犀角地黄汤等；痰瘀互结者，治以化湿祛瘀法，方用化痰通络汤等。养血和血常用当归、丹参、赤芍、鸡血藤等；活血行血常用川芎、红花、三七、大黄、川牛膝等；破血消瘀攻坚常用三棱、莪术、水蛭、土鳖虫、桃仁等。

（三）顽疾重本虚，益气扶正攻补兼施

金起凤教授虽认为治疗皮肤病以清热解毒，凉血除湿、活血祛瘀等祛邪法为多，但许多慢性皮肤病由于邪蕴日久，伤及正气；或缘于正虚之人感受诸邪为虚实交杂，邪盛正伤之候；亦或由于治疗不当，克伐正气，邪气滞留；常法治疗往往难以奏效，必治以扶正祛邪。"至虚之处，便是留邪之地"，金起凤教授在多年临证中深悟此道，认为正气虚弱是导致一些皮肤病缠绵难愈的内在因素，重益气扶正祛邪法，攻补兼施，治疗疑难杂证等慢性皮肤病，常使沉疴顽疾得愈。

益气固表、疏风清热法：适用于气虚卫外失固，风热外侵的皮肤病。如慢性荨麻疹表现为皮疹反复发作，遇风起疹，皮疹色赤，恶风自汗，舌红苔薄黄，脉软者。治疗以益气固表，疏风清热为法。选用玉屏风散以益气固表，再入金银花、连翘轻浮之品清热祛风而不伤正气，蝉衣、荆芥、防风疏风止痒。益气固表而扶正，疏风止痒而祛邪，邪祛正安病自愈。

益气活血、清解热毒法：用于多发性疖肿等感染性皮肤病伴有气短乏力，舌淡脉弱者。《类经》云："正气即虚，则邪气虽盛。亦不可攻，盖恐邪未去而正先脱。"金起凤教授认为年老体弱之人，感受热邪，或五志化火，蕴热成毒。因气虚无力抗邪，热毒留滞，故单以清解攻克之法难于奏效，治以益气驱邪，清热解毒。选用四君子汤扶正，再以金银花、紫花地丁、蒲公英、当归、赤芍清热解毒，活血化瘀，气血流通，热毒方可有出路，病则向愈。

此法还可以用于带状疱疹后仍疼痛不休，伴有气短乏力，舌淡脉弱等气虚

证候，又有舌苔薄腻之余热未清之症状。金起凤教授认为带状疱疹早期治以清肝除湿化瘀止痛，但久病不愈，多为气虚血瘀余毒未尽之候。故宜益气活血以扶正，佐以清热解毒祛邪。金起凤教授选用黄芪为君药，益气行滞，配党参补中和脾胃，使气血资生，再伍当归、川芎、元胡活血止痛，香附疏肝理气止痛，金银花、龙胆草清解余热。补中有清，以益气活血，清解余热而止痛。

益气除湿、活血通络法：用于脾虚湿不化，络阻血瘀者。如结节性红斑下肢肿胀，结节丛生，双腿沉重乏力，口渴不欲饮，舌胖嫩苔腻，脉濡者。金起凤教授认为此证多由脾气虚弱，湿热内生，日久灼热成瘀，络阻血瘀而致结节丛生，故治以益气健脾以扶正，除湿通络以祛邪。用黄芪补气利水，加防己、白术、茯苓皮、生薏苡仁助黄芪健脾利水以化湿消肿，配炒黄柏、萆薢清下焦湿热，当归尾、红花、桃仁活血化瘀，川牛膝引药下行助通络活血之功。其他淤积性皮炎、静脉曲张综合征、慢性湿疹等符合此证者也可依此法治疗。

益气健脾、化痰散结法：用于治疗皮疹呈现结节、浸润、斑块，伴体倦气短，舌淡苔白，脉软者。如寻常狼疮、颜面粟粒样狼疮、瘰瘤瘰疬等疾病。金起凤教授认为瘰疬、痰核多为脾气虚弱，水湿不化，痰湿凝滞，痰留经络肌肤而致。水湿化热、炼液成痰，痰热互结，痰凝血瘀则形成结节、斑块，经久难愈。痰湿产生和脾胃关系密切，而脾气健运是除湿化痰的主要手段。李中梓云："脾为生痰之源，治痰不理脾胃，非其治也。"戴元礼云："善治痰者，不治痰而治气，气顺则一身之津液亦随之而顺矣。"因此金起凤教授应用益气健脾、化痰散结法，治疗斑块、结节、瘰疬等属气虚痰凝证。常用药物党参、白术健脾益气，脾胃功能健则痰无所生；陈皮、半夏理气化痰，气顺而痰自消；佐以茯苓健脾渗湿，湿去脾健，痰核消散；川贝母、连翘清热化痰，消肿散结；且久病多瘀，痰瘀互结，再伍当归、赤芍活血化瘀。

益气温肾、散寒化瘀法：本法适于肾阳亏虚，阳气衰微，寒凝气滞，阻痹经脉，致寒瘀互凝，或素体肾阳不足，寒邪外袭，血受寒则凝，阻于脉络，久则络脉闭塞，血瘀涸络不化所引起的皮肤病。临床表现为肢端紫绀，或肢端出现水肿性斑疹，色微红，或面、颈、四肢皮肤绷紧发硬，皮肤不能捏起，常伴有形寒肢冷，体倦乏力，腰腿酸软，小便清长，舌淡体胖或淡紫或暗紫，苔薄白，脉沉细等证。多见于系统性红斑狼疮阳虚型，硬皮病寒湿血瘀型。治以益气温肾、散寒化瘀为法。常用右归丸、金匮肾气丸、阳和汤等。常用药炮附子、肉桂、熟地黄、仙灵脾、巴戟天、黄芪、党参、桂枝、麻黄、细辛、干姜、鹿角霜等。若脉络闭塞，血瘀甚，在温肾益气散寒的基础上，加入活血逐瘀通络药物，如土鳖虫、三棱、莪术、桃仁、红花等。

益气养阴、凉血解毒法：本法适用于肝肾阴虚，虚火耗伤正气，气虚血滞，络阻血瘀；或阴虚损伤气血，肌肤失养；或皮肤重症热毒炽盛，虚火内灼，津亏液竭所引起的皮肤病。临床表现为面颊或躯干出现红斑；或身起大水疱；或皮肤白斑、糜烂。常伴有午后低烧，五心烦热，咽干口燥，或颧红，腰酸膝软，体倦乏力，纳呆食少，头晕目眩，舌红少苔或花剥，脉细数等证。临床常见如系统性红斑狼疮、天疱疮、蕈样肉芽肿、白塞综合症、剥脱性皮炎及药物性皮炎后期等证。临床常用代表方有：知柏地黄汤、一贯煎、增液解毒汤、大补阴丸等。金起凤教授对此类慢性皮肤病，常用扶正祛邪法，益气养阴、凉血解毒。认为热毒蕴久耗伤阴液，甚者气阴两伤所致，宜"壮水之主以制阳光"。常用大补阴丸大补真阴，承制相火。方中熟地黄、龟甲滋阴潜阳、培本清源，配以黄柏、知母之清泄相火而保真阴。如症见咽干舌燥，舌红无苔或花剥，津枯液耗，加北沙参或西洋参、鲜石斛、麦冬、玄参、生地黄以滋养肺胃之阴津。如有午后低热或骨蒸潮热，加炙鳖甲滋阴潜阳以制虚火，加青蒿、地骨皮、白薇清虚热；如兼体倦气短，纳呆食少，加黄芪、太子参、茯苓、炒白术益气健脾；如腰膝酸软，加生杜仲、川断、怀牛膝滋补肝肾。

（四）急性病多从风、湿、热论治，以心脾为重

《疡科纲要》云："外疡发痒，……则不外乎风燥与湿热二者而已"。急性皮肤病的皮损表现多为潮红、灼热、丘疹、斑疹、色红赤，或大片红肿热痛显著；在全身症状多伴有口干喜饮，舌质红赤或舌红尖绛，苔薄黄，脉弦滑或滑数，此多为血热、风热，如银屑病进行期、丹毒、药物性皮炎、急性荨麻疹等。全身红斑、丘疹或水疱，甚至糜烂、渗液，伴口渴喜凉饮，心中烦热，瘙痒较盛，舌质红，苔薄黄或黄腻，脉弦数等；此多为湿热证。如急性湿疹、带状疱疹、天疱疮早期等。风为百病之长，热得风助则发病迅速，像荨麻疹、一些过敏性疾患的急性期，金老多以风热来论治。因此金起凤教授认为急性皮肤病多为血热、湿热、风热搏于肌肤的表现，多从风、湿、热论治。

病机十九条"诸痛痒疮，皆属于心"，"诸湿肿满，皆属于脾"，皮肤病与心脾关系密切。心属火、主血脉，如性善急躁，或情绪烦扰，易产生心火，心火亢盛易导致血热，外发而患疮疡。脾为土脏，主湿。如饮食失节，或过食肥甘厚味、醇酒辛辣之物，均可损伤脾胃，脾虚则生湿，郁久则化热，而转化为湿热。湿热蕴肤，临床多见于各种湿疹皮炎等。故在脏，金起凤教授对急性皮肤病则多从心脾论治。心中烦热者即心火旺盛，常加黄连、炒栀子。湿重于热者以健脾理气，清热除湿为法；方用平胃散加藿香、焦三仙、砂仁、金银花、生薏苡仁、牡丹

皮、茯苓等。如热重于湿或湿热并重者，治宜清热泄湿、凉血息风止痒，方用自拟龙蚤清渗汤加减。主要成分有龙胆草、黄芩、蚤休、生槐花、牡丹皮、赤芍、生地黄、白鲜皮、苦参、地肤子、六一散。

（五）重症后期注重护阴养胃，重顾护脾胃

金起凤教授在临证中观察到皮肤病重症：如红斑狼疮、大疱性皮肤病后期、红皮病、重症药物性皮炎等除有典型皮肤损害，大部分患者伴有高热，口渴欲饮，大便燥结，小溲短赤等热邪炽盛证候。后期又多有低热、乏力、手足心热、口燥咽干、不欲饮食、舌红少苔或剥苔等阴虚内热，胃津亏损之证候。金起凤教授认为火热之邪最易消灼阴液，邪热久羁，伤阴耗血耗气，劫伤胃阴。此为水亏火旺，阴阳失调。而医家又常用苦寒之品，更伐其阴液，伤其胃气。斯时急当滋阴益气，养胃生津，以调摄阴阳，扶正培本。正如叶天士云"太阴湿土，得阳始运，阳明阳土，得阴自安，以脾喜刚燥，胃喜柔润也"。因此金起凤教授对各种皮肤病重症后期，以滋阴养胃为法，尤重甘凉柔润、滋养胃阴。养胃阴常用沙参、麦冬、石斛、生地黄；清虚热常用银柴胡、鳖甲、青蒿、地骨皮；益气养阴用太子参；虚火比较旺盛则用盐知母、盐黄柏。

金起凤教授认为脾胃为后天之本，气血生化之源，灌溉五脏六腑。脾胃气壮，则五脏六腑皆壮；脾虚胃衰，则五脏六腑皆摇。在其他诸多皮肤病治疗中均注重调脾护胃。若慢性皮肤病同时伴有胸膈满闷，脘腹胀痛，呕恶嗳气，不思饮食等肝胃不和症状者，金起凤教授主张首要疏肝调脾和胃而非一味寒凉治疗皮肤病。常先以自拟疏肝和胃汤调之，后治他病。对某些重症患者不思饮食，调胃理脾则可获效，所谓有胃气则生，无胃气则亡。对湿疹治疗强调老年人脾胃虚弱，小儿脾常不足者，多调理脾胃、健脾益气除湿为法。疮疡疾病，金起凤教授认为脾胃健则正气充足，内外之邪不易入侵，疮疡无从发生；脾胃损伤，则生化乏源，疮疡难以敛疮收口。胃气恢复正常，则自能化生水谷精微，生肌长肉。且脾为贮痰之器、气机升降之枢，中焦健运，亦可助痰邪得去。治疗往往以和胃消痰，调理枢机为法。正如《疡科纲要》云："盖当脓毒未决之先，痛苦备尝，其气已惫，胃纳必呆……如其毒急焰已衰，必以养胃为主。无论如何大证，但得胃气一调，转机立见"。此外，金起凤教授临证时，每次都要问患者的胃怎么样，吃饭怎么样，认为皮肤病每多用寒凉药，苦寒败胃，甘寒太过则滋腻，因此一定要顾护调理脾胃。顾护脾胃常用砂仁、木香、陈皮、苏梗、谷芽、麦芽、茯苓、白术、焦三仙等醒脾健脾之药。

（六）明察病机治银屑，活用消银解毒汤

从20世纪70年代开始，金起凤教授临床30余年一直致力银屑病顽疾的研究，治疗银屑病疗效显著。其治疗银屑病的学术思想有以下几个特点：

1. 提出本病的病机核心是血热毒盛

《疡科纲要》云："外疡为病，则热病其多数也。"金起凤教授认为病邪侵犯人体后，大多通过化火化毒的过程，才能外发疮疡。而血热的形成，与多种因素相关联。青壮年阳盛之体多素禀血热，复外感六淫之邪郁久化火化毒；或过食辛辣厚味、五志过极化火，使气火偏旺，郁久化毒浸淫营血，血热毒邪外壅肌肤而发病。所以说，内蕴血热是银屑病初起的主要因素。金起凤教授在1981年的讲义手稿中对此即有阐述。1983年在辽宁中医杂志发表了《消银汤治疗银屑病58例疗效观察》，首次明确提出本病的病机核心是血热毒盛。

明察病机治银屑病，活用消银解毒汤是金起凤教授亲自执笔，发表于1992出版的《当代名医临证精华—皮肤病专辑》的文章，也比较反映金起凤教授后期的学术思想。指出其通过大量病例观察，发现临床多数病人都有血热征象。在银屑病进行期症见红斑泛布，疹色鲜红，银屑纷起，续出不已，渴喜凉饮，溲赤便干，舌红或绛，苔黄，脉数等；好发于青壮年阳热之体；皮疹多布于阳经部位；皮损基底部色红等都给本病的发病机理血热毒盛提供了临床客观依据。进一步阐明了银屑病的病机核心是血热毒盛，这里所指的毒盛是因为血热偏盛，化火化毒，而形成了所谓热愈盛则毒愈重。本病表现的瘙痒和鳞屑，认为主要由血热生风化燥所致。同时热毒蕴久，阴伤血燥、络阻血瘀，即因热化燥致瘀而形成血燥证，这个血燥是兼血瘀，而血热贯穿疾病始终。

2. 提出银屑病分型辨证论治

银屑病历史上疗效很差，20世纪70年代以后以赵炳南、朱仁康为代表的皮外科名家，始开启银屑病辨证分型论治先河，银屑病的疗效得到了大幅提高。金起凤教授1983发表的《消银汤治疗银屑病58例疗效观察》，明确把银屑病辨证论治分为血热、湿热、血燥三个型，认为进行期多见血热证、湿热证；静止期多见血燥证。和赵炳南教授、朱仁康教授一同被列为北京地区中医名家银屑病辨证分型奠基者，并以此三位名家治疗银屑病辨证思路为基础开展银屑病规范化辨治方案的研究。

金起凤教授散落的手稿中，对银屑病的记载尤多，且同一处方不断反复修改组成，包括剂量。治疗银屑病的思路，也是在临床过程中不断总结、不断完善的。金起凤教授1987~1989年主持北京中医学院重点科研项目"消银解毒汤治疗

银屑病血热证型为主的临床疗效研究"。20世纪90年代以后，在大量的临证中发现单纯湿热证患者比例较少，更多的是血热湿热证，驭繁以简规范为血热证、血燥证两种证型。其未单独列血瘀证，认为血热盛则气壅血凝、煎熬成瘀形成血热血瘀证；或病久反复发作，毒热久稽血分，致阴伤血燥，络阻血瘀而成血燥血瘀证；因而瘀邪常为兼杂致病。

3. 创消银解毒汤

金起凤教授依据银屑病的核心病机，认为其治疗以凉血解毒为基本大法。同时由于因热致瘀化燥，热盛气壅血凝，故在治疗银屑病的过程中亦注重凉血活血、清热解毒并举，凉中有散，清化并施。针对血热、湿热、血燥分别用消银解毒一汤、二汤、三汤治疗；研制成院内制剂消银一号丸、二号丸、三号丸。后来发现单纯银屑病的湿热证比较少，因此二号丸停用。消银一号丸一直用到现在，疗效肯定，就是目前东直门医院皮肤科的院内制剂地槐消银丸。消银解毒汤在医案精粹银屑病部分、经验方药中有详细的阐述。

东直门医院皮肤科对金起凤教授的消银解毒汤也进行了多项临床和实验研究，先后完成了北京中医药大学及国家中医药管理局、国家自然科学基金等多项科研课题。临床研究结果显示，消银解毒汤治疗银屑病血热证，8周总有效率达85.0%；同时对银屑病中医证候进行了大样本的研究，发现银屑病患者单一证型很少，以血热兼夹他证为主，常见血热血燥证、血热血瘀证、血热湿热证，这和金起凤教授对疾病病机的认识相一致。段行武主任银屑病科研团队对消银解毒饮试验研究表明，消银解毒汤可能通过多途径、多靶点发挥免疫调节、抑制角质细胞过度增殖、抑制血管内皮细胞增生、改善微循环发挥治疗作用。消银解毒汤可以抑制角质形成细胞 COLO-16 的增殖并诱导 COLO-16 的凋亡，抑制角质形成细胞分泌 VEGF，抑制血管内皮细胞增生；改善患者外周血中 T 淋巴细胞及 Th1/Th2 的平衡；降低银屑病患者外周血 Th17 细胞水平，升高 IL-4 水平，降低 IFN-γ、TNF-α、IL-17mRNA、IL-22mRNA、IL-23mRNA 等相关炎性细胞因子和炎性反应递质的基因表达。进一步研究表明，消银解毒饮能够抑制 Jurkat 细胞异常增殖模型，抑制 JAK1/STAT3 信号通路的开放进而抑制 T 细胞异常活化等。

（七）治疡行气消痰，清润寒凉

金起凤教授继承黄墙朱氏外科之学，更是推崇张山雷先生的治疡理念，对疡科造诣尤深，对于一些疮疡重症或久治不愈者常有奇效。古人将外科病和皮科病统称为疮疡，金起凤教授认为疮为皮肤病总称，多生于体表，包括癣、疥、疮、风、丹之类。疡，指肿疡，溃疡及一切外科疾患，包括痈、疽、疔、疖、瘰疬之类。认为外疡的治疗，要以内证为主。治外必明治内之旨，强调"证虽外发，病本内因，固不仅大痈大疽，非通内科学者，不能措手，寻常疮疖亦无不与内证息息相通，岂可专治其外，而谓可有全绩。且内病外疡，更多相因而至，有内外交病为疡者，有内病变迁为疡者，亦有内科误治酿成外疡者，更有内科兼证，不知兼治，而并生外疡者。因此，对于外疡的治疗，要能精明内科治理，随其人之寒热虚实，七情六淫，气血痰湿诸证，而调剂之"。

治疡首辨阴阳。金起凤教授认为阴阳是八纲辨证之总纲，治疡当首辨阴阳。《疡医大全》曰："凡诊视痈疽，施治，必须先审阴阳……医道虽繁，可以一言以蔽之曰阴阳而已。"一般认为，外疡热证为阳，寒证为阴；局部红肿焮起为阳，局部平塌坚硬为阴。而金起凤教授承张山雷先生观点，认为辨别疡证阴阳应根据经络的部位、人体的向背，病因的寒热虚实，病势的迟速，病位的深浅，肿势的坚软，痛势的缓急而辨，才能洞悉病情，辨之详明。如疡发于肌肉之里，去皮毛尚远，即便是内里已经成脓，而肤表却必不改色，亦不得因其不红而概谓阴证。

行气为要，从痰论治。治疡世人皆以消、托、补为疡科内治正宗。金起凤教授亦强调治疡消散为第一要义，但同时亦认为"惟痰能为疡，其基础则本于气机之阻滞"，"疡之为患，必肿必痛，贵其因，气血壅滞，窒塞不通而已，唯行气理瘀必要，而行气可完全无害。抑且血之壅，即由于气之滞，苟得大气瀚旋，则气行血行，一举两得。故凡通达经络，宣导经脉之法，无一不在行气二字之中"。认为外疡多为脏腑内蕴毒热，痰湿随热上壅，中焦气机失常，气血凝滞所致。尤其对于痈疽，强调中焦气机的运化失常及痰邪的产生是病机的关键，且中焦运化无力，水饮内停，郁久化热，炼液为痰，阻滞气机，二者如环无端。临证常从痰论治，以清化痰热、和胃托毒为其治疗大法。常用陈皮、枳实、白芥子等行气消痰，半夏、瓜蒌、胆南星、远志等软坚化痰，茯苓、山楂、砂仁等健脾和胃，炙黄芪、太子参、白术等益气健脾托毒。同时结合皮疹、病程、部位、年龄、气血盛衰及舌脉等证灵活辨治。

清润寒凉，温养补益。历代疡医以外疡红肿为热、属阳证、实证，多治以清热解毒凉降为法。金起凤教授也认为疡热为患，肉腐成脓。但临证用药，清润寒凉而少大剂寒凉，主张药宜轻灵。尤其对于溃疡，当以调和胃气为主。嘱切不可过用苦寒，直折其势，遏毒外出，导致邪毒内陷。正如《外科正宗·脑疽论第十六》中论述："如药攻利太过，元气受伤，毒多难出，又敷围凉药，气血冰凝，则肌肉多死，反难腐溃。"对于疡证后期毒热显著减轻，正气未复，症见疮口脓出较多，四周肿硬渐消，疼痛显著减轻，仍感体倦乏力，注重轻清养胃，加用谷麦芽、石斛、薏苡仁等，使谷旺而正气自充。金起凤教授认为脾胃为气血生化之源，与其肿疡转归，预后息息相关，调理脾胃至关重要。而对脑背疽、环跳疽当以温养补益。观其黄墙痈疽医案，金起凤教授尊其师而又多有发挥。

此外，针对托补，金老认为"补养二字决非通治百病之法"，"不知疮疡大毒，气血壅滞，滞而不行，留而不去，一经补托，其象何若"。强调不可早投蛮补，后期宜轻清养胃，以防死灰复燃。对疮疡的治疗强调宜内服外施，尤其是大痈大疽之证。临证根据不同证候，常配合以九一丹、五五丹、生肌散、玉红膏、玉露膏、黄连膏、天仙丹等经典外治用药。同时对于重症，主张中西医结合治疗，以疗效为重。

第二章　医论医话

医论医话为医者临证经验之总结与反思，一方一药只记效验者有之，只言片语单独成论者有之，融会贯通提纲挈领者有之，其中亦不乏诸多理论升华与钩玄，是中医临证之窍要，历代医家多有流传。金起凤教授师承名师，勤求古训，博极群书，博采众家，加之临证60余载，于中医医理研习精深，其所遗医论医话有其临证体会，又有传道授惑之总结，其中不乏从未面世者，是为我辈后学不可多得者也。今得详参其手撰，并简以注疏，以飨同道。

一、"标本缓急"应用于皮科临床的肤浅体会

所谓"标本"，从字义言之，犹树根之与枝叶；从疾病言之，是指病情之主次。"缓急"系指治法而言，即依据病势之轻笃，病情之主次，而后确定先后缓急之治疗步骤也。标本即主次之义，其所言者广，如正气为本，邪气为标；病因为本，症象为标；先病为本，后病为标；脏腑为本，体表为标；也有转化为以邪实为本，正气为标；后病者本，先病为标等；标本之施于皮科临床，亦宗斯旨。

分辨标本，是为确定治疗提供依据。一般情况下，治病务须抓住病之本质，先治本后治标，即"治病求本"。但在复杂多变的病证中，可使标本相互转化，因此临证时，要善于从病之复杂多变中，透过现象找出病之本质，抓住主要矛盾，解决根本问题。至于探本求源以审治，古人早有明言。《神农本草经》名例云："欲疗病，先察其原，先候病机"。《素问·阴阳应象大论》云："善诊者，察色按脉，先别阴阳"。喻嘉言谓："先议病，后用药"。可见治病用药，首须探悉病因病机，掌握病之本质，通过四诊八纲，综合分析，庶可治之确当。

标本缓急揭示了临床辨证之复杂性，治疗之灵活性，如能掌握病之标本，是即抓住关键，正如《素问·标本病传论》所云："病有标本，刺有逆从……知标本者，万举万当，不知标本，是谓妄行"。"急则治标""缓则治本"是中医"治病必求于本"的主要治则，体现了中医学辨证论治的科学性和实用价值。笔者通过多年皮科临床实践，深感这一理论之重要，兹分述于后。

（一）急则治其标，是权宜之计

疾病虽为肤表疾患，然多是脏腑病变的外在表现，所谓有诸内必行于诸外。证之临床，固以阳证、热证、实证、虚证，以风热、湿热、血热、毒热著之；盖以标本论之，有原于本，有原于标，但务须以病情之主次而分标本，标证甚急，若不及时救治可危及患者生命或使病情恶化，此时即应区分先后缓急，采取"急则治标"，先治其标病。正如《素问·标本病传论》云："先热而后生中满者，治其标"，小大不利，治其标；张景岳谓："即先有他病，而后为小大不利者，亦先治其标。诸皆治本，此独治标，盖二便不通，乃危急之候，虽为标病，必先治之，此即谓急则治其标也"。如疳病儿童之热疮，唇周外布疱疹，腹胀满，大便秘结，盖病由风热而起，治当清疏，但食滞于中，热结于里，中满，小便不利，乃危重之候，当先治其标，予消导通腑泄热主之。一般来说，治本为先，唯在标病危重之际，必须先治其标；能明确标本之义，则治病先后缓急自明。因此说，治标只是应急情况下的权宜之计，治本才是根本之图。

例一，谢某，男，38岁，干部，1985年10月15日初诊。

患者从事地下室工作，两旬前左颈先起红斑一片，6天前，全身骤发颇多红斑，日益增多，瘙痒盛，曾在某医院诊治无效。诊见：面颈、胸背、腹臀及四肢泛布大小不等椭圆形稠密鲜红斑，部分上覆糠状细屑，躯干皮损与肋骨平行、皮纹一致；伴渴饮、烦热、暮夜痒剧难寐，溲赤便干，苔薄黄舌红绛，脉滑数有力。诊为重型血疮（玫瑰糠疹）。证属血热毒盛，气火偏旺，内蕴湿热，热盛生风，壅转肌肤而发；急拟凉血解毒、清热息风、通腑利湿。处方：水牛角片、生石膏各30g，玄参18g，蚤休、紫草、生地黄、白鲜皮、土茯苓各30g，赤芍25g，苦参12g，全蝎6g，蕲蛇10g，生大黄6g（后下）。7剂，日1剂，另用炉甘石洗剂外擦。上方连服13剂后，胸背四肢斑红稍减，剧痒略差，但面颈斑仍鲜红而灼热，续起少数片斑，腑行仍有不畅之意，口渴引饮，心胸烦热如故，舌脉同前。缘由毒热壅盛，气火亢炽未减，致气血两燔，病势鸱张，尚在阴途之际！宗经旨亢则害，承乃制，师前法予重剂以消息之。处方：水牛角片30g，生石膏60g，知母12g，玳瑁10g，紫草、生地黄各30g，牡丹皮15g，赤芍20g，白鲜皮30g，苦参15g，全蝎6g，蕲蛇15g，生大黄9g。7剂，日1剂，水煎2次分服。并嘱将药渣煎汤待冷，取口罩浸透药汁冷湿敷于面颈部。药后，全身斑疹迅即消退近半，瘙痒、渴饮显减，烦热已除，舌红苔薄，脉弦滑；病势已缓，毒热渐清，再按前方略予加减，又服药5剂而愈，随访10个月未复发。

（二）缓则治其本，是根本之图

缓则治本对慢性病或急性病后期有重要指导意义。缓则治本与急则治标乃相对而言；治本是一个重要法则，它适用于病势较缓、病程较长的一类疾病，治疗应针对该病的病因病机，才能获得病愈。如系统性红斑狼疮、天疱疮后期阴虚发热，阴虚为本，发热为标，治宜养阴以退热，阴液充沛，则虚热自降。又如因腰脊酸痛、头晕、眠差后发现的黄褐斑，则肝肾阴虚是本，黄褐斑是标，法当滋肾柔肝，待下元充盈，则黄褐斑自可消失。

例二，王某，男，50岁，工人，1983年11月6日初诊。

头部出现脱发斑三处，已3个月余。述及病前半载，已感体乏腰酸。诊见：头顶及后脑部有李子大二片、杏大一片脱发斑，发缘毛发稍松动，局部毛囊口正常；伴体倦气短、腰酸膝软，寐少梦多；舌淡苔白，脉弦细。诊为斑秃。证属肝肾亏虚，气血不足，精不上荣，发失血养所致。此症肝肾亏虚是本，脱发是标。肝藏血，主筋；肾藏精，主骨；其华在发，肝肾同源，精能化血，血能荣发，因发为血之余，今肝肾亏虚，发失所养，故病脱发。治宜补肝肾，益气血。药用：熟地黄15g，制首乌30g，白芍、当归各12g，枸杞子、菟丝子各15g，炙黄芪25g，党参15g，升麻9g，补骨脂15g，川断25g，茯神、茯苓各12g。每日1剂，水煎2次分服。按上方随证稍予加减，连服3个月斑秃全愈，随访1年未复发。

（三）标本兼顾，旨在扶正祛邪

标本兼顾，适于正气不足，复感外邪，病势较轻者，则予扶正祛邪，法则以标本兼治。正如《素问·标本病传论》云："间者并行，甚者独行"。高士宗谓："如邪正之有余不足，迭胜而相间者，则并行其治。并行者，补泻兼施，寒热互用也"。如瘾疹，原有气虚，复感风热，若不扶正，邪从何去，法当扶正祛邪，标本兼治。标本兼治亦可用于标病本病并重之候，如药疹散发红斑、痒盛、身热，腹硕满痛，大便燥结，口干渴，舌燥苔焦黄，脉沉实等，此属邪热里结为标，阴液耗伤为本，标本缓解，急当标本兼治，投增液承气汤加味治之，待病情缓解后，再图他治。泻下与滋阴同用，泻其实热以存阴，滋其阴液以补正，标本兼治可收相辅相成之功。再如表证未解，里证又现，则应表里双解，亦属标本同治范例。在具体应用扶正祛邪法则时，亟须区分邪正双方的消长盛衰，以决定扶正祛邪的主次轻重，或主补兼以祛邪，或主驱邪兼以扶正，使扶正不留邪，攻邪不伤正，庶可臻于施治得当。

例三，陈某，女，42岁，技术员，1986年2月26日初诊。

全身起风团，暮夜必发，晨起消失，瘙痒剧烈，已逾半载，曾经几所医院治无显效。诊见：躯干四肢遍布浅红色风团，瘙痒颇盛，伴有恶风、低热、体乏、自汗、面黄、纳少便溏、间吐酸水，苔薄白润，脉浮弦缓等证。诊为慢性瘾疹，证属卫外不固，阳失敷布，腠理不密，风寒外袭，营卫失调而致，治宜益气固表，调和营卫，健脾强阳，予玉屏风散合桂枝汤加减。药用：生黄芪30g，炒白术12g，防风10g，桂枝、白芍各10g，党参15g，炙甘草6g，炮姜9g，白鲜皮25g，浮萍15g，红枣5枚，每日1剂，水煎2次分服。服药7剂，恶风低烧缓解，诸症减轻，风团减少；按前方随证略予加减，又服药20余剂而告愈，追访4个月复发。

（四）体会

1. 分辨标本是关键："标本"是中医学用于分辨疾病主次先后、轻重缓急的重要理论。它揭示哪是病之本质和主要矛盾，哪是病之现象和次要矛盾。所谓"标"是指病之现象，"本"是指病之本质。正如《类经·标本类》云："谓天地之运气，人身之疾病，变化无穷，无不有标本在也"。因此，论治务必分清标本，才不致被假象迷惑，才能抓住病之本质，予以确当治疗。但在复杂多变之病证中，常有标本主次之不同，因而在治疗上就该有先后缓急之区别。标本治法的临床应用，一般是"治病必求于本"；但在复杂多变之候，次要矛盾每常上升为主要矛盾，如治不及时，可危及患者生命或损及真元，即应区分先后缓急，秉取"急则治其标，缓则治其本"的法则，先治标病，后治本病。若标本并重，则应标本兼顾，标本同治。如例三，既有体布风团，瘙痒殊甚，恶风身热等标病，又有体乏自汗、面黄、纳少便溏等正气不足之本病，若不予扶正，则正不胜邪，邪从何去，若不祛邪，病亦不易向愈，故用玉屏风和桂枝汤加减，以标本同治而获痊愈。

2. 标本相互能转化：标与本的关系不是一成不变的，且每受各种因素之影响，如年龄、体质以及失治与误治等，皆可导致标本的转化，故在诊治时，务求掌握标本的转化规律，如标急先治标，标缓先治本，视其具体情况，可互相转移治法。正如吴昆所云："刺者或取于标，或取于本，互相移易"。如例一重型血痹，患者久工作于地下室，后骤现红斑、泛布遍体，剧痒难寐，渴饮烦热，溲赤便干等证。盖病由潮湿外侵，湿积既久，拂郁热化，致遍体泛发红斑，由本病转为标病；从病因症急言之，病因反本，症急为标；其来势凶猛，标病甚急，此时就不应片面强调治病求本，而必须先治其标，法当凉血解毒，清热息风、通腑利湿，投化斑汤和犀角地黄汤加减治之，连服25剂而获愈。证诸皮科临床，每常治标效捷，本病亦可逢刃而解。又如天疱疮，始则标病甚急，若失治或误治势必热炽而伤阴耗液，由标病转化而成本病。

3. 何谓逆治与从治:《素问·标本病传论》曰:"夫阴阳逆从，标本之为道也"。阴阳，指病症;逆从，指法治。言病有阴证和阳证，治有逆治从治之法。如证在标治本，在本治标为逆治;证在标治治标，在本治本为从治。其提示医者要通晓标本之理，灵活运用于临床，通过辨别病症之主次、本末、轻重、缓急，来决定治疗法则。《素问·标本病传论》又云:"治反为逆，治得为从"，逆治即反治法，是反其病象而治得方法;如治寒证用热药，治热证用寒药等。得，想得也，犹言顺也;从治即顺治法，是顺其病象而用药，故称从治，如真寒假热证，顺其假象而仍用湿热药治之;或真热假寒证，顺其假象而仍用寒凉药治之，谓之从治。

上文所言之逆从，与《素问·至真要大论》"微者逆之，甚者从之"，"逆者正治，从者反治"之论恰恰相反，前者是以病之微甚来分辨，本文是以标本作辨别，故两者逆从异也。所谓"逆者正治"，正治即逆病之症急而治，又称逆治，适用于病之症状与病之本质一致为要点，而选用"寒者热之""热者寒之""虚者补之""实者泻之"，逆其症急而治的法则，故谓逆者正治，是临床最多采用的正常治法。何谓"从者反治"，简言之，是一种反治法。如某些危重疾患，由于机体不能如常地反应病理改变，可现某些症象与病之本质不符。若正相反，此时更须善于透过现象认清本质，不被假象所惑，从本质而治，故谓"从者反治"。例如，系统性红斑狼疮出现壮热、口渴、小便短赤、四肢厥冷、脉逆等;由于里热炽盛，阳气郁闭于内不达四肢，故证现身大热而四肢厥冷，因热盛是其本质，故当用寒凉药治其真热，而假象方能消失。究反治法之实质，仍在"治病求本"法则下，针对病之本质而用的另一治法，正如《素问·至真要大论》所云:"反者何谓?……必伏其所主，而先其所因，其始则同，其终则异……"。

【按语】金起凤教授在临证时，重视辨病与辨证相结合。尤重视病因病机、阴阳气血，脏腑经络及标本缓急的辨析，对皮肤病采用急则治标、缓则治本及标本兼顾的治疗法则。金起凤教授认为皮肤病虽属肌表疾病，但究其病机，多是脏腑病变的外在表现。一般情况下，治本是治病的根本法则。但标证甚急，若不及时治疗，可使病情加重，此时必须采取"急则治标"，先治其标。缓则治本适用于病势较缓、病程较长的一类疾病，治疗应针对疾病的本质，才能解决根本问题。治标为权宜之计，治本是根本之图。对于"本"不足又复感外邪者，当标本兼顾。在临证中要分辨标本关键。金起凤教授善于在实例中抽丝剥茧阐述病机及医理，观其医案，对于多数急性皮肤病，认为湿热、血热是的主要致病因素，故治疗以清热利湿、凉血解毒法为主，治其标;诸如各种疑难病的后期，如天疱疮、系统性红斑狼疮、皮肌炎等，由于邪热损阴伤津，证候多现肝肾阴虚或气阴两虚，其在辨证施治中，更着眼于养阴益气与调胃生津，以调摄阴阳、扶正培本。

二、皮肤病的病因病理

中医皮肤病都包括在中医外科著作中，古代无皮肤病的专著。皮肤病虽生在人体的外表，但它与脏腑有密切的联系，脏腑有病可反应到皮肤，皮肤有病也可以影响脏腑，因此诊断治疗皮肤病，更须重视和掌握整体和局部相结合的辨证方法，至于整体观念、四诊八纲与辨证论治亦需重视，它与其他各科一样。

皮肤病的发病原因，一般人常认为多由外因可引起，实则是以内因为主。疾病的发生与发展是邪正斗争的反映。邪气泛指各种致病因素，包括外感六淫、内伤七情等。正气指人体的机能活动及其抗病、康复能力，包括营卫气血、脏腑经络等功能，一旦功能失常正气不足，就易招受外邪侵袭而患生皮肤病。正如《内经》所说："邪之所凑，其气必虚"，"正气存内，邪不可干"，就是说明这个道理。因此说，内因是发病的根据，外因是发病的条件。

（一）内因

1. 七情内伤：七情指喜、怒、忧、思、悲、恐、惊的情志变化。七情内伤可影响内脏的气化，使脏腑、气血、营卫功能失调而致病，是皮肤病发病的重要原因。例如精神受刺激，或暴怒生气、忧思过度等，都可损伤肝肾，使精血不能上荣于发，导致头发成片突然脱落而成斑秃。又如性善急躁的人，则易生心火，心火过旺，容易引起急性皮炎、疖肿、丹毒等。正如《素问·至真要大论》所说："诸痛痒疮，皆属于心"，说明各种痛痒引起的皮肤病，大多因心火血热所发生。再如肝气郁结或外邪入侵导致气滞血凝所致的瘀血证。所谓气行则血行，气滞则血凝；因七情而致血瘀者，多由肝气郁结、气机不畅，或兼挟湿热或血热，以致气滞络阻、瘀热互结而成。血瘀证的特点：皮损多呈紫色或黯红，或出现瘀斑、瘀点、结节、肥厚斑块，舌质暗紫或有瘀斑，脉弦或细涩等，如瓜藤缠、过敏性紫癜等。

2. 饮食不节：如饮食不节，过食辛辣油腻、生冷、饮酒等，损伤脾胃，致脾胃运化失常，湿浊内生，或直接流注肌肤，或郁而化热、蕴积湿热，易生疖肿、湿疹、皮炎等，《内经》云："高粱之变，足生大疗"就是这个道理。

3. 劳倦过度：生活和工作，必须劳逸结合，如劳倦过度，最易损伤脾肾。脾虚则气血生化失职，导致气血两虚，脾气虚则为卫外不固，外邪易于入侵，而致营卫失调；肾虚则精血不足，如全身失于供养，常致妇女经血失调，身起风团或白斑等皮损，如冲任不调，气血两虚型荨麻疹及白癜风等疾患。

4. 禀赋不耐：禀赋不耐是一种特殊的致病因素，它的主要特点是：个别人接触或吃了某一物品发生致敏，而多数人却对此无妨。禀赋不耐可分为三类，一为接触致敏；一旦接触某些物质，尤以油漆为甚（化学机油等），有的嗅到漆味也引起皮疹。二为食物所致，因进食灰菜或鱼虾、螃蟹等而发；三为药物致敏，因口服、注射某些西药（中成药次之）而发。因禀赋不耐而引起的皮肤病，发病前有用药史，进食史或接触史等，经过一定时间的潜伏期才发病。局部出现红肿、丘疹、水疱、红斑或风团，甚至糜烂坏死等，剧痒或痒痛兼作，发病较急，可局限于接触部位，也可泛发全身，如接触性皮炎、中药毒等。下次再接触，可再次发作。

5. 血虚风燥：是一部分慢性皮肤病所出现的病理现象。病因多由长期瘙痒，寝食不安，导致脾虚食少，脾虚则气血生化失职，致气血衰少不能濡养肌肤所致。血虚则生风化燥，可引起皮肤干燥、肥厚粗糙脱屑、瘙痒或生皲裂等；伴有面唇淡白，舌质淡、脉细弱等，如慢性湿疹、风瘙痒等血虚风燥型。

6. 肝肾不足：素体先天禀赋不足，或者久病阴阳失衡、损伤肝肾，出现肝肾不足证。本证病程较长，肝肾不足证的发生与发展，常与患者的生长、发育、妊娠、月经不调等有关。肝肾不足证在皮肤上的特点为：皮损干燥、肥厚、脱屑或兼有脱发、色素沉着、指（趾）甲变化（肥厚或干枯）等。如兼有头晕掌热、腰酸膝软、失眠梦多、舌红少津、脉细数等，为肝肾阴虚，如斑秃、黄褐斑、鱼鳞癣等。如症见面色淡白、形寒畏冷、体倦耳鸣、舌质淡胖、脉沉细等，为肾阳不足，如硬红斑、硬皮病肾阳不足型。

（二）外因

1. 风：①外风：风为六淫之首，是许多皮肤病发病之邪。如人体腠理不密，卫外不固，风邪就易乘虚侵袭，阻滞于肌肤之间，内不得疏泄，外不得散发，致营卫不和，气血运行失常而产生风团、丘疹、皮肤干燥等皮损。风病的特点是发病急、变化快，皮疹发无定处，瘙痒显著；例如风团骤起骤消、游走不定，泛发全身，瘙痒剧烈，如瘾疹等。风团色红，脉浮数者，为风热；风团色白，脉浮紧者为风寒。②内风：内风与肝有关，肝主风、肝藏血。如血虚生风、血燥生风、血热生风、热盛生风等。

2. 湿：①外湿：由湿引起的皮肤病，外湿稍多于内湿，临床常外湿与内湿互相结合为患，故在辨证时要仔细诊察。四季中以长夏湿邪为甚。外湿伤人，除与季节有关外，还和生活、工作、环境有关，如常在水中作业，水湿浸渍的水渍疮，涉足稻田，湿热熏蒸的稻田皮炎；居处潮湿，常卧湿地的肾囊风、湿毒疮等。湿属阴邪，其性重浊，黏滞不化，缠绵难愈，好发于下肢等特点；局部易起水疱、糜烂、渗液多，瘙痒夜盛等证。②内湿：脾为湿土，由于饮食不节，恣食厚味辛辣，伤脾积湿，化生湿热，蕴郁肌肤而发病，如湿疹等；或因过食生冷，损伤脾阳，湿从内生，外发肌肤，易使腰胁起成簇疱疹，带状分布，常伴有胃脘满闷，食少不香，舌苔白腻，脉缓等，如缠腰火丹脾湿型。脾主四肢，湿善下行，为害多见于手足，如湿疮等。

3. 热：不论外感热邪和脏腑实热蕴郁肌肤，都可发生皮肤病。局部则症见皮疹红赤，或皮肤潮红灼热，有红斑、丘疹、脓疱或糜烂、结脓痂等特点。自觉痒剧或痒疼兼作。表热者，常伴有畏风发热，口干喜饮，苔薄黄，舌红，脉浮数等，如胎癥疮、面游风等症；里热者，多伴有渴饮烦热，溲赤便干，苔黄腻，舌红赤，脉滑数等，如白疕、丹毒、脓窝疮等症。

4. 虫：有虫引起的皮肤病，一是直接由虫引起，如疥虫传染所致的疥疮；因进食未经煮熟而带有绦虫体的猪肉，在皮内患生结节，小如蚕豆，大如核桃，此为皮肤猪囊虫病；其次为虱病，常寄生在衣服、头皮、阴毛等处，而有衣虱、头虱、阴虱之分。二为对虫体的过敏所引起的皮肤病，如直肠寄生蛲虫诱发肛门湿疹等。三为由虫分泌的毒素侵入皮肤黏膜所致的皮肤病，如寄生于肠道的蛔虫诱发荨麻疹；由蚊虫、黄蜂、蚝虫等叮咬后引起的虫咬皮炎、丘疹性荨麻疹等症。此外，在古籍外科著作癣病中均说有虫，由于古代条件限制，此虫大都是指真菌而言。由虫引起的皮肤病，皮肤常出现丘疹、红斑、水疱或风团，瘙痒剧烈等特点。有的有的粪便中可查到虫卵等。

5. 毒：如农民常涉足农田粪肥中而患的粪毒块（钩虫皮炎）；养鸡户常患的鸡癫毒；养猪户易生的猪粪毒；稻农常在稻田水中干活，沾染水毒所致的手足丫烂的水渍疮；常接触草类沾染毒气而发的草毒等。由毒引起的皮肤病，均好发于暴露部位，如面颈、手足、前臂、踝、胫等处，多症见皮肤潮红或肿，有丘疹、丘疱疹或斑丘疹及风团等，自觉灼热剧痒或疼甚，均属湿热毒盛所致。

皮肤病在发病过程中，往往不是一个原因所引起，常为2个以上原因相协为病，如风热、风湿、湿热、风湿热同时存在，有的为实证，有的为虚证，有的虚中夹实、实中兼虚，故在辨证时，要善于分析加以鉴别。此外皮肤病的原因还与气候、体质、职业、外伤、劳逸失常有关。

【按语】金起风教授特别注重整体观念和辨证论治，对于皮肤病病因病理的认识，主要强调以下几个观点：①皮肤病的发生是机体整体在体表局部的反映，需从整体观出发去分析和认识皮肤病的病因病机。皮肤病与人体脏腑、气血、经络失调密切相关。②"内因是发病的根据，外因是发病的条件"，这是金起风教授在 1999 年主编的《中医皮肤病学》明确讲到的。皮肤病虽发于外，仍以内因为主。且外因之风湿热邪更有内外之分，内风、内热、内湿为发病基础。指出皮肤病在发病过程中，往往不是一个原因所引起，常为风热、风湿、湿热、风湿热等多病因同时存在，故在辨证时，要善于分析加以鉴别。③临证中，关于皮肤病的病因病机，金起凤教授特别重视风、湿、火热，尊《疡科纲要》"外疡为病，则热病其多数也"之观点。④对各种原因所致皮肤病的特点做了清晰的阐述。从而指导皮肤病辨证。

三、外因风、湿、热、虫、毒的临床辨证

风、湿、热、虫、毒的临床症候群

病因	好发部位	主要损害	损害颜色	皮疹特点	临床症状	舌脉	加重因素	病症举例
风的症候群	上半身、露出部位或泛发全身	丘疹、风团、鳞屑、苔藓样变	白色或红色	多为干性，不渗出，发病迅速，消退亦快，游走不定，变化较多	瘙痒显著	苔薄白，脉浮数或浮缓	遇风易发或加重	荨麻疹、瘙痒症
湿的症候群	阴部与下肢，亦可泛发全身	多形性，有水疱、糜烂、渗液、水肿	暗红为主，常有色素沉着	多为湿性，易渗出蔓延，病程迁延	剧痒，可有胸闷、纳呆或脘满，尿短黄	苔腻白或苔腻浮黄，脉缓或弦滑	遇潮湿或阴天加重	皮炎、湿疹、脂溢性皮炎、天疱疮
热的症候群	上部、露出部或泛发全身	红斑、斑丘疹、脓疱、糜烂黄痂等	鲜红	灼热、红肿、化脓、渗出、结痂黄而臭	灼热、痒盛、灼痛、口渴、溲赤便结	苔黄、舌红、脉数	遇热加重	丹毒、脓疱疮、接触性皮炎、系统性红斑狼疮
虫的症候群	露出部位	丘疹、风团、糜烂、渗液	淡色或浸淫流注	奇痒难忍或皮损糜烂渗液，迅速扩展或能相互传染	奇痒，状如虫爬感或虫行皮中			疥疮、慢性湿疹、单纯糠疹及肠寄生虫引起的荨麻疹等
毒的症候群	多为泛发性或限于接触毒物处	红斑、风团、水疱、糜烂、肿胀	鲜红或紫红	有一定潜伏期，发疹前常有接触或服药、食物、昆虫叮咬史	痒或疼	苔腻黄，脉数	再次接触过敏原易发或加重	药物性皮炎、生漆皮炎、接触性皮炎

四、瘙痒的辨治

皮肤瘙痒是皮肤病的主要症状之一，与风、湿、燥、热、虫、虚有关，尤其是风邪关系密切。

风痒特点为起病急、游走性强，痒无定处，时作时止，如瘾疹。风性上行，头面为多，或起红斑，或起白屑，如面游风、白屑风。

湿痒好发于下半身，局部常起水疱、糜烂渗液多，暮夜痒盛等特点，如湿毒疮等。

燥痒分虚实两种，实证为血热风燥，斑色鲜红而痒盛，如白疕进行期；虚为血虚风燥，斑色浅红，干燥作痒，如白疕静止期。

热痒：皮肤潮红、皮疹密集成片，瘙痒剧烈，遇热尤甚，如急性湿疹。

虫痒：如皮内虫蚁爬行，奇痒难忍，如疥疮。

血虚痒：多见皮肤干燥脱屑，瘙痒日轻夜重，由血虚生风所致，如风瘙痒。

痒与风邪关系最为密切。风为阳邪、善于走窜，游走不定。风与湿邪或风毒热邪互相搏击于营卫、走窜肌腠之间，使营卫运行不畅，即可发生瘙痒而游走不定。风有外风、内风之别。外风多因外感风邪与内蕴之湿热交伴而患，导致皮疹痒甚；内蕴湿热受风者，治疗在清热利湿的基础上加祛风药，如荆芥、蝉衣、白蒺藜；风热者治以祛风清热利湿，药用防风、僵蚕、蝉衣、桑叶、黄芩、连翘、金银花等。内风多因热盛，由于热盛燔灼气营，可导致肝风内动，风火相煽，熏蒸肌肤，故瘙痒剧烈。常用蚤休，因蚤休苦泄解毒之品，为肝经定惊要药，以苦寒泄痒，能泄风阳而清气火，因功擅定痉，故有镇静止痒之效。

在临床血热盛、湿热盛均能生风，此外，血虚也能生风，由于肝失血养，以致肝风内动，肤失血养，故皮肤干燥痒甚。瘙痒是在辨证的基础上选用止痒药物。因血热盛者，凉血清热为主；因湿热盛者，清热泄湿为主；阴血亏虚者，育阴养血为主；在这前提下再酌加有效的止痒药物。一般上半身加白鲜皮、苦参；下半身加苦参、地肤子。瘙痒剧烈加全蝎、海桐皮。全蝎功擅平肝息风定痉，又能深入经络搜风止痒，故有息风止痒之效。配伍祛风胜湿之海桐皮，则收效更甚。海桐皮内风外风均可用之。

【按语】金起风教授认为瘙痒虽可见于不同的皮肤病，但依据其发病情况和皮损特征，临床辨风痒、湿痒、燥痒、热痒、虫痒。临床上各种因素常相合而致瘙痒性皮肤病。其中瘙痒虽与风邪关系最为密切，但风邪常夹邪致病，不能一味祛风息风止痒，临床辨证治疗多采用病因辨证结合脏腑辨证用药，多种止痒方法联合应用。在辨证的基础上选用止痒药物。如祛风止痒（疏风止痒、搜风止痒、平肝息风止痒）、清热止痒、祛湿止痒、杀虫止痒等。对于剧烈瘙痒而性情烦躁、夜寐不安、久治不效的患者，金老亦常加用生龙牡、珍珠母、磁石等平肝潜阳、宁心安神，神得安则痒止。

《疡科纲要》云："外疡发痒，……则不外乎风燥与湿热二者而已。""风胜则燥，虽搔破血溢，而随破随收，不致化腐；……湿郁生热，流溢肌表，……其痒尤烈，而浸淫四窜，黄水频流，最易蚀腐。"是说瘙痒和风燥、湿热关系密切。风引起的瘙痒，抓破以后流血结痂，但是无糜烂。而湿热引起的瘙痒特别剧烈，而且最容易糜烂。金起凤教授亦遵此观点。

五、皮肤病的治疗

治疗皮肤病，首先必须树立整体观念，不能认为局部或全身浅表的病，只注意外治，应该与整体营卫气血、脏腑经络等功能联系起来。不仅要采用外治，更需着重内治。中医治疗皮肤病，都主张"治外必本诸内"的基本原则，重视整体与局部相结合的辨证方法，以审证求因、辨证论治。兹将内治与外治分述于下。

（一）内治法

常用的有如下几种。

1. 祛风清热法： 适用于外感风热，用于肌肤所引起的体表皮疹，通过祛风清热、获致疹消痒止的一种治法。

适应证：风热证。症见全身突然泛发红色风团，骤起骤消，瘙痒剧烈；或颜面、耳、颈遍布散在或密集红斑、丘疹，焮热痒盛，伴口渴喜饮，或有畏寒身热，苔白燥或薄黄，脉浮数等。如瘾疹风热型、胎癥疮等。

方用疏风清热饮或金鉴消风散加减。荆芥、牛蒡子各10g，蝉衣6g，黄芩10g，生石膏30g，连翘10g，金银花15g，赤芍12g，白鲜皮30g，苦参10g，浮萍15g。

2. 祛风散寒法： 适用于外感风寒，营卫失调而引起周身散发风团，通过祛风散寒，使营卫调和，风团消退的治法。

适应证：风寒证。症见周身骤发散在或密集风团，色不变，痒颇甚，遇寒即发，得暖即消，伴背寒畏冷，间有恶寒发热，口不渴，苔薄白，脉浮紧等。如瘾疹风寒型。方用麻桂各半汤合荆防败毒散化裁。药用防风、羌活各10g，麻黄5~6g，桂枝10g，赤白芍各10g，炙甘草6g，干姜皮6g，当归12g，川芎10g，白鲜皮30g，红枣5枚。

3. 固卫祛风法： 适用于卫外不固，汗出受风，邪郁肌肤而散发风团，通过益气固卫、祛风和营，使风团消退的一种法则。

适应证：卫外不固证。症见风团色白，好发于暴露部位，如颜面、颈部、手足背、手腕、足踝等处，遇风受凉易发，得暖即消。常自汗出，伴体乏畏冷，舌质淡苔薄白，脉浮缓或濡缓等。如瘾疹卫外不固型。方用玉屏风散合桂枝汤化裁。生黄芪30g，白术12g，防风、桂枝各10g，赤白芍各10g，炙甘草6g，当归15g，川芎、白芷各10g，白鲜皮30g，浮萍15g，红枣5枚。

4. 凉血消风法：适用于因肌热汗出受风，风胜伤营化燥所引起的皮疹，通过凉血祛风，使皮疹获致消退的法则。

适应证：血热受风证。症见头部或颜面、耳、颈、腋窝散发红斑，覆细薄鳞屑，瘙痒颇甚，或胸背及四肢近端遍布椭圆形红斑，皮损与皮纹一致，伴口渴喜饮，小溲色黄，苔薄黄舌红，脉滑带数等。如白屑风、面游风、风热疮等症。方用凉血消风散加减。生地黄25g，黄芩10g，蚤休25g，生石膏30g，知母10g，牡丹皮15g，赤芍12g，白鲜皮30g，苦参12g，荆芥10g，蝉衣6g。

5. 利湿清热法：适用于湿热俱盛，郁转肌肤所致的皮肤疾患，通过利湿清热，使湿化热清，皮疹消退的法则。

适应证：湿热证。症见全身外布散在或密集丘疹、红斑或糜烂渗出，瘙痒剧烈；或下肢散发较多水疱、丘疹、糜烂黄水多，暮夜痒盛，伴口干苦，溲黄或便干，苔黄腻舌质红，脉弦数等。如急性湿疹、湿毒疮等症。方用龙蚤清渗汤化裁。龙胆草、黄芩各10g，蚤休30g，栀子10g，牡丹皮15g，鲜生地黄30g，赤芍、苦参各15g，白鲜皮、地肤子各30g，六一散15g（包）。加减法：如瘙痒剧烈加全蝎6g，海桐皮12g；心中烦热而渴饮者，加生石膏30g，知母10g，黄连9g。

6. 健脾除湿法：适用于脾虚湿盛，蕴郁肌肤所致的皮疹，通过健脾除湿，获致脾健湿化皮疹消退之法。

适应证：脾湿证。症见双下肢散发小水疱或糜烂渗出，瘙痒较甚；或身体一侧腰胁部，散发数处群集小水疱，微红不肿，带状分布，破后糜烂渗水，痒重痛轻，常伴有胃脘满闷，食少不香或腹胀，小便短少，舌苔白腻、脉缓等。如湿疹、蛇串疮脾湿型。方用除湿胃苓汤加减。苍术10g，厚朴9g，藿香10g，炒枳壳9g，生薏苡仁20g，金银花15g，川楝子12g，元胡15g，白鲜皮30g，茯苓、泽泻各15g，防风10g。如湿疹发于双下肢而痒甚，上方去川楝子、元胡、白鲜皮，加赤芍12g，地肤子30g，海桐皮15g。

7. 凉血化斑法：适用于血热毒盛，壅转肌肤所致的红斑，通过凉血解毒化斑，使红斑获致消退之法。

适应证：血热证。症见头面、全身泛发散在或密集红斑，上覆银屑，瘙痒夜盛；或小腿突起大片红斑，赤肿灼热疼甚，伴口渴烦热，小溲黄赤或大便干，苔薄黄或腻，舌红赤，脉滑数等。如白疕血热型、下肢丹毒等症。方用犀角地黄汤合化斑解毒汤化裁。水牛角片30g，生石膏（先煎）、蚤休各30g，金银花、牡丹皮各20g，生地黄25g，赤芍15g，桃仁、苦参各12g，白鲜皮、冬瓜皮各30g。如下肢丹毒肿疼显著，上方去蚤休、白鲜皮、苦参，加萆薢20g，炒黄柏12g，红花12g，茯苓皮30g。

8. 清热解毒法： 适用于热毒偏盛，郁积肌肤所致的疖肿、黄水疮，通过清热解毒，获致消退的法则。

适应证：热毒证。症见头颈、躯干或四肢起三至五个疖肿，红肿热痛明显，此愈彼起，继出不已；或身起小脓疱群集成片，焮热作疼，破后糜烂结脓痂，伴口干喜饮，舌红苔黄，脉数等。如多发性疖肿、黄水疮等症。方用五味消毒饮合芩连解毒汤加减。野菊花12g，蒲公英25g，金银花15g，紫花地丁、鲜生地黄各30g，牡丹皮、赤芍各15g，浙贝母、白芷各10g，生甘草6g，滑石15g。

9. 清营败毒法： 适用于毒热炽盛，热入营血，气血两燔所致的皮科重症，通过清营败毒护阴，使皮疹获得逐渐消退之法。

适应证：毒热入营证。症见身起散在大疱，疱壁薄而松弛，推之可移，破后湿烂搔痒；或面部出现蝶形红斑，掌跖有紫斑、紫点，伴高热、渴饮、心中烦热，小溲黄赤或大便干，苔黄燥舌红绛，脉滑数或洪数等。如天疱疮、系统性红斑狼疮毒热型等症。方用清瘟败毒饮化裁。犀角粉1.8g冲服，生石膏30~60g（先煎），知母12g，黄连10g，玄参20g，石斛30g，金银花、生地黄各30g，牡丹皮20g，赤芍15g，白鲜皮30g，赤小豆30g。如烦燥眠差加生玳瑁10g；药后便溏加山药20g。

10. 养血润燥法： 适用于营血亏虚，生风化燥所致的皮肤疾患，通过养血润燥，皮疹获得消退之法。

适应症：血虚风燥证。症见周身或局部皮肤干燥脱屑、痒剧，有抓痕血痂；或四肢起散在微褐色斑片，皮肤干燥，瘙痒夜盛，舌淡红，苔薄白，脉弦细等。如风瘙痒、湿疹血虚风燥型等症。方用当归饮子化裁。生熟地各15g，当归15g，白芍10g，丹参20g，黄芪20g，制首乌20g，白鲜皮、地肤子各30g，全蝎6g，白蒺藜25g，如症见咽干口燥，舌红少苔，属阴虚有热者，治宜滋阴清热，养血润燥，上方去熟地黄、黄芪，加天麦冬、玄参各15g。

11. 温阳散寒法： 适用于阳气不足，风寒湿邪凝阻经络所致的斑疹，通过温阳散寒化湿，获致消退之法。

适应症：寒湿证。症见手足背、前臂、小腿起散在淡暗红斑，或痒或痛，遇寒加重，得暖即减，伴四肢欠温，舌淡苔白，脉沉迟或沉缓等。如多形红斑寒湿型。方用当归四逆汤化裁。桂枝 10g，当归、赤芍各 15g，细辛 3g，炮附子 10g（先煎），萆薢 20g，独活、防己各 10g，白鲜皮 30g，海桐皮 15g，桑枝 30g。

12. 活血化瘀法：用治于气滞络阻血瘀所致的结节、肿块获致消退之法。

适应症：血瘀证。症见因外伤或烫伤后颈、胸或胁部鼓出条状或斑块状坚硬肿物，痒痛明显；或两小腿胫骨双侧忽起结节多数，色浅红或暗红，胀痛明显，伴舌质暗紫或暗红，脉弦或细涩等。如疤痕疙瘩，结节性红斑等。方用活血散瘀汤加减。柴胡 12g，赤白芍各 15g，牡丹皮 15g，栀子 10g，川楝子 12g，元胡 15g，土鳖虫 10g，水蛭 6g，莪术 15g，白鲜皮 30g，川牛膝 15g。如下肢患结节性红斑，将湿热下注者，上方去柴胡、赤白芍、川楝子、元胡、白鲜皮，加萆薢 20g，炒黄柏、防己各 12g，槟榔 10g，桃仁 12g。

13. 滋阴降火法：适用于肝肾阴虚，水亏火旺所致的皮肤疾患，通过滋阴降火，获致阴复热退，病情向愈之法。

适应证：阴虚证。症见全身大疱已少，疱干结痂，瘙痒不甚，或面部蝶形红斑已不明显，均伴有低热或潮热，咽干口燥，掌心发热，舌红苔少或花剥，脉细数等。如天疱疮及系统性红斑狼疮阴虚型。方用加减复脉汤合大补阴丸化裁。生地黄 15g，阿胶 10g（烊化），麦冬 12g，北沙参 30g，炙龟甲 15g，黄柏、知母各 10g，炒白芍 12g，甘草 6g，白薇、地骨皮各 15g。

14. 温补肾阳法：适用肾阳虚衰，阳气不能温煦肌肉所致的皮科重症，通过温补肾阳，获致皮损渐消、病势好转之法。

适应症：阳虚证。症见皮肤板硬，手足尤甚，或鼻尖耳薄，眼睑不合；或见脸面皮色暗红带紫，周身肌痛无力，兼关节痛、肢端紫绀发凉，伴腰酸纳呆、畏寒肢冷，舌质淡胖苔白，脉沉细等。如系统性硬皮病、皮肌炎阳虚型。方用肾气丸合右归丸加减。熟地黄 15g，山萸肉 10g，生杜仲、枸杞子各 12g，黄芪 20~30g，白术 12g，当归 15g，肉桂 5g，炮附子 10~15g（先煎），巴戟天 12g，鹿角霜 10g（先煎），茯苓 15g。

（二）外治法

外治疗法是根据皮损情况，可应用各种不同剂型和药物进行治疗。同样一种皮肤病，其皮损表现不同的，处理用药也就不同；不同病种的皮肤病，局部皮损表现相同的，就可用同样的药进行治疗，外治疗法可减轻病人自觉症状，可使皮损较快消退，甚至有些皮肤病用外治即能达到治愈。因此说，外治疗法是治疗皮科的又一重要措施。

1. 外用药使用原则：主要根据皮损性质选择适当剂型和药物。

（1）皮肤炎症在急性期：有红斑、丘疹、水疱而无渗液者，宜选用性质温和挥发性好而无刺激的洗剂、散剂；如局部糜烂、有大量渗液者，宜用溶液作冷湿敷来治疗，效果较好。

（2）亚急性期：局部糜烂轻渗液很少，有结痂；或有散在丘疹、浅红斑，可选用油剂或软膏。

（3）慢性期：皮损肥厚、浸润或有脱屑，无炎症者，可选用渗透性强、富有刺激性的软膏外搽或外敷，也可配合应用酊剂、外洗剂及醋泡剂等。

（4）有感染时，先用清热解毒的药物控制感染，后对针对皮损情况选用药物。

（5）一般先选用低浓度制剂，随后根据病情再提高浓度。对幼儿以及面部、外生殖器皮肤与黏膜，不宜用刺激性强的外用药，以免引起不良反应。

（6）随时应注意药物有无过敏反应，一旦出现反应，应立即停用，并给以及时处理。

2. 外用药的剂型

（1）溶液：用单味或几味中药加水适量，煎至一定浓度，过滤去渣可得的药液称溶液。

作用：清热解毒、消肿止痒、抑制渗出，以及清洁疮面，祛除腐脓。

适应证：①局部皮肤糜烂滋水多，或大片皮肤潮红肿胀、灼热痒剧或痛甚，如急性湿疹、接触性皮炎、中药毒、蛇串疮、丹毒等。②疮面腐脓或结有脓痂，如下肢溃疡、脓窝疮。

常用药物：①蒲公英、苦参、黄柏各30g加水煎至适当浓度，待凉后（或用药渣煎汤），取干净口罩置于药液中浸透，敷在皮损上作冷湿敷，每次半小时，日3~4次。有清热解毒、收湿消肿作用。②生大黄、生甘草各15g煎汤，待微温，洗涤疮面，有解毒结疮功用。

（2）散剂：又称粉剂。是用单味或复方中药研成的极细粉末。

作用：消炎止痒收湿，清热解毒。

适应证：①急性炎症性皮肤病；②局部皮肤糜烂流水而痒甚者。

常用方药：痱毒外用二黄粉（黄柏、大黄各等份，研细末），尿布皮炎兼流水者，直接外扑收湿粉，均有消炎止痒作用；急性湿疹或皮炎兼轻度糜烂渗水者，选用青黛散或湿疹粉外扑或用麻油调敷，有清热收湿止痒作用；黄水疮用龟甲散麻油调敷，有清热解毒功用。

（3）洗剂：用药粉和蒸馏水相混合的制剂。

作用：清热燥湿止痒，消炎散结。

适应证：①痱毒、急性皮炎；②急性湿疹与瘾疹；③粉刺、酒渣鼻。

常用方药：痱毒、急性皮炎、皮疹红赤而痒甚者，用1%薄荷三黄洗剂，有清热燥湿止痒作用；急性湿疹和瘾疹，用炉甘石洗剂（市售成药）有散热止痒作用；粉刺、酒渣鼻用颠倒散洗剂，有消炎散结作用。上述洗剂，均用小毛笔沾药水搽患处，每日2~3次。

（4）酊剂：取单味或复方中药置于白酒或酒精中密封浸泡7~14天后，过滤去渣即成。

作用：杀虫止痒软坚，燥湿清热止痒，活血消斑。

适应证：①各种癣病如体癣、股癣、花斑癣、手足癣、甲癣等；②白疕风瘙痒等瘙痒性皮肤病；③白癜风、斑秃。

常用方药：体癣、股癣、花斑癣用羊蹄根酒外抹，有杀虫止痒作用；手癣、足癣可选用复方土槿皮酊，有杀虫止痒、软化皮损作用；甲癣选用灰指甲药水1号，有杀虫软甲作用；白疕风瘙痒，用苦蛇酊外抹，有燥湿清热、祛风止痒作用；白癜风、斑秃，选用补骨脂酊，起活血消斑作用。上述各药，均用棉棒或小毛笔蘸药外抹皮损处，每日2~3次。

注意事项：①凡急性炎症性皮肤病及皮肤破烂者均禁用；②复方土槿皮酊对有明显皮肤破损及头面、躯干等部位均禁用，用后易引起皮肤烧灼及剧痛。

（5）油剂：是用芝麻油与药粉调和混匀而成。

作用：清热收湿止痒，腐蚀消疣，生肌长皮。

适应证：①漆疮、黄水疮、胎癥疮、奶癣痒甚兼有轻度糜烂渗水者；②寻常疣、扁平疣；③皮肤浅溃疡肉芽红活者。

常用方药：漆疮、黄水疮、胎癥疮、奶癣，可选用青黛油或黄连油；寻常疣、扁平疣选用鸦胆子油；皮肤浅溃疡肉芽红活者，可用蛋黄油制成纱条外敷。使用青黛油、黄连油时，用小毛笔蘸药外搽皮损处，每日2~3次。使用鸦胆子油时，必须用棉棒蘸药少许点涂于每个疣上，不可沾于正常皮肤，以免引起皮肤破溃，每日1~2次。

（6）软膏：将单味或复方中药研成极细末，与基质调成均匀细腻的软膏。基质一般选用芝麻油、猪油、蜂蜜、凡士林和黄蜡或白蜡等。

作用：清热消肿止痛，清热燥湿止痒，杀虫燥湿止痒，润燥祛风止痒。

适应证：①疖肿、丹毒；②急性湿疹、面游风、慢性湿疹、结节性痒疹等；③疥疮、白疕；④手、足癣；⑤皮肤干燥、皲裂者。

常用方药：疖肿、丹毒用金黄膏外敷，有清热消肿止痛作用；急性湿疹、面游风选用槿黛黄连膏，有清热燥湿止痒作用；疥疮、白疕静止期选用10%硫黄软膏，有杀虫止痒兼消斑作用；慢性湿疹、结节性痒疹，选用湿疹膏，有燥湿清热止痒作用；手、足癣可选用三黄一椒膏或止痒药膏，有杀虫灭菌、燥湿止痒作用；凡皮肤干燥、皲裂者，需选用天麻膏，有润燥祛风止痒功用。

（7）外洗剂：将复方中药加水适量煎成一定浓度，过滤去渣即成。

作用：清热解毒，燥湿、杀虫止痒，软坚祛风，抑制皮脂溢出。

适应证：①亚急性皮肤病如粟疮、风瘙痒、结节性痒疹痒甚以及脚湿气感染等；②慢性皮肤病如牛皮癣、慢性湿疹痒甚以及鹅掌风等；③白屑风头皮油多而痒甚者。

常用方药：亚急性皮肤病痒甚者，用皮肤洗药1号煎汤待温外洗，每次15分钟，日2次；脚湿气感染痒痛兼作者，用上方先洗后再泡脚，每次半小时，日2次；慢性皮肤病无炎症而痒甚者，用皮肤洗药2号煎汤待温外洗；鹅掌风用上述煎汤先熏后洗，然后再泡手，有杀虫止痒软坚作用，用法同洗药1号；白屑风头油多而痒甚者，用颠倒散（硫黄，大黄各等份，研细末）8g放入盆内，冲入适量开水，待温外洗，每次15分钟，隔日1次，有燥湿止痒、抑制皮脂溢出功用。

（8）醋泡剂：将复方中药置于醋中密封浸泡10~14天后备用。

作用：杀虫止痒，软化皮损。

适应证：手癣、足癣皮肤肥厚、角化过度、屑多作痒以及甲癣等。

常用方药：手癣足癣可用癣病醋泡方（牙皂、土槿皮、苦参、大枫子各30g，苍耳子、生百部各20g，木香30g）上药剉碎，浸泡于醋1000ml中，2周后应用。将患处浸泡于药醋中，每次半小时，日1~2次。

（9）硬膏：将复方中药放在芝麻油中煎熬枯黄去渣，再将药油煎熬成膏。

作用：拔毒破瘀，消肿软坚。

适应证：结节性痒疹、瘢痕疙瘩。

常用方药：上述两证，可选用黑色拔膏棍或独角莲膏（市售成药），临用时视患处大小裁剪，稍烘热后贴患处，或摊在厚纸上贴皮损处。2~3天换药1次。注意硬膏贴后，若出现皮疹而痒甚者，应停用，按急性过敏及时处理。

【按语】此篇手稿为金起凤教授早期教学讲稿，比较系统、完整、规范地梳理了皮肤病的内治法和外治法，部分内容在金老主编的《中医皮肤病学》总论部分也可窥一斑。金起凤教授受张山雷先生的影响很大，认为"证虽外发，病本内因""寻常疮疖，亦无不与内证息息相通"。因此，对于皮肤病的治疗首先强调必须树立整体观念，要把皮肤局部与整体营卫气血、脏腑经络等功能联系起来。其次，主张"治外必本诸内"的基本原则，内治为主，内外兼治。提出了疏风清热、祛风散寒、固卫祛风、凉血消风、利湿清热等14种皮肤病内治法及代表方剂。对外用药物的使用原则和剂型也做了进一步阐释。在临证中，金起凤教授辨证皮肤病，循其大法而不拘泥于此，审证求因，一方为主，兼顾其他，主张辨证论治之精髓。

六、清热凉血法治疗皮肤病的临床体会

《外科精义》云："夫疮肿之生于外者，由热毒之气蕴结于内也"，故热毒蕴结为疮疡的主要病机。外邪所感，七情内伤，都能生热化火。"毒"为皮外科临床表现的病理特点之一，热毒即火毒。外邪所感，热则气血壅聚而成毒；七情内伤，则气血郁热蕴结成毒。《素问·至真要大论》云："诸痛痒疮，皆属于心"。盖心为火脏，心主血脉，说明引起各种疼痛、瘙痒的皮肤病，都由心火血热所患生。由此可见热毒血热是皮科疾病的主要致病因素，因而清热凉血法在皮科临床应用上也就最为广泛。

清热凉血法，一般分清热解毒、凉血清热、清营解毒三种。

1. 清热解毒法： 适用于实火热毒证的皮肤病患。由于症状表现不一，可选用下列各法：

（1）清热化毒法：因热毒内盛，壅阻气机，气血凝滞，发为疖肿、脓疱疮等症，局部红肿热痛，或起散在脓疱，舌红苔黄，脉数。治宜清热解毒，佐以凉血化瘀。

例一， 秦某，男，18岁，学生，1985年2月17日初诊。

颈部、躯干生疖肿二三个或三四个不等，红肿热痛明显，此愈彼起，已半年余，伴口干喜饮，苔黄舌红，脉象滑数。诊为多发性疖肿。证属热毒内盛，气滞血瘀，治宜清热解毒，凉血化瘀，方用五味消毒饮加减。药用：野菊花、蒲公英、金银花、紫花地丁、浙贝母、赤芍、桃仁、生甘草、滑石、皂角刺。另用金黄膏外敷。服药7剂，疖肿缩小，红肿热痛减轻，后按原方随证稍予加减，又服药17剂而痊愈。随访8个月未复发。

方解：本方用野菊花、蒲公英、金银花、紫花地丁、生甘草清热解毒；浙贝母、赤芍、桃仁活血化瘀，软坚散结；滑石淡渗利湿；用皂角刺者，取其祛风散结。加减法：如心胸烦热，舌苔黄腻者加黄连、炒栀子以清心泻火；大便干结者加炒枳实、生大黄通腑泄热；疖肿脓成迟迟不溃者加生黄芪、川芎、炮山甲益气托脓外出；原患消渴症者，可加山药、天花粉、地骨皮养阴清热。

（2）清热利湿法：常用丁湿热偏盛，淫郁肌肤所引起的急性湿疹、面游风、牛皮癣（神经性皮炎）等病的湿热型。症见全身遍布散在或密集丘疹、红斑或水疱，或面、颈、腋、臂散发稠密红斑，或起多处红色苔藓样皮损，均瘙痒剧烈，小便黄少，苔腻黄舌红赤，脉弦数。治宜清热利湿，凉血止痒。

例二，赵某，女，23 岁，会计，1987 年 3 月 20 日初诊。

6 天前，皮疹初起于面颈部，未及 3 日食鱼虾一次，皮疹迅即泛发全身，瘙痒剧烈，寝食不安。诊见：面颈、躯干、四肢遍布散在或密集成片红粟、红斑、部分有糜烂渗出，瘙痒夜剧，心中烦热，小溲黄赤，苔黄腻舌质红，脉弦数。诊为急性湿疹。证属湿热内盛，熏蒸肌肤而发，法当清热利湿，凉血息风，方予龙蚤清渗汤（自拟方）加减。药用：龙胆草、黄芩、蚤休、黄连、炒栀子、鲜生地黄、赤芍、白鲜皮、苦参、六一散、全蝎、地肤子。皮疹处取苦蛇酊外抹后，用黄连膏外擦，糜烂处以青黛散水调外敷，服药 5 剂，皮疹显少。瘙痒显减，后按前方随证稍予加减，又服药 9 剂而愈。随访 4 个月未复发。

注：我在临床上治疗湿热型皮肤病，常选用龙蚤清渗汤为主方，因此方疗效较好。其中龙胆草、黄芩、蚤休、黄连、炒栀子、六一散以清热利湿解毒；鲜生地黄、赤芍、全蝎凉血息风止痒；白鲜皮、苦参、地肤子以清热泄湿止痒。在此方中，我更常用蚤休，因蚤休乃苦泄解毒之品，为肝经息风定痉要药，正以苦寒泄降，能泄风阳而清气火，则气血不冲，亦能退肿消痰，利水祛湿，因其功擅息风定痉，故寓有镇静止痒之效，若与白鲜皮、地肤子、全蝎等息风止痒药同用，则其效更著。

（3）清热消风法：常用于外感风热，化火化毒，风火相煽，熏灼肌肤，兼之病前有挖鼻或头面破伤，使毒邪趁隙侵入，发为抱头火丹，其证初起多为恶寒身热，头痛无汗，常在鼻面或耳周先起一片红斑，旋即蔓延扩大，红肿焮热，肿痛明显，甚则面目合缝，伴口渴喜饮，溲黄或便干，苔薄白燥或薄黄，脉浮滑数。证属风热壅盛，郁搏肌肤，治宜祛风清热，解毒化斑，方用正宗消风散加减。药用荆芥、防风、牛蒡子、蝉衣祛风散热消肿；黄芩、生石膏、连翘、金银花、生甘草清热解毒；生地黄、赤芍凉血化斑；木通、滑石利湿通淋。

如服药后，颜面红肿处出现数颗水疱，这是佳兆，预示风毒开始外解，肿势可望渐次消退。如肿势减轻，身热稍差，而里热尚盛，口渴心烦，苔黄舌红，脉象滑数。系风毒虽减，但热毒尚炽，壅阻气机，熏灼肤腠所致。亟宜泻火解毒，祛风消肿，方用普济消毒饮加减。药用黄芩、黄连泻心肺实热；板蓝根、连翘、金银花清热解毒；玄参、桔梗、生甘草宣肺清热利咽；牛蒡子、薄荷、马勃、僵蚕清散风热以消肿。

外治：初起红肿焮热，肿势显著，用金黄散取野菊花煎汁频频调敷；红肿焮热稍减，可继续外敷上药；如斑色鲜红，肿处灼热，则用鲜芭蕉根捣烂外敷，干则换之，达到红肿热疼显减为止。

2.凉血清热法：用于血热证。

（1）凉血化斑法：常用于血热毒盛，郁搏肌肤，发为白疕等症。其证发病迅速，全身泛发，皮疹多呈点滴或斑片状，色鲜红，银屑多，瘙痒重，基底部有出血点，新疹不断出现、扩大；伴口干喜饮，溲黄或便干，苔薄黄或腻，舌红赤，脉弦滑或滑数。证属血热毒盛，生风化燥，壅搏肌肤。治宜凉血消斑，清热解毒利湿，方用消银解毒汤（自拟方）加减。药用：水牛角片、生地黄、牡丹皮、赤芍凉血消斑；大青叶、蚤休、土茯苓清热解毒；白鲜皮、苦参、地肤子清热泄湿止痒。加减法：如瘙痒剧烈加全蝎、僵蚕以息风止痒；有咽痛者加北豆根、玄参清火利咽；渴饮明显，脉象滑数加生石膏、知母清气分炽热以除烦止渴；如部分患者斑疹肥厚色黯，日久不消，舌质暗红有瘀斑，可酌加丹参、莪术、红花活血化瘀以消斑。

例三，郭某，女，32岁，售货员，1986年11月13日初诊。

1年前，皮疹初起于头部，日渐增多，后扩及全身，瘙痒夜盛，曾去某医院诊为银屑病，经治2个月不效。诊见：头部遍布红斑，银屑多，发呈束状，躯干、四肢散在较多点、片状红斑，上覆薄银屑，基底部有出血点，口干喜饮，小溲黄赤，苔薄黄舌红赤，脉弦滑。证属血热毒盛，郁搏肌肤，法当凉血消斑，清热解毒，佐以息风，方用消银解毒汤加全蝎、僵蚕进服。皮损处取苦蛇酊外抹后，用加味黄连膏外擦。后以此方随证稍予加减，共服60余剂后，皮损获全部消退。随访1年半未复发。

（2）凉血清火法：常用于血热偏盛，肺胃火旺，壅阻气机，发为粉刺、酒齄。症见前额、双颊、下颌部（重者可延及胸背部），起散在或群集红粟及少数脓头；或鼻准、两侧鼻翼潮红或暗红，脂多，伴口干喜饮，苔黄舌红，脉滑数。治拟凉血清火，佐以化瘀。因血热外壅，致络道阻塞，气血瘀滞，故治疗需另增化瘀之品，则络道瘀行，血热渐清。方用凉血解毒汤或凉血清肺饮加减。

例四，梁某，男，24岁，工人。1987年9月6日初诊。

颜面部起较多红粟，常出新疹，初期稍疼，已2年余。去某医院诊为痤疮，经治多次欠效。诊见：前额、两颊、唇周、下颌部有散在较多粟状丘疹，唇颌部且有少数小脓疱，自觉胀疼，口干喜饮，小便赤少，苔腻薄黄，舌质红赤，脉滑数。证属血热偏盛，肺胃火炽，致血热外壅，气血瘀阻。法当凉血清火解毒，佐以化瘀，方用凉血解毒汤加减。药用：鲜生地黄、赤芍、金银花、紫花地丁凉血解毒；野菊花、黄芩、生石膏清泄肺胃火炽；桃仁、红花活血化瘀；赤茯苓利湿，又可导火下泄；夏枯草养阴清热、软坚散结。另用紫金锭压面，水调外敷。服药7剂，颜面红粟减少，小脓疱消失，后按前方随证稍予加减，共服药30剂而痊愈。

3. 清营解毒法：用于毒热入营证。

（1）清营败毒法：常用于由内服、外用或注射药物而致敏所引起的中药毒。症见面颈、躯干或四肢皮肤焮红成片，出现散在或密集红斑、丘疹或水疱，瘙痒剧烈，伴身热、口渴喜凉饮，小便黄赤，苔黄舌红尖绛，脉滑数大等。

证属血热偏盛，外感毒邪，两邪相搏，酿成毒热，侵淫营血。治宜清营败毒，凉血泄湿，方用犀角地黄汤和化斑解毒汤加减。

药用：水牛角片、鲜生地黄、牡丹皮、赤芍清营凉血；生石膏、知母、连翘清热解毒、除烦止渴；白鲜皮、苦参、赤茯苓、六一散清热利湿止痒。加减法：如斑色鲜红，舌质红绛，血热炽盛者，加生玳瑁、金银花以增强凉血败毒之效，同时生玳瑁又能安神定志，镇静解躁；心中烦热者加黄连、栀子以清心凉膈；药后症情稍轻，但痒剧不减者加全蝎、僵蚕以息风止痒。外治方面：皮肤焮红灼热处，可取药渣煎汤待凉，用口罩浸透药液做冷湿敷；皮疹处外搽三黄洗剂。

防治方面：初诊时，医者必须详询病史，将致敏的药物告诉患者，嘱其以后绝不要再服此药，以免复发。患病期间，每天用绿豆、茅根煎汤代茶，取其清心、泻火、解毒。

（2）清瘟败毒法：常用于毒热炽盛，浸淫营血所致的红皮病、系统性红斑狼疮毒热型。红皮病多由中药毒或白疕等症（因外用强烈刺激性药物所引起）继发而成。

红皮病多发病较急，初起散在鲜红斑或数片皮肤发红，迅即延及全身，周身皮肤潮红肿胀，干燥脱屑，间有渗出，瘙痒较甚。系统性红斑狼疮以青年女性居多，症见突然高热或壮热不退，面部出现蝶形红斑，手足掌跖发生大小不一的红斑、瘀斑。两者全身症状皆伴有高热、渴饮、心中烦热，小溲赤少，苔黄舌红绛，脉洪数或滑数。证属毒热或湿邪外侵，熏灼气营，致气血两燔，浸淫营血为患。治以凉营清热，败毒化斑，方用清瘟败毒饮化裁。

例五，李某，男，46岁，干部，1983年9月13日初诊。

患者于半年前，因牙龈肿疼，口服复方新诺明片，翌日突然发现胸背部起数片红斑，随后迅速扩大，4~5天即延及全身，周身皮肤潮红，恶寒身热，瘙痒颇甚，曾去某医院诊为红皮病，经治旬日不效。诊见：全身皮肤潮红肿胀，灼热痒甚，伴畏寒身热，渴喜凉饮，心中烦热，小溲黄赤，苔腻薄黄，舌红绛，脉洪数。证属毒热外侵，熏灼气营，致气血两燔，浸淫营血所致。法当凉营清热，败毒化斑，方用清瘟败毒饮加减。药用：水牛角片、鲜生地黄、牡丹皮、赤芍凉营化斑；生石膏、知母清热解肌，除烦止渴；黄连、连翘、金银花清热解毒；玄参益阴润燥；白鲜皮祛湿止痒；赤茯苓清利湿热。

二诊（9月20日）：上方连服7剂，身热已解，全身皮肤潮红肿胀好转，渴饮烦热亦瘥，只瘙痒不减，苔脉同前。前方去黄连，加地肤子，后按上方随证稍予加减，又服药20余剂而告愈。随访半年未复发。

注：本病也有小部分患者因毒热炽盛，伤阴耗液，而转化为毒热伤阴型。症见周身皮肤暗红干燥，大片脱屑，口干咽燥，性情烦躁，大便干，苔光剥舌绛，脉细数。证属毒热亢盛，熏灼气营，致阴津大伤，肤失所养。治宜滋阴生津，凉营清热解毒。此法也适用于天疱疮、登豆疮等病的毒热伤阴证。方用增液解毒汤化裁。药用：生地黄、玄参、麦冬滋阴润燥；鲜沙参、石斛、天花粉养阴生津；生鳖甲、炙龟甲育阴潜阳；丹参、赤芍凉营活血；连翘、金银花、生甘草清热解毒。加减法：如性情烦躁，手足掌心发热，加盐黄柏、知母；兼气虚者，加党参；兼有低热者，加银柴胡、青蒿、地骨皮；如舌、咽干燥明显，舌光绛如镜面，上方去川石斛、赤芍、连翘，加西洋参、鲜石斛、玉竹、芦根。

【按语】古之皮肤疾患统称为疮疡。《疡科纲要》云："外疡为病，则热病其多数也。""外感六淫，蕴积无不化热；内因五志，变动皆有火生。"金起凤教授认为病邪侵犯人体后，大多通过化火化毒的过程，才能外发疮疡。热毒蕴结为皮肤疮疡的主要病机，皮肤科临床患热证居多，尤其是多数急性皮肤病与火热关系更为密切，因此清热凉血法在皮肤科应用尤为广泛。

金起凤教授指出热证的局部表现，就是皮损的红、热、痒、痛。红就包括了红斑、红色的丘疹、丘疱疹、糜烂，这些都是热。全身症状有口渴，口苦，喜冷饮，咽痛，小便短赤，大便干结等。其特别重视口渴不渴，喜不喜欢冷饮，每次都要问病人，如渴喜冷饮，为内热炽盛的表现；如渴反不欲饮或不多饮，则需考虑湿热内盛，因有热则渴，有湿则不欲饮或不多饮；渴喜热饮，则需考虑是否存在寒热俱存，内寒外热之证；如口干不欲饮，则需考虑是否为瘀血阻络或痰饮内停，气化不利，津不上承。金起凤教授认为火热之邪可以化毒，火热之邪蕴积成毒，还可以发生很多感染性的皮肤病、重症的系统性皮肤病，像红皮病、红斑狼疮等等。火热与湿结蕴于肌肤，也会发生很多有水疱、糜烂、渗出的皮肤病，比如湿疹、天疱疮等。另外火热之邪亦可生风、入营致病，如风热袭表而致营卫失和的瘾疹。

根据热邪的轻重深浅，金起凤教授以五个临证医案探析了清热解毒法、凉血清热法、清营解毒法的皮肤病应用及代表方剂。在临证中，虽善以清热凉血治疗皮肤疾患，但并不是一味的寒凉，对于急性病强调火热、风邪；对于重症皮肤病，比如红皮病、重症药疹、红斑狼疮、疱病后期，认为邪热久羁，伤阴耗血耗气，劫伤胃阴。这个时候常用滋阴清热法。其在广泛汲取前人经验的基础上，结合自己的临证实践，在诊治皮外科疾病的理法方药中有许多创新，其中龙蚤清渗汤就是金起凤教授治疗急性湿热性皮肤病的基本经验方。

七、运用龙胆泻肝汤加减治疗皮肤病的体会

龙胆泻肝汤见于清·汪韧庵《医方集解》。其组成：龙胆草、黄芩、栀子、泽泻、木通、车前子、当归、生地黄、柴胡、生甘草。

本方是治肝胆实火兼挟湿热之剂。方中以龙胆草泻肝经实火，祛下焦湿热为主药；黄芩、栀子协助龙胆草以增强清肝胆实火之力，共为臣药；泽泻、木通、车前子协助龙胆草清利肝经湿热、使湿热从小便而出，当归、生地黄养血益阴以和肝，使泻火之药不致苦燥伤阴，共为佐药；甘草和药调中，用柴胡以疏畅肝胆之气，并可作引经药，皆为使药。

其功用泻肝胆实火，清下焦湿热（偏肝经）。在皮肤科主要用于①由于肝胆实火而引起的带状疱疹、内发丹毒以及目赤耳肿等症。②由肝脾湿热炽盛，熏蒸肌肤，所引起的神经性皮炎、脂溢性皮炎、药物性皮炎、接触性皮炎以及下阴部湿疹等症的湿热型。

（一）肝胆火盛型

1. 带状疱疹（典型病）：发病时患部常有放射状皮肤刺痛；疼痛有的在发疹前几天至一周，有的随皮疹同时出现，有的在皮疹出现之后。皮肤刺疼轻重不等，儿童患者疼较重，年老体弱者则疼痛剧烈，常扩及皮损范围之外。皮疹常发于身体一侧，如腰围、胸胁部、胁背部，或颜面部、大腿内侧等处，一般不超过正中线。发于颜面者病情较重，疼痛更剧，伴有附近瘰核肿大，甚至影响视力和听觉。

皮疹初起、多先为带片状的红色斑丘疹，很快即为绿豆至黄豆大水疱，3~5个、6~7个簇集成群，聚集数处，排列成带状，局部皮肤潮红、灼热痛甚；常伴有低烧、口干喜凉饮、心胸烦热、口苦食少，小便黄赤，或大便干，苔薄黄，舌红赤，脉弦数等证。

证属肝胆火炽，循经入络，熏搏肌肤所致。治宜：泻肝清火，佐以疏肝、活血、利湿。

方药：龙胆草 10g、黄芩 12g、栀子 10g、蒲公英 20~30g、金银花 15g、牡丹皮 12g、生地黄 20g、当归 10g、赤芍 10g、川楝子 10g、元胡 10g、生甘草 6g、木通 6g、车前子 15g。

加减法：①渴喜凉饮，脉弦滑数者，加生石膏、知母；心中烦热显著者，加

黄连 6~9g；大便干结者，加生大黄；②如本病发于头面部、或面耳部（或邻近眼眶），症重痛剧或痛引眼珠视物模糊不清，烦躁不安，宜加羚羊角（剉末吞服）1g、野菊花（或菊花）、石决明（先煎）30g、钩藤 20~30g。

2. 内发丹毒： 因色赤如丹，故名丹毒。好发于胸、胁、腰、胯等处。本病初期往往先有怕冷高热、头痛、骨楚、食不香、溲赤便干；继则皮肤先起一小片红斑，迅速扩大成鲜红色大片，稍高出皮面，边界清，灼热疼痛，按之色稍退，放手立即恢复。严重的红肿处可伴有瘀点或大小不等水疱。如红斑向四周扩散同时，中央由鲜红转为暗红色，患处附近可发生臖核肿痛。全身症状：可伴有身热、渴饮、烦热、饮食减少，苔薄黄或黄腻，舌红绛，脉洪数或滑数等。若见壮热烦躁、神昏谵语、恶心呕吐者，是为毒邪内攻之险证。

丹毒发病原因大多因于内蕴血热或由于皮肤黏膜破伤，毒邪乘隙侵入，受风温或风热而诱发，或由平素性善郁怒，郁久化火，导致肝火血热，循经入络，蕴搏肌腠而成；或患者本有脚湿气渗液或表皮破伤，感毒内侵，导致淫毒化火，侵营入血所致。

证属肝火炽盛，血热毒盛，两邪交争，搏于肌肤所致。治宜泻肝清火，凉血解毒化瘀。方用龙胆泻肝汤合化斑解毒汤（牛蒡子、升麻、石膏、知母、连翘、黄连、人中黄、玄参）加减。

药用：龙胆草 10g、黄芩 12g、生石膏（先煎）30~60g、知母 10g、黄连 6~9g、栀子 10g、金银花 15~30g、牡丹皮 15g、赤芍 15g、生地黄 30g、生甘草 10g、赤茯苓 18g。

加减法：畏寒身热者，加牛蒡子 10g、薄荷 6g；丹毒作疼较甚者，加元胡 12~15g、川楝子 12g。轻症可予中成药龙胆泻肝丸。

（二）肝经湿热型（热重于湿）

本方加减，常用于泛发性神经性皮炎或部分局限性神经性皮炎，脂溢性皮炎、药物性皮炎、接触性皮炎等热重于湿型。辨证重点：①局部症状：皮疹好发于肝经部位，以双侧颈部、腋部、胁部、胯部、下阴部以及四肢、手足部为多，皮疹多色红或鲜红。自觉痒甚或剧烈，下午夜晚更甚，部分糜烂处，则痒痛兼作。②全身症状：口苦、口干喜冷饮或心烦发热，小便短黄或黄赤，或大便干，苔腻薄黄或黄腻，舌质红或红赤，脉滑数或弦数等。

1. 神经性皮炎： 泛发性者，皮损泛发于颈项、腋部、躯干及四肢伸侧，亦有生于头面者，五分币至大片肥厚粗糙，皮纹加深的苔藓样变或苔藓化斑片，（约10处以上），皮损色红发热，瘙痒剧烈，阵作性发作（全身症状见上述）。局限性者，皮损好发于颈项部（尤其双侧），其次是眼睑、肘、膝关节伸侧、骶部以及四肢外侧等处，皮损色红痒剧。

辨证属湿热偏盛，血热内蕴，蕴郁肌肤。治宜泻肝清火，凉血泄湿。方药以龙胆泻肝汤加减。

药用：龙胆草 10g、黄芩 12g、蚤休 25g、栀子 10g、生槐花 30g、生地黄 30g、当归 10g、白鲜皮 25g、苦参 10~15g、地肤子 30g、赤茯苓 18g。

加减法：病在上部，加柴胡 10g；心中烦热，大便干结，苔腻黄者，加黄连 10g、生大黄 6g；瘙痒剧烈者，加全蝎 6~10g、僵蚕 10g 或白蒺藜 10g；下半身痒剧，小便黄浊者，加土槿皮（脾虚便溏者不用）9~10g（暂用）；舌质赤或红绛、血热偏盛者，去当归，加水牛角粉 20~30g、牡丹皮 15g、赤芍 15g。因血热生风而痒剧者，加玳瑁 20~30g。

蚤休又名草河车、金线重楼、七叶一枝花。苦微寒、有小毒、归肝经。有清热解毒，消肿止痛之效，可用于痈疽疔疮；且有凉肝定痉之功，适用小儿惊风抽搐及癫痫等症。此外还可用于活毒蛇咬伤（内服及外敷），本品为解毒专药。生槐花味苦，性微寒，归肝、大肠经。善清肝与大肠之火，且有凉血止血之效。生槐花善于凉血，本病等皮肤病患于头面、上部者用此尤佳。瘀明显者，重活血化瘀之品。

2. 脂溢性皮炎： 皮疹好发于颜面部、耳前后、颈、腋、胁、腹、胯两侧以及四肢内侧面，湿性者，多为大小不等红斑、上覆盖油腻性微黄色细薄鳞屑和结痂，部分皮损因痒抓破有轻度糜烂及渗出液。

3. 药物性皮炎： 主要由用药后，引起的药物反应。总因禀赋不耐、毒邪内侵所致。在病因病理（中医）方面，或偏于风热、或湿热熏蒸、或外邪郁久化火，使得血热妄行，或火毒炽盛，燔灼营血，导致气血两燔，外伤皮肤，内攻脏腑；病久导致气阴两伤，脾胃虚弱。

药疹的皮疹形态多种，各有不同，大体来说：有红斑、丘疹、风团、水疱、斑丘疹，亦有糜烂、渗液结痂等。一般皮疹表现颜色鲜红，瘙痒剧烈。

4. 接触性皮炎： 由于禀赋不耐、皮肤或黏膜接触某些致敏物质所引起的皮炎。如漆、药物、染料、塑料制品等等，使毒邪侵入皮肤，郁而化热，毒热与气血相搏肌肤而发病。

发病部位：常见于暴露部位，如面、颈、四肢远端及手足等处，表现为红斑、肿胀、丘疹、水疱，甚至大疱、糜烂等。皮疹边界清楚而局限于接触部位，瘙痒颇盛或痒痛兼作。

脂溢性皮炎、药物性皮炎、接触性皮炎三个病种，如符合湿热型者，均可应用龙胆泻肝汤加减治之。

【按语】金起凤教授依据"异病同治"的原则，以龙胆泻肝汤为基础，随证加减，用于带状疱疹、湿疹、神经性皮炎、脂溢性皮炎、药物性皮炎、接触性皮炎等皮肤病。阐此方其功擅泻肝胆实火，清下焦湿热（偏肝经）。凡肝胆经实火、或肝脾湿热外发于肌肤所致之证，每能应手取效。但辨证上须具备：疹色鲜红，或皮疹灼热刺痛，瘙痒无度，伴有胁肋疼痛，口苦咽干，急躁易怒，大便秘结，小便短赤或浑浊，脉弦滑而数，舌红苔黄腻等证。金起凤教授经验方龙蚤清渗汤、清肝消带汤均以此方化裁创新。

八、蜈蚣在皮肤科的运用

蜈蚣味微辛，性微温，有微毒。入足厥阴肝经，功擅祛风镇痉，攻毒解毒，通络散结，逐瘀消瘤。因其功擅祛风镇痉，故适用于惊痫抽搐、破伤风、中风口眼㖞斜等症。在皮科临床上，常用于脱疽、带状疱疹等症，取其缓解血管痉挛性剧烈刺痛或跳痛，疗效颇著。正如《衷中参西录》所云："蜈蚣尤善搜风，内治肝风内动，癫痫眩晕，抽搐瘛疭；外治经络中风、口眼㖞斜、手足麻木。"诸药解毒，蜈蚣独擅其长，其又有通络散结之功，内服可治蚊咬中毒、皮肤结核、带状疱疹、痤疮、脉管炎等症；研末外敷，可疗毒蚊咬伤、蛇头疔初起红肿热痛彻心者，又可治疗烧烫伤，皆有卓效。

此外，蜈蚣还有逐瘀消痛作用，如瘀毒涸结较重的结节性痒疹，血栓闭塞性脉管炎以及恶性肿瘤等，在辨证施治的基础上，伍入蜈蚣、全蝎二味，屡获佳效。正为张锡纯所云："蜈蚣走窜动最速，内而脏腑，外而经络，凡气血凝聚之处皆能开之。性有微毒，而转善解毒，凡一切疮疡诸毒，皆能消之。……有病噎嗝者，服药无效，偶思饮酒，饮尽一壶而病愈。后视壶中有大蜈蚣一条，恍悟其病愈之由，不在酒实在酒中有蜈蚣也。善噎嗝之症，多因血瘀上脘，为有形之阻隔，蜈蚣善于开瘀，是以能愈。观于此，则治噎嗝者，蜈蚣当为急需之品矣。"

曾治陈某，男，37岁，干部，1973年1月20日初诊。71年11月初，突感左小腿凉痛，左拇次趾刺痛，日渐加重，（72年10月右小腿也觉凉痛）步行更剧，先经多家医院诊为血栓闭塞性脉管炎，经治多次无效。诊见面瘦色黯，左小腿以下发凉，左足拇、次趾黯紫肿胀，痛如针刺，常抱膝危坐；左足背、胫后动脉搏动消失，舌质暗紫苔薄白，脉细涩。证属寒邪外侵，络阻血瘀，久则络脉闭塞，宿瘀结聚。治以开痹通络，活血破瘀。处方：赤芍30g，桃仁12g，生水蛭粉（分冲）9g，三棱18g，当归、黄芪各30g，桂枝15g，炮山甲10g，乳没药各10g，川牛膝20g，全蝎6g，蜈蚣3条。每日1剂，水煎3次分服。外用透骨草15g，麻黄 9g，川乌 18g，肉桂、威灵仙、羌活各 10g，樟脑（兑入）9g，当归尾、苏木、红花各 15g，伸筋草 30g。煎汤熏洗患肢（每次半小时），日 2 次。

服上方 20 剂后，左小腿凉痛显减，左足蹒、次趾紫暗肿胀近消，刺痛显减，夜寐得安。效不更方，前方生水蛭粉改为 6g 继服 30 余剂，则诸般症状全部消除而获愈。（左足背、胫后动脉恢复正常，步行如常人。）随访 4 年未复发。

【按语】虫类药物区别于植物药，属于血肉有情之品，在皮肤科的应用极具特色，许多名老医家都有很多心得。如我们大家熟知的朱良春教授对虫类药的论述，赵炳南教授的搜风除湿汤、全蝎方等对于虫类药的应用。金起凤教授亦擅用虫类药。对于蜈蚣，古代医籍治疗皮肤病的记载并不多。在《本草纲目》里主要是治疗小儿和外科的蛇毒、咬伤等疾病。古方主要外治用于蛇头疔、烧烫伤等。金起凤教授认为蜈蚣善搜风、解毒、通络散结、逐瘀止痛。入药以全头蜈蚣为佳，常用量 2~3 条。常用其治疗带状疱疹神经痛、皮肤结核、结节性痒疹、血栓闭塞性脉管炎等顽固性、瘙痒或疼痛重、病程久的疾患，自拟方蜈蚣丸治疗血栓闭塞性脉管炎，主要应用于患肢宿瘀不化，络闭不通所致的气血凝滞型，或因宿瘀凝络，寒郁化热演成的阴虚毒热型，疗效颇佳。

九、全蝎治疗皮肤病的体会

全蝎味咸辛性平，有毒。李时珍云："蝎产于东方，色青属木，足厥阴肝经药也，故治厥阴诸病。诸风掉眩、搐搦，疟疾寒热，耳聋无闻，皆属厥阴风木。"

全蝎用于皮肤病，主要功擅平肝息风定痉、通络、解毒，又能散结化瘀。皮肤瘙痒与风邪关系密切，风有外风、内风之别，全蝎虽性善走窜，药铺中炮制时，皆以此药盐渍，则盐亦润下，使之潜降下行，且蝎归肝经，故善于息肝风之内动。

因其功擅平肝息风镇痉，故能深入皮肤经络搜风止痒，对一切瘙痒性、神经性皮肤病，如湿疹、神经性皮炎、结节性痒疹、银屑病、皮肤瘙痒症等瘙痒剧烈者，均有息风止痒之卓效；因其善于通络、解毒，故对关节炎性银屑病，既能消肿止痛，又有良好的解毒、化斑作用。正如近代名医张山雷所云："蝎乃毒虫，味辛，其能治风者，盖亦以善于走窜之故，则风淫可祛，而湿痹可利。"因其性善走窜，故又有散结化瘀之功，其治皮科血瘀型的斑片、斑块，若与活血散瘀药同用，则可增强化瘀散结之效，促使皮损较快化消。

此外，如皮肤病人兼偏头痛较甚者，在辨证治疗皮病的基础上，兼以疏肝清热、解郁镇痉止痛，选用柴胡、白芍、川芎、丹参、栀子、牡丹皮、全蝎、钩藤，可获迅捷止痛，疗效颇佳。

曾治李某，男，40岁，工人。10天前，皮疹始起于胸背部，后渐增多，进食一次鱼腥后，皮疹迅即泛发全身，瘙痒剧烈，夜寐不安。诊见：颈部、躯干、四肢泛布散在或密集成片红色丘疹及红斑，部分有糜烂渗液，暮夜痒剧，伴口干且苦，心中烦热，纳呆不馨，小溲黄赤，苔黄腻，舌质红，脉弦数。诊断：急性湿疹。证属湿热内盛，热盛生风，湿热与内风交煽，熏灼肌肤所致。治拟清热利湿，佐以凉血息风，方用龙蚤清渗汤加减。药用龙胆草、黄芩各10g，蚤休30g，黄连9g，炒栀子10g，牡丹皮、赤芍各15g，苦参12g，白鲜皮、地肤子各30g，全蝎6g，白蒺藜25g，赤小豆30g。外用苦蛇酊外抹后，黄连膏外擦，糜烂处用青黛散香油调敷。药服7剂，皮疹显少，瘙痒显减，糜烂处已结痂脱落，口苦、烦热减轻。上方去龙胆草、赤小豆，加生地黄15g，全蝎改为5g，又服药10剂，周身皮疹全部消退而获愈。随访半年未复发。

【**按语**】金起凤教授常用全蝎在以下几个方面①全蝎功擅平肝息风定痉，深入皮肤搜风止痒，对一切顽固性瘙痒性、神经性皮肤病，如湿疹、神经性皮炎、结节性痒疹、银屑病、皮肤瘙痒症等瘙痒剧烈者，均有疗效。临证常配伍白鲜皮、苦参、海桐皮等，增强止痒的疗效。其经验方龙蚤清渗汤，加入了全蝎祛风止痒。②全蝎长于祛风平肝，解痉定痛。可以用治肝阳偏亢、肝风上扰的偏头痛。③全蝎虫类药善通络解毒行痹，对于关节型银屑病有解毒、化斑、消肿止痛之效。

十、疏肝和胃汤的应用

治疗皮肤病时，凡症见胸膈满闷，脘腹胀痛，呕恶嗳气，不思饮食，或腹冷便溏，舌苔白厚或腻，脉弦或滑或濡等，宜率先采用疏肝和胃汤，少佐皮肤病用药（根据皮肤病症状酌情应用）。

舒肝和胃汤：

陈皮10g，半夏10g，茯苓12g，厚朴10g，

苏梗10g，赤芍10g，砂仁6g，生姜三片

功用：疏肝和胃，温中理气化湿。

加减法：如食少不香，偏食作胀，上方加炒苍术10g，焦三仙各10g；便溏或腹泻、腹有凉感，加炒白术15g，炮姜9g。

本方疏肝气而解土壅，调脾土而降胃逆，化痰浊利湿邪，疏中有柔、有散、有收。临床凡遇一些久治难愈的慢性病，如症见脾胃健运失职，脘腹满闷、胀痛、恶心，不思饮食，先用舒肝和胃汤调之，然后再投治他病。老年人脾胃虚弱，多吃则腹胀，或不思饮食，进食无味，用之多有效。肿瘤化疗后，纳谷不思

者，以本方调之多能饮食增加。梅核气因痰气互结者，投以本方加旋覆花、代赭石，其效亦佳。

【按语】脾胃不和诸病所由生，金起凤教授非常重视脾胃的调理。若皮肤病同时伴有胸膈满闷，脘腹胀痛，呕恶嗳气，不思饮食等肝胃不和症状者，金起凤教授主张首要疏肝调脾和胃而非一味寒凉治疗皮肤病。先以疏肝和胃汤调之，后治他病。如老年湿疹同时伴脾胃虚弱不思饮食，可先以舒肝和胃汤调脾土、降胃逆，稍佐以皮肤病对症之药。此方金起凤教授以陈皮、半夏理气和胃、降逆止呕，陈皮、厚朴、苏梗理气而解土壅，砂仁、生姜温中化痰和胃降逆。其临证常以此方与其他各方合用加减治疗皮肤病，尤其是疮疡疾病，金起凤教授虽重火热，更重护胃，认为脾胃健则正气充足，内外之邪不易入侵，疮疡无从发生；或易于生肌敛疮而收口，脾胃损伤，则生化乏源，疮疡难以敛疮收口。用药要谨防"苦寒之品败胃"。顾护脾胃常用砂仁、木香、陈皮、苏梗、谷芽、麦芽、茯苓、白术等醒脾健脾之药。

十一、流注的辨治

流注是毒邪流窜于肌肉的深部脓肿，其临床特点是发无完处，随注随生，或此起彼伏，是发于肌肉深部的多发脓肿。发病部位以胸腹、腰臀及四肢等处为多见。

流注之名，首见于明代《仙传外科集验秘方》。西北风冷土燥，本病少见，东南地卑水湿，是江南地区的常见病。本病的病因，有因暑湿交蒸、风湿郁结、余毒（闭）阻、跌打损伤、败瘀凝滞等；流注虽病因多端，而其病机特点，均因"气虚邪凑，邪气壅滞"所致。以其患于肌肉脉络之间，内不得入于脏腑，虽结块色白为阴，而有发病急，溃后易敛，愈后良好的特点，除寒湿流注外，多属阳证流注。本病临床症状，初起局部漫肿或结块肿硬，多皮色不变或微红，有单发，有连生数处，（触）之微热稍疼或疼痛，或恶寒发热或高热不解。如不及时内消，其成脓阶段则肿痛日增，身热不解，若指按波动或局部透红，为内脓已成。溃后脓出，一般热退肿消，可于短期愈合，若溃后身热不退，余邪留恋，为流注（势）有续发之现象。

起凤拱聆教诲于先业师朱咏幽先生治疡之丰富经验，结合本人多年临床实践和心得，并通过大量病例观察，将流注分为暑湿流注、风湿流注、余毒流注、损伤流注、寒湿流注、败血流注六种，临床疗效较佳。

1. 暑湿流注

暑湿流注多发于夏秋之交，北方少见，东南地卑水湿，是江南地区的常见病，以 7~9 月最为多见。

例一，李某，男，25 岁，农民，1939 年 8 月 17 日初诊。

日常在烈日下田间耕作，近因天气酷热，坐卧湿地 2 次，遂感胸闷不舒，纳谷不馨，翌日左臀右腿即现肿块 3 处，皮色不变，按之稍痛不甚，已有 5 天，伴有恶寒身热、胸闷纳呆、口渴、小便短黄，苔腻白黄，舌质红，脉濡数。诊为暑湿流注。证属暑湿交蒸、邪壅肌腠所致。治拟清暑化湿，佐以解表。

方药：豆卷 10g、栀子 10g、牛蒡子 10g、藿香 10g、佩兰叶 10g、陈皮 10g、生薏苡仁 15g、连翘 12g、金银花 12g、当归尾 10g、赤芍 15g、赤茯苓 15g、六一散（包）15g。5 剂，水煎服，日 2 次。另服犀黄丸（即两黄醒消丸）9g，临卧前热黄酒送服，盖被取汗。外用太乙膏加万应千槌膏贴，3 日一换。

二诊（8 月 23 日）：药后汗出寒热已解，结块肿疼减轻，苔腻略化，但觉胸闷恶心胃纳不佳。上方去豆卷、牛蒡子、栀子、佩兰叶，加姜半夏 9g、炒枳壳 9g、青蒿 12g、炒谷麦芽各 12g，5 剂

三诊（8 月 30 日）：药服 5 剂，肿块显小，苔腻渐化，胸闷恶心已除，食欲好转，前方去姜半夏、枳壳、赤茯苓，加槟榔 9g、川牛膝 12g，又服 5 剂而愈。

本病的发生，多由于夏秋间烈日暴晒，暑令多汗，耗伤正气，又因炎热坐卧湿地，外湿自表入侵，蕴于肌腠，缘由暑热下逼，湿浊上薰，暑湿交蒸，邪气壅滞于营卫肌肉之间，以致经络受阻、气滞血凝而发本病。若初起及时治疗，药后热退身凉，结块肿疼渐减，即可消退。如热势增高而肿痛加重，结块中央透红，按之有波动感者，为内脓已成，急宜切开引流，排脓外出。溃后脓出流畅，为毒邪外泄现象，一般热退肿消，邪祛则正复，故能较快愈合。如溃后身热不退，多有续发之可能。

本例源由暑湿交蒸，邪气壅滞于营卫肌肉之间，致气滞血凝而成。症见恶寒身热，胸闷纳呆，口渴溲黄，结块三处，苔腻白黄脉濡数等证候。故方用豆卷、牛蒡子解表散热，调和营卫；藿香、佩兰芳香化湿以醒脾；薏苡仁、陈皮、赤茯苓、六一散健脾利湿；栀子、连翘、金银花清热解毒；当归尾、赤芍活血化瘀。药后寒热缓解，结块肿疼减轻，但胸闷纳呆如故，兼有恶心。表症虽解，结块有新融化，因中州暑湿痰浊未散、宣化，故出现胸闷恶心、胃纳不佳。复诊加姜黄、枳壳理气化湿、豁痰降逆；去栀子之苦寒，加青蒿以清暑热；加谷麦芽健脾。三诊时胸闷恶心已除，显示暑湿渐清，血瘀渐化，又加槟榔、川牛膝行气活血通络，5 剂而痊愈。

2. 风湿流注

风湿流注多数患于四肢关节，如肩、肘、腕、膝、踝等处，以春秋季节为

多见。

例二，吴某，女，32岁，农民，1938年4月16日初诊。

患者居处潮湿，又经常涉水，旬前外出感受风寒，即觉肢体不适，2天后，左肩右肘关节出现肿胀酸痛，后渐加重，结块色白焮热，抬举困难，伴有恶寒发热，口渴喜饮，苔腻薄白兼燥，脉浮数。证属外受风寒，触引蕴湿，郁转化热，流阻关节，气血瘀滞所致。治宜疏散风湿，清热化瘀，方用加减桂枝白虎汤。

方药：桂枝10g、赤芍10g、羌活9g、秦艽12g、生石膏（先煎）25g、知母10g、当归10g、片姜黄15g、防风、防己各9g、威灵仙15g、川牛膝15g。4剂，水煎服，日2次。关节肿块处，外用太乙膏加丁桂散盖贴，3日换药一次。

二诊（4月21日）：药后寒热缓解，关节肿疼消减，治宗前议，上方去生石膏、防风、加芦根25g、红花12g。

三诊（4月28日）：药服6剂，关节肿硬酸痛显减，左臂抬举稍感不利，口渴亦差，苔薄白根稍腻，脉缓。郁热虽清，而风湿尚未（胥甫），湿属阴邪，其性黏滞，治拟温经化湿，通络活血。前方去芦根、知母，加生白术12g，酒炒桑枝30g，6剂。

四诊(5月6日）：后肩、肘关节肿硬已消，左臂抬举时微觉酸楚，他无不适，前方去红花，口服5剂而告愈。

本病先因内蕴脾湿，复感风寒外袭，两邪相传，互郁化热，故症见恶寒发热，口渴喜饮，结块色白焮热，酸重于痛。由于湿遏热伏，热在气分；故结块色白而焮热，酸重于痛。其特点是肿块多患于四肢关节处，因脾主湿，又主四肢，故易患于四肢关节部位。

先师治疗该病，多选用桂枝白虎汤加减，方用桂枝、芍药调和营卫，温经解表；羌活、秦艽、防风，长于散风胜湿，使风湿、寒热透表而解；生石膏、知母清气分之热；当归、赤芍、红花活血化瘀；更用姜黄、防己、威灵仙、川牛膝以搜风通络泄湿、活血镇痛，故疗效较好。如湿邪偏盛，症见恶寒发热、脘满腹胀、胸闷恶心，苔白腻，脉浮缓，治宜解表和中、理气化湿，方用藿香正气散加减。如恶寒重、发热轻，头疼无汗，可另用保安万灵丹内服取汗，以解表邪。

3. 余毒流注

余毒流注是因余毒未清，毒邪流窜所致的多发性脓肿。它的特点是发病前都有疔疮、疖肿或温热病等病史。发病部位以四肢躯干为多见。本病相当于现代医学所称的脓毒血症。

例三，张某，男，16岁，学生，1938年3月13日初诊。

半月前，因不慎右手中指端被鱼刺扎破，旋即红肿疼痛，日渐加剧而溃破流脓，经当地医生治疗肿疼减轻。6 天前因换药挤压一下，翌日中指又红肿热痛加剧，继之右上肢出现肿块 3 处，色红疼甚，口干且苦，心中烦热，小溲黄赤，苔腻薄黄舌红赤，脉弦数。系肝经火毒炽盛，窜络血瘀而成。治拟清火解毒、凉血化瘀，选龙胆泻肝汤合芩连解毒汤复方。

方药：龙胆草 10g、黄芩 10g、黄连 6g、栀子 10g、金银花、牡丹皮、赤芍各 15g、桃仁 12g、生甘草 6g、木通 6g、赤芍 15g。水煎服，每日 2 次。另服犀黄醒消丸 3g，每日 2 次。手指肿痛处，用金黄散香油调敷，每日 4 次；肿块处，用紫阳膏加万应千槌膏外贴，3 日换药一次。

二诊（3 月 19 日）：上方连服 6 剂，右中指红肿热痛减轻，右臂肿块缩小，肿疼亦减，又服前方 9 剂而痊愈。

例四，陈某，男，34 岁，农民，1938 年 4 月 28 日初诊。

两旬前，先病风湿，经治好转，7 天前因下床感受风邪，当晚即恶寒身热，头痛、口渴未及 2 日，胸、右臀、左臂、双腿出现结块 5 处，红肿痛甚，日渐加重。刻诊：恶寒壮热、无汗、渴饮烦热，溲赤便闭，苔黄腻，舌红尖绛，脉象洪数。缘由温毒未清，复感风邪，郁转化火，致气血两燔，温毒侵营阻络而发。急当清热凉血败毒，佐以透表。方用加减三黄石膏汤。

方药：豆豉 10g、鲜生地黄 30g、黄芩 10g、黄连 10g、栀子 10g、生石膏（先煎）45g、知母 10g、连翘 15g、金银花 15g、牡丹皮 15g、赤芍 15g、生甘草 6g、生大黄（后下）9g。水煎 3 次，每日上下午晚各服 1 次。4 剂，兼服西黄醒消丸 3g，日 2 次。结块处，用太乙膏加万应千槌膏外贴，3 日更换 1 次。

二诊（5 月 2 日）：药后汗出，壮热得减，烦热渴饮亦减，大便已通而不畅，结块仅右臀一处肿疼明显，余均减轻，症情趋缓，治从前议出入。上方去豆豉、黄连，加桃仁 10g，生石膏改为 30g，生大黄改为 6g。

三诊（5 月 6 日）：服药 4 剂，身热已退，腑行已畅，便溏，尚感口渴咽干，纳谷欠佳，右臀结块，按有波动，内脓已成，余四处结块肿疼又减，丞宜切开，苔薄黄舌红尖绛，脉滑数。治拟清热凉营，养阴活血，方用加减清热解毒汤。鲜生地黄 30g、鲜石斛 12g、天花粉 25g、黄芩 10g、生石膏（先煎）25g、黄连 3g、知母 10g、牡丹皮 12g、赤芍 12g、当归尾 10g、竹叶 10g，水煎服，日 2 次。右臀成脓处，切开后，排尽脓液，掺入五五丹药捻以引流，以拔毒膏外盖，每日换药 1~2 次。

四诊（5 月 14 日）：服上方 6 剂后，胸、臂、两腿肿块已消，右臀脓液显少，疮周肿疼显减，诸症亦好转。后将前方稍予加减，又服药 8 剂而告愈。

余毒流注在苏南地区较为常见，由于发病原因及部位之不同，其症状亦呈轻重之别。一般由手、足疔疮或疖肿挤压后，因此症缘由火毒（走）散入里，阻于经络肌肉而为患，（所引起的，则症状较轻）绝少发生逆传心包之症。如例一患蛇头疔，因不慎挤压，使火毒（走）散入里，致肝经火毒炽盛，结块肿疼。治以泻肝清火，凉血化瘀，15 剂而获愈。如由面部疔疮或疔疮走黄以及温热病后温毒入里引起的，则症状较重。从脏腑经络来说，面部系阳明经循行部位，阳明为多气多血之腑，一有病发，最易气壅火炽，疔为火毒，一旦生于面部，若不及时治疗，疔疮可迅即扩散，火毒亢炽，易使火毒走散入里，逆传心包，而出现神昏谵语之危候。

温热病后，由温毒走散入里而引起的余毒流注，其候亦较重。因温毒为反戾之气，均发病迅速，病情较重；如例四患病后，即症现恶寒壮热不解，渴饮烦热，身起结块多处，苔黄舌绛，脉象洪数。证属气血两燔，侵营阻络，证候急当清热凉血败毒，佐以透表。投以加减三黄石膏汤后，药用芩、连、栀子、连翘清热解毒，清心凉膈，生石膏、知母清阳明炽热以解烦渴，鲜地黄、金银花、牡丹皮、赤芍凉血败毒，豆豉解表散热，更用生大黄荡涤胃肠实热，使毒从下泄，用生甘草调和诸药。壮热、渴饮烦热日见减轻，结块渐化。三诊时，因热盛阴伤，故改用加减清热解毒汤以养阴清热凉营而渐趋愈。如此病毒热鸱张，药后壮热不减，则当依据病情，如血热炽盛者，则加犀角粉 3g，2 次分冲；如肝火亢炽者，则加羚羊角粉 0.9g，2 次分冲，取其清降亢热。如火毒逆传心包，出现神昏谵语者，必须加服安宫牛黄丸或紫雪丹以清心开窍。

4. 损伤流注

例五，郭某，女，27 岁，工人，1940 年 9 月 5 日初诊。

7 日前，门外路滑，不慎跌仆在地，当时右下肢即感疼痛难忍、活动困难，2 日后，左下肢自胫至腿部（修）起肿块三处，一处皮色结节，二处略带青紫，疼痛较甚，伸缩则疼尤甚，大便干结，三日 1 行，苔薄微黄舌暗红，有瘀斑，脉细（涩）。症由跌仆损伤，血溢脉外，凝结成瘀，流阻肌肉所致。治以活血化瘀，理气通络，方用加减桃仁承气汤。

方药：当归尾 10g、赤芍 12g、桃仁 10g、苏木 10g、红花 10g、香附 10g、元胡 10g、枳实 9g、生大黄（后下）9g、防己 10g、川牛膝 15g、伸筋草 15g。水煎服，日 2 次，7 剂。肿块处，太乙膏加万应千槌膏外贴，3 天换贴一次。另服一粒珠一丸，日 2 次。

二诊（9 月 13 日）：药后左下肢三处肿块缩小，疼痛显减，大便通畅，前方去元胡、枳实、生大黄，加川芎 10g、槟榔 10g，又服 10 剂而痊愈，右下肢活动恢复正常。

本病的发病原因，一由劳动不慎、闪挫扭伤，以致筋脉受伤，一为跌仆打伤所致。两者起病突然，多属实征。损伤筋脉者，初起局部色白漫肿，可触及条状肿块，酸而掣痛，多患于四肢，全身症状不显；跌打损伤引起者，初起局部肿块疼痛较甚，抚之微热，皮色不变或色现青紫，无固定部位，全身症状多轻微。本例由跌仆损伤引起，故症状重于前者。左下肢肿块疼痛较甚，伸缩时痛更著，兼之大便干结，舌暗红有瘀斑，脉象细（涩），乃属跌仆损络、气壅血瘀之征。故方用当归尾、赤芍、苏木、桃仁、红花活血破瘀；香附、元胡理气止痛；枳实、生大黄导滞通腑，使瘀热下泄；防己、川牛膝、伸筋草通络舒筋、散结利湿。药后肿块缩小，疼痛显减，左下肢伸缩好转，腑行通畅。复诊去元胡、枳实、生大黄，加川芎、槟榔行气活血，先后共服17剂而向愈。

5. 寒湿流注

例六，杨某，男，46岁，农民，1940年10月12日初诊。

患者居处潮湿，1个月前外出复感寒邪，随后自觉下肢发凉，大腿酸胀不适，步行牵强不利，半月后，右大腿内侧突然出现二处色白漫肿，酸胀渐次加重。诊见：右股内侧二处漫肿如李大，色不变，均可触及杏大肿块，轻（伴）酸，甚者（伴）略痛，自觉酸胀难忍，伴面色少华，形寒足冷，肢体困重，口和不渴，苔白腻舌质淡，脉沉细。证属血虚受寒，寒湿下注，阻痹经络，气滞血凝所致。治拟温经散寒，健脾化湿，活血宣络，以加减阳和汤化裁。

方药：桂枝10g、熟地黄15g、麻黄9g、炮附子（先煎）10g、细辛3g、当归12g、丹参25g、白芥子10g、苍术10g、生薏苡仁20g、蚕砂（布包）12g、独活10g、威灵仙15g，水煎，食前服，服后吃热粥助其出汗，每日2次。7剂，另服火金丹一粒，日2次。外用温煦薄贴上加丁桂散，八将散盖贴，3日换一次。

二诊（10月20日）：药后汗出，形寒足冷，肢体困重显减，右腿结块漫肿、酸胀亦轻，乃佳兆也。上方去细辛加炮山甲9g继服。嘱服药后，不需再吃热粥助汗。

三诊（10月29日）：前方连服7剂后肢体困重、形寒等证已瘥，右股肿块显小，指按酸疼轻微，食欲增加。苔薄白根略腻，脉缓软。前方去麻黄、白芥子、苍术、炮附子改为6g，加生黄芪20g、白术10g、川芎10g，又服10剂而痊愈。半年后，其家属来诊时述及，治疗后较快就恢复健康，参加劳动。

本病多因坐卧湿地或居处潮湿，或经常涉水捞鱼，外湿自表入侵，蕴积于脾胃及分肉间，如又外感风寒，寒湿交结，流窜经络肌肉之间，致气滞血凝而患，发为本病。本病的特点，以阴盛阳微、寒湿交结为主，气血凝滞为次，故肿块酸重于痛，多证现形寒足冷、肢体困重，苔白腻舌淡白，脉沉细为候。湿属阴邪，其质黏腻重浊，与寒相合，则胶结难散，故此症病情缠绵，病期较长。如延久失治成脓破溃，脓水淋漓者，则气血大虚，宜内服十全大补汤加减。本病好发于四肢，以秋冬季为多见。

本例病机属血虚受寒，寒湿下注阻痹经络，气滞血凝，故治从温阳化湿、散寒通滞、和血宣络，投加减阳和汤进服。方用桂、附、麻、辛，温阳散寒，既能使风寒外解，又可温经通滞；桂、附、麻黄协助苍术、薏苡仁、蚕砂以散寒凝而化水湿；协助白芥子可化痰滞；熟地黄、当归、丹参养血活血，配以桂、附、细辛可温散血凝；更用独活、威灵仙以温经通络散结。药后形寒足冷，肢体困重显减，结块漫肿酸胀亦轻；并配服小金丹以温化解毒、软坚散结，外贴阳和膏以消散肿块，则效果更佳。复诊去细辛，加炮山甲以增强消散之力。三诊时，右股结块显小，诸症已瘥，苔腻渐化，但病久气血已亏，所以前方去麻黄、白芥子、苍术、加黄芪、白术、川芎以补益气血，以助结块消散，前后共治疗1个月而痊愈。

6. 败血流注

例七，胡某，女，32岁，干部，1941年4月22日初诊。

半月前，初产一男婴，6天后，由于正气不足，恶露不得畅行，时觉少腹作痛，未逾2日，自觉右少腹及左大腿内侧骤起各一肿块，自觉酸痛掣筋，后日渐加重，故来求治。诊见：右少腹、左大腿内侧各有一李大肿硬结块，色不变，疼痛较甚，兼酸楚筋掣，左下肢伸缩不利，伴恶寒身热、纳谷欠佳，苔薄白舌淡紫，脉浮缓。缘由产后恶露不得畅行，败血乘虚阻于经络，以致气血瘀滞而成。治拟活血化瘀，疏表通络。予加减散瘀葛根汤。

方药：葛根10g、苏叶9g、香附10g、当归10g、川芎10g、元胡10g、苏木10g、桃仁10g、焦山楂12g、益母草15g、红花10g、川牛膝12g，水煎空腹服，日2次。4剂，另服小金丹一丸，日2次。外用太乙膏上加万应千槌膏、丁桂散盖贴，3日换药一次。

二诊（4月27日）：药后汗出，寒热得解，肿块疼痛及肢酸筋掣亦减，惟觉体疲乏力，舌苔同上，脉弦缓。上方去葛根、苏叶、山楂，加炙黄芪20g、白术10g、桂枝6g。

三诊（5月6日）：前方服用7剂后，腹股肿块明显缩小，按痛轻微，酸楚筋掣已除，体乏食欲好转。前方去元胡又服8剂而告愈。

本例患者平素身体较健，由于产后正气不足，恶露不得畅行，败血乘虚下注，阻于经络，致气血瘀结，流注于肌肉间而成本病。其形寒身热，为营卫不和，气血相搏之临床表现；结块疼痛较著，舌质淡紫，显示气血瘀结较甚。故治以活血化瘀，疏表通络为法。方用归、芎、益母草活血通络；苏木、桃仁、红花行血化瘀;香附、元胡理气活血止痛;葛根、苏叶解表散热、调和营卫;焦山楂健脾助运;更用川牛膝通络祛湿舒筋。药后寒热得解,肿块疼痛及肢酸筋挛亦减,但觉体疲乏力,由于产后百脉空虚、气血不足,故证现体疲乏力。复诊去葛根、苏叶、焦山楂,加炙黄芪、白术以健脾益气,加桂枝以通阳,正气得充更有助肿块血瘀之消散。三诊时,腹股肿块显小,按痛轻微,酸楚筋挛消失,体乏缓减,故按前方去理气止痛之元胡,先后共服19剂而痊愈。

本病皆患生于产后1月内的新产妇,无季节性,无固定患生部位,但以少腹、臀及下肢较多见。如产后败瘀阻络而气血亏虚者,法当养血活血理气,佐以化瘀。本病初起,当积极治疗,以图内消,如寒热不解,肿痛日增,势必成脓,如溃后脓出稀薄,则气血火虚,应当峻补气血,随证加减,否则可致溃疡久不收敛。

【按语】金起凤教授以7例验案,抽丝剥茧、系统的梳理了对流注的分类、病因病机的认识以及先业师朱咏齿先生治流注经验,其中不乏其师治疡理念、内外治功底及黄墙朱氏疡科方,是金起凤教授为数不多的较完整记载咏齿先生治疗经验的手稿。

流注的病因复杂,有因暑湿交蒸、风湿郁结、余毒痹阻、跌打损伤、败瘀凝滞等;金起凤认为流注虽病因多端,而其病机特点,均因"气虚邪凑,邪气壅滞"所致。强调治之于早,退消为法。如不及时内消,其成脓阶段则肿痛日增,身热不解,故除寒湿流注外,多属阳证流注,治以活血化瘀,通络行气止痛为大法。虽为大疡,而非大剂苦寒。如暑湿流注,邪在气分,"清气热不可寒滞",清暑湿不可清热太过而致湿邪留困,治以解表散热,化湿以醒脾,调和营卫,活血化瘀而效。风湿流注,咏齿先生以加减桂枝白虎汤治效。桂枝白虎汤取《金匮》方之意,白虎以治阳邪,加桂以通营卫,阴阳和则血脉通。且桂枝引领石膏、知母上行至肺,从卫分、气分而泄热,使邪之郁于表者,顷刻致和。以此为法再佐以祛风胜湿之品。临证对于热痹亦可以此方加减治疗。余毒流注为重症,火毒亢炽,易走散入里,逆传心包,而出现神昏谵语之危候。选清热解毒之重剂加减三黄石膏汤,清泄气分实火。若热扰心神者,当加安宫牛黄丸或紫雪清心开窍。若热毒伤阴则以加减清热解毒汤,养阴清热,凉血解毒。损伤流注和败血流注虽均以瘀血阻于经络、气血凝结,流注肌肉间,前者实证为主,当以破血逐瘀、理气止痛、通络舒筋,加减桃核承气汤主之。败血流注乃产后败瘀阻络而气血亏虚者,法当散败瘀、养气血。寒湿流注以阴盛阳微、寒湿交结为主,气血凝滞为次,故肿块酸重于痛,治以阳和汤温阳散寒化湿通络等等。每则验案,理法方药悉备,辨证精当,令人毛塞顿开。

附：流注内服方药

1. 加减桂枝白虎汤

方药：桂枝 10g、炒白芍 10g、生石膏（先煎）25g、知母 10g、秦艽 12g、羌活 9g、香附 10g、当归 10g、赤芍 10g、防己 10g、川牛膝 12g。

功用：疏散风湿，活血清热。

主治：风湿流注以及热痹等。

方解：桂枝、秦艽、羌活、防己疏散风湿；桂枝配白芍可调和营卫；生石膏、知母既可清解肌热，又能清热除渴；当归、白芍、赤芍以养血活血；香附理气、行血；川牛膝通络舒筋。本方用治风湿流注关节肿胀发热、酸痛明显或兼恶寒身热者。疮疡发于上用羌活，患于下肢，去羌活，加独活 10g。

2. 加减三黄石膏汤

方药：豆豉 10g、鲜生地黄 30g、黄芩 10g、黄连 6g、生石膏（先煎）30g、知母 10g、连翘 10g、金银花 15g、栀子 10g、大青叶 12g、紫花地丁 15g、防己 10g、生大黄 9g（后下）。

功用：清热凉血，泻火败毒，佐以透表。

主治：余毒流注，由温毒入里而引起者。

方解：黄芩、黄连、栀子、连翘、大青叶清热解毒；生石膏、知母清胃热、除烦止渴；鲜生地黄、金银花、紫花地丁凉血败毒；豆豉解表散热；防己清热利湿；生大黄荡涤胃肠实热，使毒热从下而泄。用于温热病后，温毒入里而引起的余毒流注。

3. 加减清热解毒汤

方药：鲜生地黄 25g、鲜石斛 10g、鲜沙参 15g、天花粉 20g、黄芩 10g、黄连 3g、生石膏（先煎）25g、知母 10g、金银花 12g、牡丹皮 10g、赤芍 10g。

功用：养阴清热，凉血解毒。

主治：余毒流注。

方解：鲜石斛、鲜沙参、天花粉养阴生津；黄芩、黄连、生石膏、知母清热解毒，除烦止渴；鲜地黄、牡丹皮、赤芍凉血解毒。用于余毒流注，由于温毒入里导致热盛阴伤，口渴咽干等症。

4. 加减桃仁承气汤

方药：当归尾 10g、赤芍 12g、桃仁 10g、苏木 10g、红花 10g、香附 10g、元胡 10g、枳实 9g、生大黄 6~9g（后下）、防己 10g、川牛膝 15g、丝瓜络 9g。

功用：活血破瘀，理气通络。

主治：损伤流注。

方解：当归尾、赤芍、桃仁、苏木、红花活血破瘀；香附、元胡理气止痛；枳实、生大黄导滞通腑，又可增强化瘀清热之效；防己、川牛膝、丝瓜络通络舒筋，消肿利湿。适用于跌打损伤或伤筋积瘀而致结块肿硬痛甚，伸缩不利的流注。

5. 加减阳和汤

方药：桂枝 10g、熟地黄 15g、麻黄 6~9g、炮附子（先煎）10g、细辛 3g、当归 12g、丹参 20g、白芥子 10g、生薏苡仁 20g、蚕砂（包）10g、独活 10g、威灵仙 15g。

功用：温经散寒，健脾化湿，活血宣络。

主治：寒湿流注。

方解：桂枝、麻黄、附子、细辛温阳散寒；生薏苡仁、蚕砂健脾化湿，配合桂、附、麻黄以散寒凝化湿之效更著；白芥子消痰散结；熟地黄、当归、丹参养血活血；独活、威灵仙温经通络泄湿。如足冷显著，可加鹿角胶或鹿角霜，若患于上肢，上方去独活、加羌活 9g。本方用于上肢或下肢肿块酸重于痛，伸缩不利，形寒肢冷，舌苔白腻，脉沉细等症。

6. 加减十全大补汤

方药：党参 10g、炒白术 10g、炮姜炭 3g、炙甘草 4.5g、炙黄芪 12g、当归身 10g、熟地黄 15g、炒山萸肉 10g、桂枝 4.5g、煅龙骨（先煎）15g、煅牡蛎（先煎）30g、陈皮 10g、合欢皮 10g。水煎 3 次，每日空腹服 3 次。

功用：补气养血，益肾敛阴。

主治：气血两亏，溃疡脓水淋漓，疮口日久不敛者。

方解：党参、白术、炮姜、炙甘草、黄芪、当归、熟地黄补益气血；桂枝配合炙甘草、龙骨、牡蛎通阳收摄；山萸肉配合熟地黄固肾敛阴；陈皮、合欢皮理气安神。

7. 加减散瘀葛根汤

方药：葛根 10g、苏叶 9g、当归 10g、川芎 10g、苏木 10g、桃仁 10g、香附 10g、元胡 10g、焦山楂 12g、益母草 15g、红花 6g、川牛膝 12g。

功用：活血散瘀，解表通络。

主治：败血流注。

方解：葛根、苏叶解表散热、调和营卫；当归、川芎、益母草活血通经；苏木、桃仁、红花行血化瘀；香附、元胡理气活血止痛；焦山楂健脾助运；川牛膝通络舒经。适用于产后败瘀阻络，气血瘀滞，结块肿痛，兼有寒热者。

十二、蛇串疮的证治体会

蛇串疮是一种带状分布的急性疱疹性皮肤病，因状如蛇行，故名蛇串疮。蛇串疮之名首见于清《外科大成》。因在皮肤上起成簇疱疹，形如束带，每多缠腰而发，故又名缠腰火丹；有的古籍称甑带疮、蛇丹、蜘蛛疮。本病的特点是常突然发病，只在身体的一侧，常见腰肋部或胸、胁、背部出现数处簇集性水疱，排列成带状，伴有剧烈刺痛（有的发病前，患部皮肤先觉阵发性刺痛，后出现疱疹，或刺痛与水疱同时出现）。本病相当于现代医学所称带状疱疹。好发于春秋两季，多见于成年患者，痊愈后很少复发。

本病的发病原因，多数由于急躁善怒，或情志内伤，肝气郁结，郁久化火，窜犯经络，使络阻血瘀，壅搏肌肤而发；或因饮食不节，内伤脾胃，健运失职，致湿热内生，蕴郁肌腠所致；也有部分老年患者水疱消失后，局部仍疼痛不止，多因木火未清，阴血被耗，肝郁不解，气滞血凝为患。

（一）蛇串疮辨证论治

1. 肝胆火毒型：左或右侧腰、胁背部出现数处集簇小水疱，带状分布，疱壁紧张，皮肤潮红，灼热刺痛较剧，伴口干且苦，烦躁易怒，小便黄赤或大便干，苔薄黄或腻，舌质红，脉弦数。治宜泻肝清火，化瘀止痛，方用龙胆泻肝汤合金铃子散加减。

例一，赵某，女，53岁，1989年8月22日初诊。

十天前，左侧胁、背部突觉阵发性疼痛，随即恶寒发热，局痛不已，至第三天皮肤出现数处成簇疱疹，刺痛尤剧，曾去某院诊为带状疱疹，经治不效。诊见左侧乳房及胁背部，有6处集簇性水疱，带状分布，皮肤潮红，灼热刺痛剧烈，苔腻薄黄舌红赤，脉弦数。证属肝胆火炽，窜扰脉络，气壅血瘀，外发肌腠所致。治宜泻肝清火，通络化瘀止痛，方用龙胆泻肝汤合金铃子散加减。药用柴胡、龙胆草、黄芩各12g，大青叶、牡丹皮各15g，生地黄25g，香附10g，元胡15g，川楝子12g，乳没药各10g，地龙10g，蜈蚣（炙）2条。水煎2次，早晚饭后服。并嘱将药渣煎汤待凉，取口罩浸透药水冷湿敷于皮疹处，每次20分钟，日3次；湿敷后，再用金黄散香油调敷。

服7剂后，局部水疱干涸，刺痛显减，原方又服8剂而痊愈，至今未复发。

2. 脾湿偏盛型：在轻度发红的皮肤上，出现数处集簇性水疱，疱壁松弛，破后糜烂渗出较多，痒痛不甚；伴脘满食少，渴不多饮，小溲短黄或便溏，苔白腻，脉沉缓。治宜健脾利湿，理气宽中，方用除湿胃苓汤化裁。

例二, 王某,男,48岁,1990年3月17日初诊。

右侧腰围前后,突然出现4~5处群集水疱,带状分布,继之水疱破溃,糜烂渗液较多,痛痒不剧,已8~9天,伴胃脘满闷,食少不馨,渴不欲饮,舌苔白腻,脉弦缓。由嗜食肥甘,内伤脾胃,致湿热内生,蕴郁肌肤而发。拟健脾利湿,理气宽中化浊,方用除湿胃苓汤加减。药用苍术、厚朴、藿香、陈皮各10g,薏苡仁20g,炒栀子9g,川楝子12g,元胡15g,白鲜皮30g,茯苓、泽泻各15g。糜烂渗液处,用青黛散香油调敷,日3~4次。

服药7剂,局部痛痒及糜烂渗液显减,上方加桂枝6g又服9剂而痊愈。

3.肝郁血瘀型: 多见于老年人。疱疹消退后,局部仍刺痛不止,甚至延及数月;伴口干且苦,心烦易躁,纳少眠差,舌质红苔薄黄,脉弦细数。治宜疏肝清热,养血柔肝,化瘀止痛,方用丹栀逍遥散合金铃子散加减。

例三, 李某,男,65岁,1989年9月13日初诊。

半月前,左侧腰、胁背部起多处集簇疱疹,疼痛颇剧,来我科服用龙胆泻肝汤合金铃子散化裁治疗后,全部疱疹已干涸结痂脱落,但局部仍刺痛不止,夜晚尤甚,心中烦躁,口干喜凉饮,苔腻薄黄舌红,脉弦细数。证属肝火未戢,阴血被耗,络阻血瘀。治拟疏肝清火,养血益阴,化瘀止痛,方选丹栀逍遥散合金铃子散加减。药用柴胡、当归各12g,白芍20g,炒青皮、黄芩、炒栀子各10g,牡丹皮15g,川楝子12g,元胡15g,制乳没各10g,蜈蚣(炙)2条,生甘草6g。

服药6剂后,局部疼痛显减,夜眠得安,按上方稍予加减又服药10剂而痊愈。

(二)讨论与体会

据临床观察,带状疱疹的证型是以肝火血瘀型居多,肝郁血瘀型次之,脾湿偏盛型又次之。本病多因患者急躁易怒,或情怀失畅,肝气郁结,拂郁化火,气壅血瘀,窜扰脉络,外发肌表所致。故方药用龙胆草、黄芩、大青叶、牡丹皮、生地黄泻肝清火、凉血解毒;柴胡、香附、川楝子、元胡、乳没药疏肝理气,化瘀止痛;地龙通络清热;蜈蚣性味辛温,有小毒,归肝经。长于解毒,功擅搜风镇痉止痛、攻毒散结,故治疗本病疼痛剧烈者有卓效。如疱疹发于眼角区、痛剧、兼有壮热者,则病情严重,上方应去香附,加羚羊角尖0.6~0.9g(磨粉冲服),黄连6g、石决明30g、钩藤20g以平肝清火,息风止痛。

肝郁血瘀型的形成,缘由木火未平,阴血被耗,肝失疏泄,络阻血瘀,邪扰络道,以致剧痛不止。故在上方的基础上去龙胆草、大青叶、地龙苦寒损阴之品,加当归以养血,白芍平肝滋阴,白芍伍甘草则酸甘化阴,不仅可益阴柔肝,又能缓急止痛，故用治本型获良效。此外，对本病局部刺痛剧烈的患者，配合用药渣煎汤冷湿敷于皮损处，可促使局部炎症迅速消失和剧痛缓解，也有助于缩短疗程。

【按语】金起凤教授擅以清肝泻火、理气化瘀治疗带状疱疹。临证以三型辨证论治。在临床治疗带状疱疹时，有以下几个特点：

（1）四诊合参，注重舌诊。带状疱疹多为水疱簇集、基底红斑、疼痛，皮疹色红，伴有口干思饮，时有水疱渗出，属肝脾湿热之象，但临床时常见到局部辨证与整体辨证不尽相符的时候，金起凤教授在皮肤病辨证施治中，注重舌象，指导辨证处方，值得借鉴。若见病人舌暗淡，边有齿痕，苔薄腻，则以清热除湿、理气化瘀之品，佐以健脾益气。常用柴胡、龙胆草、黄芩、炒栀子、生薏苡仁清热除湿，香附、川楝子、赤芍、元胡理气止痛，佐入茯苓、白术、甘草健脾益气，每每见效。其认为病人虽皮疹色红伴水疱渗出，为湿热郁于肌肤之证，但病人舌暗淡、有齿痕、苔薄腻，乃属病人脾气虚弱，脾不化湿，湿郁化热，湿热聚结，郁阻脉络，络阻血瘀，不通则痛，故佐以益气健脾之品，使脾湿得运，气机通畅，病则向愈。

（2）重视火热之邪。刘河间云："六气皆从火化"，蛇串疮多由肝胆火炽，窜扰脉络，郁于肌肤而成，治以清肝泻火、理气化瘀法：用柴胡、龙胆草、炒栀子、黄芩清肝泻火，香附、川楝子、元胡、乳香、没药舒肝理气，化瘀止痛。

（3）扶正祛邪。带状疱疹病人常见后遗神经痛，表现为皮疹消退后仍疼痛不止，伴有气短无力，纳可，舌淡脉弱等气虚之象，又有皮损略红结痂，苔薄腻之余热未清之状。金起凤教授认为早期应治以清肝除湿化瘀止痛，但久病不愈，多伐伤正气，形成气虚血瘀之候。宜益气化瘀以扶正，佐之清热解毒以祛邪，常选用黄芪为主药，益气行滞，配党参补中和胃，再用当归、川芎、元胡活血止痛，香附疏肝理气止痛，金银花、龙胆草清解余热，使补中有清，补中寓消，共奏益气清热，活血止痛之效。

（4）内外同治。以药渣煎冷湿敷于患处。若皮疹红，炎症重，以如意金黄散外涂；若皮疹渗出潮湿重，以青黛散外涂。

十三、明察病机治银屑，活用消银解毒饮

（一）明辨证候

病分血热证、血燥证。本组病例大多数为血热证属进行期，血燥证属静止期。

1. 血热证

皮疹好散发全身，多呈点滴状或斑块状，色鲜红，银屑多，瘙痒重，皮损基底部呈鲜红或暗红，刮去鳞屑基底有较多出血点，新疹不断出现、扩大。伴口干喜冷饮，溲黄赤或便干，舌红或绛苔黄，脉弦或滑数等。证属血热毒盛，兼挟湿热，壅搏肌肤而发。治宜凉血化斑。清热解毒，佐以泄湿祛风。用消银解毒一汤。

水牛角片（先煎）30g	金银花 30g	生地黄 25g
赤芍 20g	紫花地丁 30g	苦参 10g	板蓝根 25g
蚤休 30g	土茯苓 30g	白鲜皮 30g	海桐皮 15g
全蝎 6g		

每日 1 剂，水煎 2 次，早晚饭后各服 1 次。

2. 血燥证

由于病程较久，皮损多浸润增厚、干燥，呈片状、钱币状、环状、或地图状，色暗红或浅红，鳞屑较少，瘙痒或轻或甚，新疹很少出现；多伴咽干口燥，苔薄舌红或暗红，脉弦滑或滑细等。由热毒蓄久，内伏于里，致阴伤血燥，络阻血瘀，肤失所养所致。拟育阴润燥，凉血清热，佐以活血化瘀。用消银解毒二汤。

生地黄 30g	玄参 20g	天花粉 30g
水牛角（先煎）30g	赤芍 20g	金银花 15g
紫草 20g	丹参 30g	白鲜皮 30g	乌蛇 15g
威灵仙 12g		

服法同前。用药加减：血热证如兼有咽痛、加北豆根 10g，玄参 15~20g；下肢痒盛加地肤子 30g；如大便干燥，加生大黄（后下）6~9g；大便溏薄，加怀山药 18g。血燥证咽干乏液明显，舌红少津，加北沙参 30g，麦冬 12g；如皮损浸润增厚，暮夜痒剧烈者，上方换乌蛇为蕲蛇，加威灵仙 15g，以祛风透络消斑。

部分病例配合外用加味黄连膏，硫黄软膏或黑豆馏油软膏外擦或外涂。

本病多冬春季重、夏秋较轻。据临床观察基本痊愈患者，不论任何季节发病均在服药后 2~6 周内，皮损显著变薄变平，疹红变淡。

（二）洞察病机瘀结，源由血热毒盛

血热的形成，是与多种因素相关联，青壮年阳盛之体，多素禀血分有热，若由外感六淫之邪所侵，郁久则化火化毒；或过食辛辣厚味、鱼腥酒类；或因急躁、心绪烦扰以及其他因素干扰，均能使气火偏旺，郁久化毒，热毒侵淫营血所致。有因七情郁结，气机壅滞，五志过极亦可化火，致心火亢盛（心主火，又主血脉）而侵入营血，以致血热毒邪外壅肌肤而发病，所以说，内蕴血热是银屑病初起的主要因素。

多年来，通过临床大量病例观察，发现大多数病人都有血热征象。在进行期，症见红斑泛布，疹色鲜红，银屑纷起，续出不已，渴喜凉饮，溲赤便干，舌红或绛，苔黄脉数。同时本病皮疹布于阳经部位居多，皮损基底部多呈鲜红或暗红，常多年反复发作而不愈。根据患者多为阳盛体质、斑色鲜红、舌质红绛、苔黄脉数等证，乃属邪热侵淫营血之征象，这给本病的发病机理血热毒盛提供了临床客观依据。

在发病诱因中由感染（扁桃体炎、咽炎及其他感染等）引起者为多数，说明患有感染病灶的患者，平素有热毒，再经过邪热郁搏而发为本病。热为毒之渐，毒乃热之极，这里所指的毒盛，是由于血热偏盛，再通过化火化毒的过程而形成的，所谓热愈盛则毒愈重。因此本病的病机核心是血热毒盛。

（三）凉清血热气火，贵在灵活变通

鉴于本病初起及进行期以血热证居多，其发病机制为血热毒盛，兼挟湿热，壅搏肌肤为患。故选用凉血清热、解毒化斑，泄湿祛风的消银解毒一汤。方中水牛角、生地黄、赤芍、金银花凉血解毒，活血化斑，取千金犀角地黄汤之意；紫花地丁、板蓝根、蚤休、土茯苓清热解毒；白鲜皮、苦参祛风清热、泄湿止痒。全蝎味辛甘、性平、有毒，入肝经，功善平肝息风定痉，故有镇静止痒作用，又有攻毒通路散结之效，取其以毒攻毒而化消斑片；伍用辛散苦泄，功善祛风除湿杀虫止痒之海桐皮，则止痒之效更著。

对全身皮疹泛发，斑色鲜红，烦热渴饮，便干溲赤，苔黄舌绛，脉滑数有力的较重病例，则采用盛者泻之的重剂，以达亢则害，承乃制为目的。方中重用金银花、生地黄，加玳瑁以增强凉血解毒之功，加生石膏、知母清气分炽热、除烦止渴，药后屡获症、疹显著减轻之良效。如有胃痛，常寒温并用，原方去苦参、板蓝根、赤芍，加香附、元胡、高良姜、毕澄茄以疏肝理气、温胃止痛。

血燥型多属于本病的静止阶段。其病机源由热毒蓄久，内伏于里，致阴伤血燥，络阻血瘀，肌肤失养。故选用消银解毒二汤以育阴润燥，凉血化瘀，清热解毒。药用生地黄、玄参、天花粉育阴润燥，水牛角、紫草凉血解毒，白鲜皮祛风止痒，赤芍、牡丹皮、丹参活血化瘀，并配伍乌蛇、威灵仙祛风透络消斑，气血得以畅通。内伍乌蛇、威灵仙者，取其味辛咸、性温善走，治大风疥癣瘙痒，擅祛风湿，透骨搜风以消斑。若斑片色黯明显或斑块肥厚，舌暗红有瘀斑或紫暗

者，多属血瘀之证，宜酌加三棱、莪术、桃仁之类以增强活血化瘀之效。瘀血不去则新血不生，瘀化血畅，斑消块化而获愈。

【按语】金起凤教授研究银屑病30余年，在20世纪70年代末即提出血热毒盛为银屑病的核心病机，明确了银屑病辨证体系。金起凤教授1983年在辽宁中医杂志发表了《消银汤治疗银屑病58例疗效观察》，明确把银屑病辨证论治分为三个型，血热、湿热、血燥，分别用消银一汤、二汤、三汤治疗；研制成院内制剂消银一号丸、二号丸、三号丸。后来发现单纯银屑病的湿热证比较少，因此二号丸停用。消银一号丸一直用到现在，疗效肯定，即现在东直门医院皮肤科的院内制剂地槐消银丸。

金起凤教授认为血热毒盛是银屑病的核心病机，并且贯穿疾病的始终，因此治疗以凉血解毒为基本大法。取千金犀角地黄汤化裁创消银解毒汤以凉血清热，解毒化斑，泄湿止痒。血热证治宜凉血化斑、清热解毒；血燥证治宜育阴润燥、凉血活血；湿热证治宜清热利湿，凉血解毒。血燥证为因热致瘀化燥，在育阴润燥的同时兼顾凉血化瘀。同时血热也可以引起气血凝滞之象，血热盛则气壅血凝或煎熬成瘀，留于脉络则血运不畅；因此气血瘀滞也是本病病机的一个方面，故在治疗银屑病的过程中亦注重凉血活血、清热解毒并举，凉中有散，清化并施。

金起凤教授治疗银屑病的思路，也是在临床过程中不断总结、不断完善的，在其散落的手稿中，对银屑病的记载尤多，且同一处方不断反复修改组成，包括药味、配伍、剂量等。20世纪90年代以后，金起凤教授驭繁以简规范为血热证、血燥证两种证型，并对消银解毒一汤方药进行不断完善，形成最终本版本。

十四、治疗泛发性神经性皮炎的肤浅认识

神经性皮炎是一种皮肤神经功能障碍皮肤病，好发于成人。本病的局部皮肤增厚、皮纹加深呈苔藓样斑片，伴阵发剧痒，易于复发为特点。中医学类似本病的记载有摄领疮、顽癣、牛皮癣、刀癣等。如《诸病源候论》摄领疮候之载"摄领疮如癣之类，生于颈上痒痛，衣领拂着即剧"。又如《外科正宗》顽癣中谓"牛皮癣如牛项之皮，顽硬且坚，抓之可朽"，不仅描述了局限性神经性皮炎的好发部位和局部皮损的特点，同时又指出其发病与物理性摩擦的关系。再如《诸病源候论》刀癣候说："刀癣，其形无匡郭，纵斜无定是也"，说明刀癣是边缘不明显，无一定形态，纵一片，横一片，排列不一致。类似泛发神经性皮炎。

本病的发病原因，常与精神、神经因素有关。大多由于心烦善怒，肝郁化火，内蕴湿热，伏于营血，搏于肌肤而发；也有因风淫外侵，蕴郁肌肤，积久化热生毒，结聚不散而成；如病久不愈，或体禀阴虚，必从阳化热，使阴伤血耗，

导致阴虚血燥生风或血虚风燥生风，肤失濡养所致。

初起只觉局部瘙痒，经搔抓后，开始出现针头大至粟粒的园形或多角形扁平丘疹，群集成片，呈淡红、微褐色或正常肤色。日久皮疹增多，融合成片，皮肤逐渐增厚，皮纹加深，形成稍高出皮面的苔藓样斑片。斑周围还可见到少数散在扁平丘疹及血痂。

本病好发于肢体易受摩擦的部位，临床分为两种类型，即播散型和局限型。播散型：分布比较广泛，多对称性，皮损遍布躯干及四肢，此型较少见。局限型：好发于颈项部，其次是眼睑、尾骶部、肘、膝关节伸侧及四肢外侧等处。

（一）辨证论治

1. 肝火挟湿型： 发病较急，局部皮肤肥厚、皮纹加深，呈苔藓样斑片，色红发热，瘙痒剧烈，遇热尤甚；伴有渴喜冷饮，心中发热，小便深黄或大便干，苔薄黄、舌红赤，脉弦数等。

辨证：肝火偏旺，兼挟淫热，郁传肌肤。

治法：泻肝清火，凉血泄湿，佐以息风。

方药：自拟龙蚕清渗汤加减。

龙胆草 10g	炒黄芩 10g	生石膏（先煎）30g	蚤休 25g
炒栀子 10g	生槐花 30g	生地黄 30g	白鲜皮 30g
苦参 10g	土茯苓 30g	白蒺藜 20g	僵蚕 10g

加减：心烦热著者，加黄连 6g 清心除烦；血热盛者，加水牛角粉 15g、牡丹皮 12g、赤芍 10g、玳瑁 10g 清热凉血。

2. 湿毒风盛型： 皮损粗糙肥厚呈革化，浅褐色；伴有阵发性剧痒，遇刮风或阴雨天痒加重，苔腻白（黄），舌边尖红，脉弦滑。

辨证：风湿外袭肌肤，日久化热生毒，结聚不散。

治法：祛风除湿，清热止痒。

方药：自拟全蝎祛风汤加减。

全蝎 6~9g	皂角刺 12g	白蒺藜 20~30g	生槐花 30g
白鲜皮 30g	黄连 6g	炒苍术 9g	苦参 10g
土茯苓 30g	当归 12g		

加减：皮损肥厚瘙痒剧烈加乌蛇 12g、僵蚕 12g 祛风通络止痒；皮损色暗红，苔藓化明显，加桃仁 15g、川芎 15g 活血化瘀。

3. 阴虚血燥型： 皮损肥厚干燥，呈苔藓样斑片，暗褐色，瘙痒夜盛；伴咽干口燥，舌红少苔，脉弦细数等。

辨证：阴虚火旺，血燥生风，肤失濡养。

治法：养阴清热，润燥息风。

方药：自拟育阴润燥汤加减。

生地黄 30g	首乌藤 25g	当归 10g	沙参 30g
玄参 15g	蚤休 25g	生槐花 30g	白鲜皮 25g
地肤子 20g	白蒺藜 20g	钩藤 15g	

如见面色萎黄，或月经不调，舌质淡，苔薄白，脉细弱等，证属血虚风燥所引起的，治宜养血息风，方用当归饮子加减（熟地黄 15g、当归 10g、白芍 10g、川芎 9g、黄芪 20g、首乌藤 25g、胡麻仁 10g、白鲜皮 25g、白蒺藜 20g、僵蚕 10g）。如兼月经不调、肾阳不足者，加仙灵脾 15g、巴戟天 15g；偏肾阴亏虚者，加枸杞子、墨旱莲各 15g。夜眠不佳，午夜痒剧者，加地肤子 20g，夜交藤 20~30g，钩藤 15g。

（二）体会

本病除血虚风燥型外，其他三个型均有不同程度的血热征象，故在治疗时，使用清热药中就必须伍用凉血药物。在选用凉血药时，常用生槐花，因该药味苦气凉体轻，既具有凉血清热化斑解毒之功，又善于上行疗周身之斑疹，常时间使用亦无副作用。

在辨证治疗时，如见皮损明显肥厚，兼之舌质暗紫或暗红有瘀斑，属血瘀明显者，可在原方的基础上，酌加丹参、莪术、桃仁、红花之类似活血化瘀消斑。如血虚风燥型患者月经量多，色淡红，兼之手足欠温、脉沉细者，乃属肾阳不足，冲任失调，可在原方的基础上加仙灵脾 15g、巴戟天 12g，菟丝子 15g 以温补肾阳，调摄冲任。

【按语】金起凤教授认为此病多由情志致病，首先犯心，"怒动于心则肝应"，患者素心烦、急躁易怒，导致肝气不舒，郁而化火，心肝火旺，或火盛生风，均可伏于营血，搏于肌肤，与外感风热湿邪相合发病。临证以肝火夹湿、湿毒风盛、阴虚血燥三型自拟三方论治。其初起以疏风清热，清肝泻火为法，后期以滋阴清热，养血润燥为法。其中湿毒风盛型金起凤教授认为多见于播散型神经性皮炎。除以分型论治，金起凤教授整体辨证的观点仍体现在辨证中。若此疾发生在长夏季节，纳谷不馨，苔薄腻，多以清热凉血止痒法佐以藿香、佩兰、生薏以仁、茯苓。认为脾主运化水湿，喜燥恶湿，若湿郁于脾，湿邪不清，气机不畅，气血失调凝滞肌肤则缠绵难愈。故以芳香化湿醒脾，给湿邪出路。气机通畅，气血调和，病多向愈。对于后期皮损肥厚世人多以血虚风燥论治，认为阴虚血燥更为多见，当以养阴清热、润燥止痒为法。

十五、用虫类药蝎蚣丸配合汤剂治疗血栓闭塞性脉管炎的体会

血栓闭塞性脉管炎（以下简称脉管炎），是一种慢性、周期性加剧的全身中小动、静脉阻塞性病变，主要累及下肢，最后可导致肢端坏死，好发于男性青壮年，属于中医学文献中记载的脱疽范畴。在多年的临床治疗中，凡本病在二期营养障碍期或三期坏死期阶段，因宿瘀阻络而久治不效者，本人采用蝎蚣丸配合汤剂进行治疗，取得了极好的效果。现就治疗该病的点滴体会粗谈一二，敬希同道予以批评指正。

（一）蝎蚣丸的组成与药物性能

我应用的"蝎蚣丸"是由全蝎、蜈蚣、地龙、水蛭、炮山甲、桂枝六味药所组成。现将各位药的性味、功能阐述如下：

1. 全蝎：味甘辛，性本有小毒，入足厥阴肝经。全蝎不仅擅于祛风定痉，而且又有解毒医疮之功，能通行经络、破气血之凝滞，利于疮疡内消，故对于顽疽恶疮，具有卓效。《本草纲目》载：全蝎治诸疮毒肿。个人在临床每用本品研末吞服（每服 1.5g，日 2 次），或用全蝎末加冰片少许外敷，治疗脉管炎、痈疽、瘰疬等，奏效颇速，足以证明本品有化瘀、散结、解毒消痈之功。

全蝎入肝经，性善走窜，长于息风定痉、蠲痹舒络，故诸风掉眩及惊痫抽搐最为有效。因其长于息风止痉，蠲痹宣络，故用治脉管炎有搜风通络、镇痉止痛之功；因其善于窜行，能搜逐筋骨之邪，并引领诸药深入病灶，发挥内消之效，而使患肢血流通畅，故投治本病，疗效颇著。

2. 蜈蚣：味辛，性微温，有小毒，入肝经。入药以全头蜈蚣为佳。功能祛风定惊，解毒疗疮，开瘀消痈。盐山张锡纯认为：蜈蚣"走窜之力最速，内而脏腑，外而经络，凡气血凝滞之处，皆能开之，性有微毒，而转善解毒，凡一切疮疡诸毒皆能解之。"个人在临床实践中体会，凡脉管炎剧痛不已，彻夜难眠，诸药无效时，取蜈蚣研末，每服 2g，日 2 次，黄酒送服，痛即缓解，每获捷效。又以其具有开瘀解毒之功，即在本病坏死期，趾端溃烂腐脓，肿痛俱有时，加用蜈蚣，取效更佳。

关于蜈蚣与全蝎之异同，南通朱良春先生曾指出："二者虽同为祛风定痉药，然而其作用不尽相同。全蝎以定惊、缓抽搐瘈疭见长；蜈蚣则解毒之功较著。故症属风动痉厥者用全蝎；如为热甚生风者，以有热毒肆扰，伍用蜈蚣则效更彰；而外科解毒则蜈蚣独擅其长，尤善解蛇毒，蛇药多用之。"（《中医杂志》1963 年

2月）这些宝贵经验对我很有启发。笔者在临床每用蜈蚣、全蝎等份研末内服应用于脉管炎、静脉炎、乳核的疾患，屡收良效。

3. 地龙：又名蚯蚓。味咸、性寒无毒，入肺、脾、胃、肝、肾诸经。入药以白颈蚯蚓为佳。功能泄热定惊，通络解毒，祛风活血。清《张氏医通》谓："蚯蚓体虽卑伏，性善穴窜，专解湿热，疗黄疸，利小便，通经络。"个人认为本品不仅可以主治湿热黄疸，由其性寒而下行，性寒能清解诸热疾，下行可治足疾而通经络，而且还有促进溃疡愈合之能，故对本病坏死期，既收清热、解毒、消肿之效，又有助益疮口愈合之功。此外，用治痈疡、丹毒等亦有良效。但地龙系大寒之品，凡脾胃虚寒者当禁用。清《本草求真》说："蚯蚓本有钻土之能，化血之功，而凡跌扑受伤，血瘀经络，又安有任其停蓄，而不为之消化乎。"由于地龙长于通窜，宣络化瘀，故取治因血瘀阻络而致趾端肿胀、暗紫、痛剧之气血瘀滞型脉管炎，亦奏行经瘀化之功。

4. 水蛭：味咸苦、性平、有毒，入肝、膀胱二经。功能善逐恶血、瘀血，通血瘀经闭，消癥瘕积块以及痈疡肿毒。《本草求真》谓："水蛭善食人血，……故月闭血瘕，积聚无子，并肿毒恶疮折伤，皆能有效。"水蛭味咸苦平，为嗜血之虫。咸胜血，苦走血，血结不行，胜血者必以咸为主，破血者必以苦为助。所以其破血之力较强。故对血积坚痞，诸药无效者，用之辄应。个人认为，水蛭不仅可医治内妇等病，并可疗治外疡恶疮，尤以因血瘀络痹所致的血管疾患，取效益彰。余每在气血瘀滞型脉管炎趾端青紫肿胀，舌质暗紫，脉涩，痛剧之际，加用本品，收效甚速。

本品因为破血之峻药，无瘀滞者勿用。非邪实症实者，切不可轻投。若用于虚人，必须配伍扶正补益之品同用方妥。

5. 穿山甲：味咸，性微寒，有毒，入肝、胃二经。功能散血化坚，通络下乳，消痈排脓，为肿疡成脓托毒之要药。由于穿山甲性善攻窜，有散血化坚，通络消痈之能，故于因气血瘀阻，毒邪结聚之一切痈疽，均有佳效；但不适用于因寒湿、湿热等酿成之外疡。笔者在临床治疗脉管炎选用本品时，主要针对该病因宿瘀不化，络闭不通而导致的营养障碍期或坏死期；因为穿山甲有散瘀化坚、通络解毒之功，又能引导诸药直达病所，起推波助澜、荡除瘀积之力，共奏络通瘀化，痛止肿消之功。

6. 桂枝：味辛甘，性温，无毒，入肺、肝、膀胱三经。功能温经通脉，发汗解肌，调和营卫。清叶天士《本草经解》论桂枝云："桂辛温，散结行气，则结者散，而闭者通；辛则能润，温则筋脉和而关节利亦。"桂枝性味辛温，能鼓舞阳气，阳盛则经脉疏通，而寒湿得化，为疗治风寒湿痹及外疡之属于虚寒之要药也。桂枝气味俱薄，其色紫赤，既能入气，又能入血，加之其性辛温，有行气活血、温阳通络之功，故不仅对脉管炎之虚寒型有效，即于本病之气血瘀滞型取效甚佳。

（二）蝎蚣丸的配伍作用及临床应用

笔者选用蝎蚣丸治疗脉管炎，主要应用于患肢宿瘀不化，络闭不通所致的气血凝滞型（相当于二期营养障碍期），或因宿瘀凝络，寒郁化热演成的阴虚毒热型（相当于三期坏死期）；但不适用于本病初期寒湿外侵，新瘀阻络而成的阳虚寒凝型（相当于一期缺血期）。然寒湿外侵，新瘀阻络为患，法取温通化瘀，即可向愈，毋须破血攻坚之峻剂，以损阳耗血。必待病日既久，宿瘀积久不化，脉道闭塞不通，营血不能灌输四末，致趾（指）端暗紫肿胀或坏死溃烂，痛剧难忍，而诸药不效者，用之始为效当。蝎蚣丸的功用归纳起来大致有三：

1. 破瘀散结：丸中诸药均有活血、破血、散结之功，而水蛭、穿山甲尤较猛峻。水蛭功擅攻逐恶血，破血化癥积聚，故为本病化消宿瘀的主药；又辅以散血化坚通络之穿山甲，佐助开瘀散结之全蝎、蜈蚣、地龙。故用治因宿瘀不化，络痹不通之脉管炎，效如桴鼓之应。丸中加用桂枝者，借其温通之力以助血运，发挥内消之效；又能缓解地龙、水蛭、穿山甲咸寒之性克伐脾阳。

2. 搜风通络止痛：本丸诸药，皆入肝经。肝主筋，属木。《内经》谓："诸风掉眩，皆属于肝"，说明本丸有搜风之功。蝎蚣丸除桂枝、水蛭外，诸药都好窜行，尤以蜈蚣走窜之力最速，内而脏腑，外而经络，凡气血凝聚之处皆能开之，说明本丸有通络开痹之妙用。因全蝎、蜈蚣擅于搜风止痉，开痹通络，缓解筋脉之痉挛，故有镇静、镇痉、镇痛之效。又助以祛风通络行瘀之地龙、穿山甲之功效，则效益佳。

3. 解毒、消肿、愈合溃疡：蝎蚣丸除地龙、桂枝外皆有小毒。外科解毒，则蜈蚣独擅其长，伍以全蝎，其效更彰。近贤张锡纯认为："全蝎其性虽毒，却擅解毒，为蜈蚣之伍药，其力相得益彰。盖蜈蚣能宣通脏腑，通利关窍，与全蝎同用，则解除气血之凝滞，其力更张。顽固性溃疡，毒滞不解，非以毒攻毒，改善局部血行不能获效。"个人认为若再加用地龙，则效更著。因地龙气味咸寒，卓具清热解毒，又有搜风活血作用，其毒邪深结得以搜毒而解毒，取其以毒攻毒之力，投治本病坏死期，有利于局部病灶之改善，达到肿消愈合之功。

然蝎蚣丸究系破血之重剂，在临床应用时，邪实症实者为宜，若体质较虚者，必须佐以益气养血之品，以防产生损正伤血之弊，故而收攻补兼施之功。如审证确当，投之颇有良效。个人认为，蝎蚣丸毕竟是有毒之药，初起内服不宜多用，2~3g，日 2 次。如药合病机而症较重者，可适当酌增，以防他变。本丸除水蛭、桂枝外，均宜炙或炒用，以减弱毒性。唯水蛭不宜炙炒，炙后则效大减，务需注意。虫类药作散丸内服，效果较汤剂为佳。

（三）辨证施治

因宿瘀不化，络闭不通而患的二期或三期脉管炎，笔者以蝎蚣丸为基础，配合汤剂以辨证施治。脉管炎的主要病机是脉络闭塞，血流受阻。因此在治疗过程中，是以通为主法（即通络化瘀法），取结者散之、瘀则通之之意，达到通则不痛，血流通畅之目的。但应掌握标本缓急和扶正祛邪的辨证关系，采取虚实互参，标本兼顾的治疗原则。现将我们对本病二期、三期的临床辨证和治疗分述于后。

1. 阳虚寒凝型（相当于一期缺血期）： 从略。

2. 气血瘀滞型（相当于二期营养障碍期）： 主要表现趾（指）端暗紫肿胀，下垂时尤甚，疼痛夜间加剧，足背动脉搏动消失，舌质暗红或有瘀斑，脉沉细涩。此为络脉闭阻，宿瘀不化，宜以蝎蚣丸配合桃红四物汤加味的方药来破瘀通络治之。

3. 阴虚毒热型（相当于三期坏死期）： 主要表现为局部红肿灼热，趾（指）端或呈干性坏死，或溃烂流脓恶臭、剧痛难忍；多伴有躁烦渴饮，便干溲赤，苔剥舌绛少津，或有瘀斑，脉滑数或细数等。证属火热炽盛，阴伤毒陷筋骨，宜以蝎蚣丸配合清火解毒、养阴益气化瘀之剂治之。

4. 局部处理

（1）腾洗药：适用于本病一期、二期，便以温经通络化瘀。

（2）三期坏死或溃疡，我们常用藤黄膏外敷，如疮面恶腐难脱，可稍掺微量二宝丹以托毒化腐。如疮面剧痛不止，取鳖黄药水湿纱布包裹于外，以敷料包扎，以消炎止痛。如疮面腐肉已脱，肉芽红活洁净，用生肌散、玉红膏外涂，便以长肉收口。

【按语】 在皮肤科没有从外科独立出来之前，金起风教授一直从事中医外科工作，主要研究疮疡和脱疽疾病。尤其是对脱疽的治疗，自拟蝎蚣丸、脱疽温阳汤、脱疽洗药联合应用，临床疗效颇佳。蝎蚣丸是金起风教授应用虫类药的代表方剂，以五味虫类药合一味桂枝而成方。金起风教授认为脱疽乃宿瘀不化，络痹不通，非虫类药无以通痹行瘀，亦有以毒攻毒之意。在临床应用蝎蚣丸时，主要强调以下几个方面：

（1）辨证施治：蝎蚣丸的主要功效：破瘀散结、搜风通络止痛、解毒消肿愈合溃疡，因此主要适用于患肢宿瘀不化，络闭不通所致的气血凝滞型（相当于二期营养障碍期），或因宿瘀凝络，寒郁化热演成的阴虚毒热型（相当于三期坏死期）；但不适用于本病初期寒湿外侵，新瘀阻络而成的阳虚寒凝型（相当于一期缺血期）。所以金起凤教授告诫一定要掌握好应用蝎蚣丸的时机，要在该病患日久，宿瘀积久不化，脉道闭塞不通，营血不能灌输四末，进而出现趾（指）端暗紫肿胀或坏死溃烂，痛剧难忍时使用。

（2）配合汤剂、外用药同时使用：金起凤教授在临床中治疗脉管炎时，蝎蚣丸做为口服的丸药，并不是单独应用，而是同时配合内服汤剂和局部的外用药物。对于气血瘀滞型（二期）主要配合桃红四物汤加味治疗来破血通络；对于阴虚毒热型（三期）要配合清火解毒、养阴益气化瘀的汤剂服用。外用药方面二期多采用"腾洗药"来通络化瘀；三期根据不同的疮面情况而采用藤黄膏、二宝丹、鳖黄药水、生肌散、玉红膏这些药物来托毒化腐、消炎止痛、生肌长肉收口。汤丸并用，内外合治，相辅相成，以便取得更好的临床治愈效果。

（3）用法用量：金起凤教授一再告诫蝎蚣丸是破血之重剂，药物组成中多为虫类有毒之品，因此在临床应用时，邪实症实者为宜；体质较虚者，必须佐以益气养血之品，以防产生损正伤血之弊，故而收攻补兼施之功。认为虫类药作散丸内服，效果较汤剂为佳。在该药的用量上，金老强调初起内服不宜多用（2~3g，日2次），病症确实较重的，才可适当增加用量，以防他变。

附方

（1）腾洗药：伸筋草、透骨草、荆芥、防风、防己、炙附子、千年见、威灵仙、桂枝、秦艽、羌活、独活、路路通、生麻黄、红花、川椒、苍术、炙草乌。

制用法：以上药物各等份共为粗末，将药物粗末装入布口袋内，用水煮沸腾，洗患处。

功用：舒筋活血、散风活络止痛。用于软组织损伤后期。

（2）藤黄膏：生藤黄粉120g、白蜡120g、麻油500g。

制法：先将麻油煮沸，入白蜡熔化，加入藤黄粉调匀。薄摊纱布上，贴溃疡处，每日一换。

功用：解毒生肌。用于各种溃疡。

（3）二宝丹：红升丹6g、煅石膏24g。

制用法：共研极细末。外撒疮面。

功用：提脓排毒。用于一切溃疡，脓流不畅、腐肉不化。

（4）鳖黄药水：番木鳖（切片）20g、生大黄40g。

制法：入 70% 酒精 2000ml，泡 7 天。

功用：消肿止痛。用于痈疮肿毒。

十六、中医对白癜风的证治

本病是因皮肤色素脱失而发生的局限性白色斑片，故名白癜风。本病多散发于面、颈、躯干或四肢，但也有少数病人只局限于某一部分。任何年龄都可发生本病，但以青壮年为多见，儿童较少。病程很长，往往几年甚至 20~30 年不愈，是一种皮肤无自觉症状的极顽固皮肤病。

现代医学对本病的发病原因，至今未明，古代中医学家大多认为，本病是由风邪搏于皮肤，气血不和所致。笔者通过多年临床实践与大量病例观察，认为外受风邪，是引起本病的主要因素之一，但结合其病因病机，大致有如下三个方面：一因风湿外侵，搏于皮肤之间，内不得通，外不得泄，致局部经络不通，气血瘀滞，肤失所养所致；二因情志不舒，肝气郁结，肝失疏泄，血行不畅，复又外受风邪，搏于血脉，经脉阻塞，络阻血瘀，使肤失濡养而发病。再者，由于部分患者禀体虚弱，病前已有肝肾亏虚、气血不足的征象，因气虚则肤腠开，易为风邪所乘，致气血不和；肝肾亏虚，则精血衰少，致精血不能荣养肌肤而成病，故在临床上常见白斑处毛发也变白。

本病皮损好发于颜面、颈项、躯干及外生殖器，但也可散发全身。其皮损的特点是：边缘清楚、大小不等、形状不一的白色斑片，周围色素较深，表面平滑，无鳞屑，斑内毛发变白或正常，数目不定，单发或多发；部分白斑中间常出现散在的褐色斑点，称岛屿状斑点。初期皮肤上出现几个圆形白斑，单侧发病，以后随病情发展而增多，可呈对称性，为大小不一的白色斑片；随着斑的增大，常由圆形逐渐变为椭圆形或不规则形，呈乳白色，斑内毛发也变白，而边缘的色素反加深。一般无自觉症状，少数病情发展时有轻度瘙痒，但也有发病前、后觉轻微瘙痒的。

按皮损分布特点，临床将本病分为局限形、散发形、泛发形和偏侧形四类。局限形指白斑呈单发性或群集性，局限于身体的某一部分；散发形指白斑呈散在性、多发性，往往对称分布；泛发形多由散发形发展而来，白斑多相互融合成不规则大片而累及体表的大部分；偏侧形指白斑分布于肢体的一侧。

（一）辨证施治有以下几个证型

1. 风湿外侵，气血瘀滞型：皮损为斑点或斑片状，白斑出现前后每觉皮肤瘙痒。皮损或局限于身体的某一部分，或散发于头面、颈项、躯干及双上肢；苔薄白，舌质暗或有瘀点，脉弦缓等。证由风湿外侵，搏于血脉，致气血瘀滞，肤失濡养而成。治宜疏散风淫，活血化瘀。方药：秦艽 12g，浮萍 30g，苍耳草 15g，桔梗 10g，赤芍、川芎各 10g，桃仁 10g，红花 10g，葱白头切碎 6g，红枣 7 枚，麝香 0.1g（或代用人造麝香 0.3g）冲服，黄酒 20~30ml 兑入。每日 1 剂，水煎 300ml，2 次分服。

加减法：如口干、口苦，苔薄黄，舌暗红，脉弦细滑者，去葱白头、黄酒，加桑叶、黄芩各 10g，蚤休 15g；如皮损发于面、颈部，稍痒，苔白不渴，脉缓软者，加白附子 4g。外治可用乌脂酊（附方）轻轻外擦白斑处，日 2 次，以活血消斑。

例一，赵某，男，15 岁，学生，1984 年 2 月 21 日初诊。

2 个月前，左耳前后突然出现白斑 3 片，后左颈又起白斑 2 片，曾在某医院诊为白癜风，经治多次无效。诊见：左耳前后及左颈豆大至蚕豆大 5 片白斑，界线清。述及白斑初起稍痒，现间有痒感，苔薄白、舌暗红，脉弦缓。证由风湿外侵，积久不散，搏于血脉，致气血瘀滞，肤失所养而发。治宜散风祛湿，活血化瘀，宗上方进服，每日 1 剂。另用乌脂酊轻轻揉擦白斑处，日 2 次。后按上方随证稍予加减共服药 50 余剂而告愈。随访 1 年未复发。

2.肝郁血瘀、兼挟风邪型：皮损散在分布大小不一圆形或椭圆形白斑，常对称分布于面、颈与躯干或四肢，肤无痒感；兼有性情忧郁，急躁易怒，口苦梦多，或胸胁胀疼，或月经不调，苔薄黄、舌质暗紫或有瘀斑，脉弦滑或弦涩等。证属肝气郁结，兼受风邪，络阻血瘀，治宜疏肝清热，活血化瘀，佐以祛风。方药：当归 15g，赤芍 12g，郁金 10g，八月扎 15~30g，丹参 25g，益母草 20g，蚤休、磁石（先煎）各 30g，自然铜 12g，地龙 10g，白蒺藜 30g。每日 1 剂，水煎，日服 2 次。

加减法：如心烦易怒，口苦口干，苔黄，脉弦数者，加栀子 10g，牡丹皮 15g；胸胁胀痛明显者，加青皮 9g，川楝子、元胡各 12g。外治：用密陀僧散（附方 2）取鲜生姜蘸药外擦白斑处。

例二，陈某，女，33 岁，工人，1981 年 9 月 5 日初诊。

躯干及双上臂起白斑 8 片，无痒感，已 1 年余，曾去几所医院治疗未见效。诊见：胸背、两上臂对称分布甲盖大至李大白斑 8 块，境界清。平时心情急躁，经期超前，色紫暗，伴口干口苦，苔薄黄，舌暗紫脉弦滑。证属肝气郁结，兼受风邪，郁久化热，致络阻血瘀而成，活宜疏肝清热，活血化瘀，佐以祛风。宗上方加炒栀子 10g，牡丹皮 12g 进服。每日 1 剂。用密陀僧散鲜生姜蘸药外擦白斑处，日 2 次。并配合梅花针叩打白斑处（微出血为度），隔日 1 次。后按上方随证稍予加减间断服药共 90 剂，叩打梅花针 1 个月余，历时 5 个月，除右背一片未消外，其余白斑均消失。随访 1 年半未复发。

3.肝肾不足，血虚受风型：皮损散在分布或泛发全身，斑色洁白，面积较大，呈不规则形；也有少数病例为局限形。患者体质较弱，常兼有其他慢性病；伴腰酸腿软，体乏无力，寐少梦多，或大便干，苔薄白，舌质淡红，脉弦细等。由于肝肾亏虚，气血不足，复受风邪，肤失精血荣养所致。治宜调补肝肾，益气养血，佐以祛风。方药处方：生熟地各 15g，制首乌 25g，炙黄芪 25g，当归 15g，赤白芍各 10g，枸杞子、补骨脂各 15g，女贞子 20g，黑芝麻 15~20g，白蒺藜 30g，蝉衣 9g。每日 1 剂，水煎日服 2 次。加减法：失眠梦多者，加茯神 12g，珍珠母、夜交藤各 25g；如症见心烦口苦，掌心发热，舌红少苔，脉细数等，属肝肾阴虚者，去赤芍、补骨脂，加炙龟甲 15g，盐知柏各 10g，白薇 15g；如证见体倦畏冷，手足欠温，舌淡苔白润，脉沉细，属肾阳不足者，去生地黄、女贞子、黑芝麻、白蒺藜、蝉衣，加党参、仙灵脾各 15g，巴戟天 12g，肉桂 4g，炮附子（先煎）9g。

外治：乌脂酊与密陀僧散可交替外擦。并可配合梅花针扣打及日晒疗法。

例三，李某，女，41 岁，干部，1984 年 1 月 16 日初诊。

1 年半前，面颈部出现白斑各一片，后渐扩及胸、腹、胯及两大腿，曾在他院用多种疗法仍欠效。诊见：右颊、左颈各有白斑一片，胸、腹、胯、腿共有大小不等白斑 9 片，斑色洁白，边缘色素较深，最大为 $5 \times 7cm^2$，最小为 $1 \times 1cm^2$。伴面黄体乏，腰酸腿软，夜寐欠佳，舌淡红苔薄白，脉弦细。证属肝肾亏虚，气血不足，兼受风邪，肤失精血荣养所致。法当调补肝肾，益气养血，佐以祛风。宗上方加茯神 12g 进服，每日 1 剂，另用乌脂酊、密陀僧散交替外擦白斑处，日 2 次。并配合隔日叩打梅花针 1 次及日晒疗法。后按上方随证稍予加减共服药 140 余剂，叩打梅花针 2 个月，历时半年，身体康复。除右胸、两胯大的白斑已缩小而未消失外，其余白斑均已恢复正常肤色。随访 2 年未复发。

（二）讨论与体会

关于本病方药的运用：风湿外侵、气血瘀滞型，系风湿外侵，搏于肌腠，致络脉阻塞，气血瘀滞而成，治当散风祛湿、通络化瘀。方用秦艽、浮萍、苍耳草散风祛湿；桔梗宣肺肃降；葱白通阳达表、外散风寒；赤芍、川芎、桃仁、红花活血化瘀；红枣滋脾益血；麝香性味辛温、擅于开窍通络，能引导诸药深入病所，共奏驱邪活血之功；用黄酒者，取其性味辛热以行药势，有助于肤表气血通畅，使风湿外解。如本型无舌质暗、瘀点等血瘀症象者，当宗治风先治血，血行风自灭之旨，治以养血祛风，用四物汤加祛散风湿药以取效。

肝郁血瘀兼挟风邪型，由肝气郁结，气机失畅所致。兼受风邪，搏于血脉，郁久化热，致络阻血瘀而发。治宜疏肝清热、活血化瘀，佐以祛风。方用郁金、八月扎、蚤休疏肝清热，理气解郁；当归、赤芍、丹参、益母草活血化瘀；磁石为平肝潜阳、重镇安神之品，故用治肾虚不能养肝等证有良效；地龙擅于通络祛风；白蒺藜性善祛风散热，又能疏肝理气；自然铜功能活血化瘀，可促进黑色素形成，有利于皮损恢复。

肝肾不足、血虚受风型，证属肝肾亏虚，气血不足，兼受风邪，肤失精血荣养所致。法当调补肝肾，益气养血，佐以祛风。方用熟地黄、制首乌、枸杞、补骨脂、女贞子、黑芝麻滋补肝肾；炙黄芪、二地、当归、白芍益气养血；赤芍活血凉血；白蒺藜、蝉衣以祛散风邪。据临床验证，本型治肝肾阴虚证疗效较佳，肾阳不足证则疗效很差。我们通过临床观察，体会到治疗本病局限型和散发型疗效较好，泛发型和单侧型疗效较差。

关于辅助治疗：配合梅花针叩打白斑处，既能使局部气血通畅，又有防止白斑继续扩大的作用，尤对面颈部皮损效果较好。配合日晒疗法，开始时间宜短20分钟即可，每日1次，待适应后，日晒时间可适当加长以至痊愈。如晒后有轻度发红与瘙痒，则无妨，短时间即可消失；如出现皮疹而痒剧者，当停止日晒。本疗法通过阳光直接照射。使局部血流加速，有促进皮肤黑色素生长的作用。

【按语】金起凤教授非常重视临证经验的总结，精于辨证。此文稿是其80年代的手稿，金起凤教授认为外受风邪虽然是引起白癜风的主要病因，但其病机关键在于局部的气血凝滞、经络不通、肤失濡养。早期曾自拟白癜1号丸（白蒺藜、制首乌、墨旱莲、当归、丹参、白附子、苍耳草、羌活、生甘草）养血活血、表散风淫用于营虚风淫证；白癜2号丸（当归、白芍、郁金、牡丹皮、蚤休、丹参、川芎、益母草、自然铜、地龙、木瓜、茯苓、浮萍）解郁通络、活血化瘀用于气郁血瘀证治疗白癜风。金起凤教授对疾病的认识也是在不断的总结和整理，除了风邪和气滞血瘀，根据白癜风病史、白斑内毛发变白以及全身体征，还提出了肝肾不足兼受风邪的证候。临证以风湿外侵、气血瘀滞；气滞血瘀、兼夹风邪；肝肾不足、血虚受风三型辨治。在调和气血、补益肝肾之中亦每加祛风散邪之品，如白蒺藜、蝉衣、浮萍等。最终形成院内制剂白癜风丸（当归、赤芍、川芎、鸡血藤、制首乌、丹参、墨旱莲、生地黄、玄参、炙黄芪、白蒺藜、防风）以益肾养血，活血祛风为法，可以适用于多数的白癜风患者，随证加减运用。如肝郁重，可以白癜风丸和舒肝丸同服，每取良效。

第三章 医案精粹

一、痈

医案 1 沈某，男，56 岁，初诊日期：1952 年（具体不详）

主诉：项后皮疹伴疼痛 2 个月余。

现病史：项后皮疹，伴疼痛甚 2 个月余，曾于外院诊断为脑疽，经治无效，伴神疲乏力，胃呆纳少。

检查：项后肿硬如掌大，有较多粟状脓头，皮色略暗。舌苔白腻，脉弦细。

中医诊断：脑疽

西医诊断：痈

中医辨证：脾气亏虚，痰湿内蕴。

治法：温经益气，和胃化痰托毒。

方药：

桂枝 10g	羌活 10g	炙黄芪 30g	炒枳实 6g
焦山楂 15g	姜半夏 10g	陈皮 10g	竹茹 10g
川芎 10g	远志 10g	当归 12g	川断 10g
砂仁 6g	皂角刺 12g		

14 剂，水煎服，每日 1 剂，早晚分服。

二诊：服上方 14 剂后，项后肿硬变软，中央色红高起，按之有波动感疼痛较前加剧，仍觉气短乏力，舌脉同前。脑疽内已成脓，即令常规消毒，局麻下，进行十字切开，排脓颇多，疮口清洗后，用油纱条蘸五五丹稍许填塞，再用黄连膏摊纱布外敷，每日换药 1 次，处方 14 剂：上方去桂枝、远志、川断，加党参 15g、川石斛 15g、茯苓 15g。

三诊：药后疮口变成李子大，内有腐肉，脓出较畅，疼痛显著减轻，脑疽四周肿硬又变软缩小，饮食、体乏好转，舌苔根腻已化，脉弦缓。前方去姜半夏、皂角刺，加金银花 25g、法半夏 10g、生薏苡仁 20g，处方 14 剂。

四诊：上方继服 14 剂后，疮口腐肉大都脱落，创面红活，脓出减少，四周肿硬又缩小，按上方又服用 20 余剂，疮口收敛而愈合。外用：疮口改用油纱沾九一丹填塞，待腐肉全部脱落后，最后撒上生肌散，外敷玉红膏而收功。

临诊思路： 患者项后肿硬，较多粟状脓头，疼痛较盛，属于中医有头疽范畴，发于项部者，称为脑疽。患者年逾半百，素禀体弱，气血较亏，中焦失于运化，无法化生水谷精微，水液停聚，郁久化热，炼液成痰，痰湿内生，渐致痰浊蕴毒，壅滞肌肤，加以气虚不能托毒外出，外发为有头疽。患处疮面较暗，伴神疲乏力，证属脾虚痰湿内蕴，治宜温经宣络益气、清化和胃托毒。方用桂枝、羌活温经通络；黄芪益气托毒，当归养血活血，川芎行气活血，共奏益气活血以托毒外出；川断行血消肿、皂角刺排脓生肌；枳实、山楂、半夏、陈皮、竹茹共奏理气化痰健脾和胃之功；远志宁心消痰。二诊肿硬色红高起，疼痛加剧，看似症状加重，实为肿硬由阴转阳，正气渐盛，从而可以托毒外出，应注意提前与患者沟通，后期疮面已转阳，故不再用温通之物。

医案 2 李某，男，52 岁，初诊日期：1956 年 3 月 16 日

主诉：颈后部肿痛 8 天。

现病史：8 天前颈后部起一结节，旋即肿硬逐渐向周围扩大，痛胀明显，于某院诊为颈后痈，经用青霉素、红霉素治疗，5 天未效，近 3 日出现怕冷发热。刻下症见畏寒发热，口苦，胸闷恶心，食欲不佳，尿黄，大便稍干。

检查：体温 37.9℃，颈后部肿硬约 6cm×5cm 大小，高肿突起，压痛明显，疮面有疮口多处，可见脓栓，状若蜂窝，有少量脓液，苔白腻舌尖红，脉弦滑。

辅助检查：血常规检查白细胞计数 $18.0×10^9$/L，中性粒细胞 78%。

中医诊断：脑疽

西医诊断：痈

中医辨证：毒热壅遏，痰湿内蕴。

治法：清热解毒，化痰泄湿，和胃托毒。

方药：

葛根 15g	黄芩 10g	姜川连 6g	半夏 10g
枳壳 10g	陈皮 10g	全瓜蒌 15g	川芎 10g
远志 10g	连翘 12g	当归 12g	茯苓 15g
谷麦芽各 12g			

6 剂，水煎服，每日 1 剂，早晚分服。

另配服西黄醒消丸每次 3g，日 2 次。

外治：疮面有疮口处，掺少许五五丹、黄连膏外敷，每日换药 1 次。

二诊（3 月 22 日）：药后体温正常，胸闷恶心减轻，局部疮口渐大，能排出黄白稠脓，但脓出不畅，四周肿硬缩小，痛稍减，疮面多处疮口变软，为了排脓

通畅，在局麻下进行十字切开并进行扩创，用油纱条蘸少量五五丹引流，外敷黄连膏。治宗前法，上方去瓜蒌，加生黄芪30g，6剂。

三诊（3月29日）：药后脓出多而畅，4周肿硬显消，疼痛显减，切开处疮面有较厚腐肉，食欲好转，但觉体疲乏力，苔腻薄白，脉弦滑。治以补益气血，和胃托毒。实验室检查白细胞计数及中性粒细胞均正常。

方药：

生黄芪30g	党参20g	白术12g	半夏10g
陈皮10g	远志10g	川芎10g	当归15
金银花15g	连翘12g	佛手片5g	谷麦芽各12g

外用少量天仙丹掺于腐肉处，黄连膏外敷。换药时需清除浮腐，每日1次。

四诊（4月6日）：服上方7剂后，疮面腐肉大多脱落，肉芽红活，脓液已少，疮口缩小，4周肿硬已消，体疲乏力好转。疮面先用九一丹纱块换药数次，待腐肉全脱落后，改掺珍珠生肌散，玉红膏外敷，促其生肌收口，内治继按上方稍予加减，又服药20剂而臻愈，随访3个月未复发。

临诊思路： 本例患者全身热毒较盛，脏腑功能受损，脾虚水饮内停，内蕴痰湿，阻滞气机，加之脾虚不能托毒外出，火性炎上，痰热胶结于项部，局部气血凝滞，热盛肉腐，发为脑疽。方用黄芩、黄连、连翘清热解毒；陈皮、枳壳、谷麦芽行气消痞、理气宽中，半夏、瓜蒌、茯苓消痰化湿；当归养血活血、川芎行气活血、远志祛痰开窍消痈；葛根升阳解表，又为督脉引经药。配服西黄醒消丸助以清热化瘀止痛。药后12剂后，疮口脓出较多，四周肿硬显消，痛显减，惟感体疲乏力。毒热显减轻，但正气未复，故三诊改予补益气血、和胃托毒，以生黄芪、党参、白术为君益气健脾，佐以清热化痰、理气和血之剂。

医案3　周某，女，52岁，初诊日期：1958年（具体不详）

主诉：上背部皮疹破溃来诊，病程不详。

现病史：上搭手（上背部有头疽）溃后，疮口腐肉未脱，流脓不畅，疮周肿硬疼痛明显，伴心中烦热，食欲不佳，体乏无力，口干且苦。

检查：舌尖绛，苔薄黄根腻，脉弦滑。

中医诊断：上搭手

西医诊断：痈

中医辨证：痰热内盛，脾气亏虚。

治法：清热化痰，益气健脾托毒。

方药：

葛根10g	鲜生地黄20g	黄连6g	连翘12g

金银花 30g	炒枳实 9g	法半夏 10g	炒山楂 15g
川芎 10g	远志 10g	炙黄芪 25g	当归 10g
茯苓 15g	皂角刺 12g		

10 剂，水煎服，每日 1 剂，早晚分服。

外治：疮口清洗后，用油纱条蘸五五丹少许填塞，再用黄连膏摊纱布外敷，每日换药 1 次。

二诊：上方药服 10 剂，疮口脓出较畅，腐肉已见松动，疮周肿硬变软，疼痛减轻，仍觉体倦乏力，舌红苔薄黄根略腻，脉弦滑。上方去鲜地黄，皂角刺，加太子参 18g。

三诊：疮口脓出尚畅，腐肉已浮动，疼痛轻微，疮周肿硬又变软缩小，纳呆，体乏好转。治宜清化和胃，益气托毒，方药：

川石斛 15g	茯苓 12g	连翘 12g	金银花 25g
生地黄 15g	炙黄芪 30g	当归 12g	川芎 10g
法半夏 10g	陈皮 10g	炒山楂 15g	谷麦芽各 12g

外治：常规消毒后，嘱将疮内浮动的腐肉夹掉，然后用油纱条蘸九一丹填塞，再用冲和膏摊纱布外敷，每日换药 1 次。

四诊：服上方 10 剂后，疮口已无腐肉，创面红活，新肌渐长，流脓减少，疮周肿硬明显变软而缩小，体力增加，胃纳增多。嘱令疮面少量生肌散外撒，外敷玉红膏。后又续前方 20 剂而愈。

临诊思路： 脾为气机升降之枢，脾虚则不能运化水谷，水饮内停，内蕴痰湿，阻碍气机。本例中焦热毒较盛，加之脾虚不能托毒外出，火性炎上，痰热胶结于上背部，热盛肉腐，故发为上搭手。来诊时虽已溃脓，但热象仍较重，故方用葛根升阳发表，解热生津，生地黄、当归滋阴养血，炙黄芪益气托毒，黄连清泻中焦火毒，连翘、金银花清热发表，枳实、川芎行气活血，半夏燥湿消痰，远志宁心安神、祛痰开窍，皂角刺化痰开窍、逐瘀排脓，山楂、茯苓健脾和胃，全方共奏清化和胃、益气托毒之功。复诊可见清热解毒之法中病即止，后期逐渐根据患者全身及局部症状加大益气养阴之力，并适时结合外用药治疗，收到了良好的疗效。

医案 4　李某，男，年龄：不详，初诊日期：1991 年 11 月 29 日

主诉：颈后发际缘肿痛 5 天。

现病史：5 天前在颈后发际处起一粟粒大小的丘疹，痒痛，未予治疗，继之四周肿、硬发红，并明显扩大。纳眠可，二便调，口干苦思饮。

检查：颈部活动受限，后颈部有手掌大小的红肿斑块，中央有 2 个脓头，压痛明显。舌红苔薄黄,脉弦滑。

中医诊断:脑疽

西医诊断:痈

中医辨证:毒热炽盛,气血壅滞。

治法:清热解毒,活血化瘀。

方药:

葛根 15g	黄连 6g	半夏 10g	陈皮 10g
金银花 15g	紫花地丁 30g	当归 15g	川芎 10g
赤芍 12g	焦山楂 12g	皂角刺 15g	茯苓 12g

3 剂,水煎服,每日 1 剂,早晚分服。

二诊(1991.12.2):药后局部皮损肿硬缩小,中心变轻,脓出较多,自觉胀痛稍减,口干,舌脉同前。方药:上方去紫花地丁、山楂、茯苓,加连翘 10g、生黄芪 30g、浙贝母 10g、六一散 18g。3 剂,水煎服。

三诊(1991.12.5):药后肿硬缩小,但仍硬,按之不痛,中央无波动,舌红苔薄黄,脉弦滑。方药:上方去六一散,加昆布 15g、生牡蛎 30g(先煎),5 剂,水煎服。

四诊(1991.12.9):药后肿硬部位右侧基本消失,左侧略硬,按压不痛。口干苦,舌红,苔薄黄。

方药:

羌活 9g	黄连 6g	半夏 10g	陈皮 10g
连翘 10g	金银花 15g	生黄芪 30g	当归 15g
川芎 10g	赤芍 15g	浙贝母 10g	昆布 15g
生牡蛎 30g(先煎)		皂角刺 15g	

3 剂,水煎服,每日 1 剂,早晚分服。

五诊(1991.12.16):颈后肿硬又缩小,伴咳嗽、有痰,口干、粘,舌脉同前。上方去金银花、川芎、昆布,加黄芩 10g、杏仁 10g、穿山甲 10g。按此方服 13 剂后愈。

临诊思路:患者或素体阳热,或禀赋不耐,腠理不密,外感毒邪,后局部热毒炽盛,气血凝滞,发为本病,火热上扰头面,故见口干喜饮,舌红苔薄黄脉滑。治以清热解毒,活血化瘀,方用葛根升阳发表、解热生津,金银花、紫花地丁、黄连清热解毒,陈皮理气散结,当归养血活血,川芎、山楂活血化瘀,皂角刺消肿托毒、排脓外出。二诊去紫花地丁,改连翘,取其清热透表,加以生黄芪益气托毒生肌,浙贝母化痰散结,羌活通经络,昆布、牡蛎软坚散结,皂角刺、穿山甲消肿排脓。三诊时肿硬缩小但质硬，恐局部由阳转阴，用羌活辛温走窜，舒筋活络，并逐渐加重化痰软坚散结、消肿排脓之力。

【按语】现代医学的痈是指相邻毛囊及其周围组织同时发生的急性化脓性炎症，属于中医痈疽的范畴，以上四例医案皆属于中医有头疽的范畴。有头疽是疡科重症，严重者易造成内陷变证。有头疽在古代病名较多，文献中亦有称发。生于项部称脑疽，发于脊背正中的称为发背，生于背部两侧称搭手或对口等。本病的病因多数医家认为内因系脏腑蕴毒，外因多是风火湿邪入侵，内外毒邪搏结，以致经络阻隔，气血凝滞而发为本病。证候多属阳、热、实证，故治疗多以清热解毒，活血消肿。

金起凤教授擅疗疮疡疾患，尊先业师黄墙名医朱咏齿先生，又深受张山雷治疡理论的影响。认为外疡的治疗，要以内证为主。要能精明内科治理，随其人之寒热虚实，七情六淫，气血痰湿诸证而调剂。对于脑背疽，张山雷先生认为温经宣络乃为治疗之大法，力举温经宣络以消散图治。临证首选药物如桂枝、川断、羌活、川芎、防风、炮姜等温宣之类。金起凤教授在继承的基础上有所发挥，强调"疽者止也，皆为气血壅闭，遏止不行之义"。认为本病多为脏腑内蕴毒热，痰湿随热上壅，中焦气机失常，气血凝滞为患，治疗当以消痰化湿、和胃托毒，从而使毒邪外出，病渐减轻。肿硬缩小后治以益气养阴、和胃托毒，除毒热炽盛外，切不可过用苦寒，遏毒外出，导致毒邪内陷。脑背疽以有脓外达为顺，无脓内陷为危，非用透脓之法，不过宣通气机，疏达腠理而已。

此病用药金起凤教授非一派寒凉而以轻灵见长，临证常用陈皮、枳实、白芥子等行气消痰，半夏、瓜蒌、胆南星、远志等软坚化痰，茯苓、山楂、砂仁等健脾和胃，炙黄芪、太子参、白术等益气健脾托毒。一般疡肿与气血关系密切，故常伍当归、川芎、红花、香附等行气和血，使气行血畅。同时结合皮疹、病程、部位、年龄、气血盛衰及舌脉等症灵活辨治，若局部红肿高突，灼热疼痛，或脓出黄稠，伴发热、口渴、尿赤者，施以清热解毒化湿、消痰和胃托毒之法，可加金银花、连翘、黄芩、黄连等清热解毒，中病即止，不可凉遏冰敷。若脑疽色灰暗、肿势平坦、闷肿胀痛、年老畏风、舌淡苔白等，为毒尚未聚，脓尚未成其势，治宜温经宣络益气、清化和胃托毒，多加桂枝、羌活等，从阴转阳。寒凝经络，脓成肉里，深藏不适，为防内陷变局，多加穿山甲、皂角刺、川芎等，能使疮面肿势高突，提深就浅。若久患本病，脓成已溃，脓水淋漓，人顿形瘠，胃纳欠佳，少气懒言，伴高热或身热不扬，治需益气健脾除热、消痰和胃托毒；疾病后期毒热显著减轻，正气未复，症见疮口脓出较多，四周肿硬渐消，疼痛显著减轻，仍感体倦乏力，则注重轻清养胃，加用谷麦芽、石斛、生薏苡仁等，使谷旺而正气自充。金起凤教授认为脾胃为气血生化之源，与其肿疡转归，预后息息相关，调理脾胃至关重要。

"凡轻浅之证，专恃外治，固可以收全功；而危险大疡，尤必赖外治得宜，交互为用"。金起凤教授对此类病亦非常重视外治。本病疮口切开后多外用油纱条蘸五五丹填塞以排脓化腐，再用黄连膏摊纱布外敷以清热解毒、去腐生肌，待腐肉大部分脱落，排脓减少，四周肿硬缩小后，改用油纱沾九一丹填塞，待腐肉全部脱落后，最后撒上生肌散，外敷玉红膏或冲和膏以生肌收口。

二、化脓性髋关节炎

医案 1　朱某，女，54 岁，初诊日期 1976 年 3 月 2 日

主诉：右臀部隐痛，肿胀 1 月余。

现病史：患者 1 个月前，因外出行走时间较长，又正值天气寒冷，回家后即感右侧髋关节隐痛，继之同侧环跳部位出现肿胀，并日渐加重，腿屈曲不能伸。曾去某医院就诊，诊为化脓性髋关节炎，经中西医治疗几次效果欠佳，由家人背来我院求治。述疼痛自骨缝，夜间较为明显，身冷怕凉，肢冷，体倦乏力肢软，食少。

检查：右侧臀环跳穴位处及其周围弥漫肿胀且硬，大小如手掌，颜色为肤色，轻度压痛，右腿屈伸不利。舌质淡紫，苔白润，脉沉细。

中医诊断：环跳疽（附骨疽）

西医诊断：化脓性髋关节炎

中医辨证：寒湿外袭，络阻血瘀。

治法：温阳散寒化湿，通络活血化瘀。

方药：阳和汤合麻黄附子细辛汤加减

桂枝 10g	熟地黄 15g	麻黄 6g	干姜 6g
细辛 4g	当归尾 12g	红花 12g	炮附子（先煎）15g
苏木 10g	独活 10g	蚕砂 12g	威灵仙 15g
川怀牛膝各 15g			

15 剂，水煎服，每日 1 剂，早晚分服。

配合内服醒消丸，每次 3g，每日 2 次。外用温煦丹黄酒调敷患处，每日 2 次。

二诊：服上方 15 剂后，形寒肢冷消失，右侧环跳处硬肿变软缩小，疼痛明显减轻，已能下地行走 20 米，食欲也好转，但仍感体倦乏力肢软，前方去干姜、细辛、当归尾，加生黄芪 40g，当归 15g，桑寄生 30g，又服 20 剂而痊愈。

随访 3 个月未见复发。

临诊思路：本例患者年过半百，素常四末欠温，畏冷喜暖，为脾肾阳气不足。脾阳不足，运化失职，脾虚则生湿；肾阳不足，气血则失阳气宣行。又因外出行走过久，劳累伤络，且又感外寒，致寒湿下注，络阻血瘀，而证现右侧环跳穴部位弥漫肿且硬，疼痛夜剧，腿难伸屈，舌淡紫，脉沉细。寒者热之，治以温阳散寒通络，方用阳和汤合麻黄附子细辛汤加减。以桂枝、麻黄、干姜、附子、细辛温经散寒、开腠行痹，熟地黄滋肾补阴，当归尾、苏木、红花活血化瘀，独活、蚕砂、威灵仙、川牛膝祛风除湿、通络开痹。服醒消丸取其解毒化瘀止痛之效，外敷温煦丹助以温化寒湿、活血消肿。一诊药后形寒肢冷消失，臀股部肿硬，疼痛明显减轻，腿屈伸好转，仍感体乏肢软，病势趋缓，寒瘀渐化，而本虚未复，故后期加重补益气血之力，去干姜、细辛、当归尾，重用生黄芪、当归补益气血，桑寄生滋肾通络，先后共服40剂而告愈。

【按语】化脓性髋关节炎是一种发生于环跳穴（髋关节）的急性化脓性疾病，是阴疽，属骨疽范畴，又称环跳疽。较早见于《外科大成》："环跳疽生环跳穴，漫肿隐痛，尺脉沉紧，腿不能伸"。对本病的认识多认为正气不足，风寒湿邪以及毒气流注，治以清热化湿，和营解毒为法。清《外科证治全书》提出以阳和通腠，温阳散寒之阳和剂作为主要的治疗方法。金起凤教授亦认为此病患者多脾肾阳气不足，易为风寒湿邪或毒气所袭，内传于骨而发病。除以传统阳和剂，合用麻黄附子细辛汤增强温经散寒，开腠行痹之效。同时佐以祛风除湿，活血通络之品缓解漫肿之盛。指出本病若治疗不当或延误，日久寒化为热，肉腐成脓，不仅溃后不易收敛，也有少数病例可酿成缩脚损疾。同时在阴疽的辨证上，认为不能以局部红肿与否判断阴疽和阳痈，即《疡科纲要》云："分别阴阳，务必审其人之气体虚实及病源深浅而始有定论。"

三、急性蜂窝织炎

医案1　赵某，男，27岁，工人，初诊日期：1952年9月26日

主诉：右颈部结节肿痛，怕冷身热6天。

现病史：6天前右颈部突然出现一杏子大小结节，肿胀疼痛，翌日午后开始出现恶寒身热，结节肿痛加重，于某医院诊断为蜂窝织炎，予肌肉注射青霉素4天后，热仍未解，右颈部结节较前反增大，红肿疼痛更甚，伴恶寒发热，无汗，口渴喜凉饮，纳谷不香，夜寐不安，故来求治。

检查：体温38.6℃，右侧颈部结节如鸡卵大，色红焮热，疼痛拒按。颌下可触及一淋巴结，压痛明显，舌质红，苔腻薄黄，脉弦数。

中医诊断：颈痈

西医诊断：急性蜂窝织炎

中医辨证：木火上亢，毒热壅结。

治法：清火解毒，散结解表。

方药：

牛蒡子 10g	柴胡 10g	龙胆草 10g	生石膏（先煎）30g
黄芩 12g	连翘 15g	金银花 20g	赤芍 15g
浙贝母 10g	夏枯草 20g	薄荷（后下）6g	滑石 15g

3 剂，水煎服，每日 1 剂，早晚分服。

另配西黄醒消丸 6g，温黄酒送服，盖被取汗，日 1 次。

外用：金黄膏外敷，每日 1 次。

二诊（9 月 29 日）：药后汗出，身热得解，右颈结节缩小，红肿疼痛显著减轻，渴饮亦轻，但颌下淋巴结仍可扪及，按之较疼痛，胃纳不香如故，有时恶心，苔腻微黄，脉弦滑。治以清热解毒，和胃散结。

方药：

柴胡 10g	黄芩 10g	藿香 10g	生石膏（先煎）25g
法半夏 10g	陈皮 10g	浙贝母 10g	连翘 15g
金银花 20g	赤芍 15g	桃仁 10g	夏枯草 20g

3 剂，水煎服，每日 1 剂，早晚分服。

外用：冲和膏加八将散 4g，外敷患处，每日 1 次。

三诊：10 月 30 日，服上方 3 剂后，右颈部肿块明显缩小，如杏大，压痛轻微，颌下淋巴结消失，恶心已除，食欲好转。按上方稍予加减又服 6 剂而愈。

临诊思路：本例患者缘由木火上亢，毒热壅结，兼挟痰瘀，阻络而成，致病发颈侧，红肿热痛较甚，正邪交争，故见恶寒身热，火热上扰头面故见口渴喜饮，热扰心神故见夜寐不安，治以清火解毒，散结解表，方用龙胆草、夏枯草泻肝清火，黄芩、生石膏、连翘、金银花清热泻火解毒，柴胡、牛蒡子、薄荷解表退热，赤芍凉血祛瘀，浙贝母消肿散结，滑石淡渗利湿清热。令温服黄酒，盖被取汗，开腠理给邪以出路，另配西黄醒消丸清火解毒、化瘀止痛。3 剂后寒热得解，肿块缩小，红肿热痛显减，唯颌下淋巴结未消，且有恶心，此为毒热虽减，而中焦痰湿未除，予加强和胃散结之力，予上方去牛蒡子、薄荷、龙胆草、滑石，加藿香、陈皮、半夏以理气健脾、消痰化湿，桃仁活血散肿。

医案 2 宗某，女，35 岁，农民，初诊日期：1955 年 4 月 13 日

主诉：左侧颈部结节肿痛 9 天。

现病史：患者素性情急躁，9 天前开始出现左颈部胀痛，有蚕豆大小结节，

继而肿大，4天后结节增大至李子大小，时觉痛甚，去上海某医院诊断为颈部蜂窝组织炎经用青霉素治疗5天后未效，伴有畏寒身热，口干且苦，大便秘结，3日未行。故来我院就诊。

检查：体温38.4℃，面容痛苦，左侧颈部结节约5cm×6cm，色红紫，疼痛拒按。舌苔黄根部腻，舌红有瘀斑，脉弦滑数。

辅助检查：血常规检查白细胞计数$17.0×10^9$/L，中性粒细胞83%，淋巴细胞13%。

中医诊断：颈痈

西医诊断：颈部急性蜂窝织炎

中医辨证：肝胆火旺，气血随火上僭，致热瘀互结为患。

治法：泻肝清火，化瘀散结。

方药：

柴胡10g	龙胆草12g	黄芩10g	蒲公英30g
金银花30g	牡丹皮15g	青皮10g	陈皮10g
浙贝母12g	赤芍15g	桃仁15g	元胡12g

酒大黄（后下）9g

3剂，水煎服，每日1剂，早晚分服。

另配西黄醒消丸9g，每晚卧前黄酒送服，每日1次。外用紫阳膏上摊万应千槌膏外贴，3天换药1次。

二诊：4月16日，服上方3剂后，寒热得解，体温正常，颈部肿块缩小，肤色红紫变淡，疼痛减轻，大便通而未畅，苔根腻略化，唯胃纳稍差。复查白细胞计数$9.4×10^9$/L，中性粒细胞72%，淋巴细胞15%，前方去龙胆草，加天花粉30g，3剂。西黄醒消丸6g，每晚卧前送服1次，外用同前。

三诊：4月20日，药后便泄四五次，左颈肿块显小，自觉疼痛显减，纳食好转，但感咽干舌燥，苔薄黄，舌红少津，脉弦细数，治拟养阴清热，化瘀散结。

方药：

鲜沙参30g	鲜石斛12g	天花粉30g	生地黄15g
浙贝母10g	蒲公英30g	金银花15g	牡丹皮15g
赤芍15g	红花10g	炮山甲10g	

7剂，水煎服。

四诊：4月29日复诊，药后颈部肿块全部消退，疼痛已除，咽干口燥显减，获临床治愈，嘱再服前方3剂，以巩固疗效。

临诊思路：本例患者素性情急躁，肝火偏旺，以致营气不从，逆于肉里，乃生痈肿，由于肝经气火亢盛，血随气上逆致热瘀互结而发为颈痈，治以泻肝清火，化瘀散结，方用柴胡、龙胆草、黄芩泻肝清火，蒲公英、金银花清热解毒，赤芍、牡丹皮清热凉血、活血散瘀；青陈皮、浙贝母理气散结；桃仁、元胡活血破瘀止痛；酒大黄既可荡涤胃肠炎热，使毒热下泄，又有助于增强化瘀消肿之效。治疗后期颈部结节显小，肿痛减轻，而觉咽干舌燥，舌红少津，乃属毒热久羁，伤阴耗津所致，故治法改为养阴清热，化瘀散结，以沙参、石斛、天花粉、生地黄等养阴清热，加红花、穿山甲化瘀散结。

医案 3　李某，男，15 岁，学生，初诊日期：1953 年 3 月 24 日

主诉：颌下起结节，红肿疼痛 5 天。

现病史：5 天前晨起发现颌下有一杏大结节，伴胀痛，继而肿大，随后出现恶寒发热，即去当地某医院诊治，诊断不详，予肌注青霉素、链霉素，4 天后不效，颈部肿痛较甚，身热，渴饮烦热，纳食不佳，尿黄便干，故来求治。

检查：体温 38.4℃，痛苦面容，颌下结节约 4cm×5cm，中等硬度，压痛明显，周围红肿延及前额。苔腻薄黄，舌红，脉滑数。

辅助检查：血常规检查白细胞计数 18.0×10^9/L，中性粒细胞 84%，淋巴细胞 17%。

中医诊断：颈痈

西医诊断：颌下蜂窝织炎

中医辨证：胃火亢炽，毒热壅滞。

治法：清火解毒，散结消肿，佐以疏表。

方药：加减清胃汤

豆豉 10g	牛蒡子 10g	黄芩 10g	生石膏（先煎）30g
黄连 6g	知母 10g	连翘 15g	金银花 30g
赤芍 12g	浙贝母 10g	僵蚕 10g	酒大黄（后下）6g

3 剂，水煎服，每日 1 剂，早晚分服。

另配西黄醒消丸 6g，砂仁煎汤送服，每晚 1 次。

外用：金黄膏外敷，每日 2 次。

二诊：3 月 27 日，药后汗出，身热得解，体温恢复正常，颌下结节缩小，前颈红肿大半消失，疼痛显减，渴饮烦热亦轻，复查白细胞计数 9.2×10^9/L，中性粒细胞 73%，2 天来自觉胸闷懊恼，恶心欲吐，不思饮食，舌苔白黄根部腻，舌红，脉滑数。治宜和胃降逆，理气化痰，清热生津。停服西黄醒消丸。

方药：

全瓜蒌 15g	炒枳壳 9g	陈皮 10g	姜半夏 10g

炒莱菔子 10g　　黄连 6g　　　连翘 15g　　　生石膏 30g（先煎）

金银花 15g　　　赤芍 12g　　　浙贝母 10g　　夏枯草 15g

佛手片 4.5g

3 剂，水煎服，每日 1 剂，早晚分服。

外用：冲和膏加八将散 4g，外敷于患处。

三诊：3 月 31 日，服上方 3 剂后，恶心欲吐消失，胸闷懊恼显减，颌下结节又缩小至 2.5cm×2.5cm，按之微痛，食纳好转。上方去莱菔子、黄连、佛手片，加竹茹 10g、天花粉 30g、生牡蛎 30g，姜半夏改法半夏 10g，又服 8 剂，颌下结节全消而获临床治愈。随访 4 个月未复发。

临诊思路：本例患者由于胃火上亢，毒热壅滞于阳明脉络，以致营卫失调，而症见恶寒身热，颌下结节，前颈红肿，疼痛较甚，渴饮烦热，苔黄脉数等证候。方用黄芩、黄连、金银花、连翘清火解毒，石膏辛甘大寒，制阳明内盛之热、除烦止渴，知母苦寒质润，助石膏清肺胃之热，兼润燥滋阴，豆豉、牛蒡子解表散热，赤芍活血化瘀，浙贝母、僵蚕化痰散坚、祛风消肿，更用酒大黄荡除胃肠实热，使毒下泄。服药 3 剂，身热得解，颌下结节缩小，前颈红肿基本消退，疼痛显减，为热毒显减，但脾胃痰湿尚盛，胃失肃降，故见胸闷懊恼，恶心欲吐，食不思纳，治以和胃降逆、理气化痰。

【按语】急性蜂窝织炎是指发生于皮下、筋膜下、肌间隙、深部疏松结缔组织的急性化脓性疾病，属于中医痈的范畴。中医的痈包括了现代医学的皮肤浅表脓肿、急性化脓性淋巴结炎、急性蜂窝织炎等，可发于周身各处，根据发病部位有不同的名称如颈痈、腋痈、脐痈、委中毒等。此三例医案均为发生于颈部、下颌部位的蜂窝织炎，可以中医颈痈论治。《疡科选粹》认为颈痈"病发于少阳脉络"，《疡科心得集》描述颈痈生于颈之两旁，为风热痰毒。前人多以疏风清热、化痰消肿为法。

金起凤教授认为本病多为气郁化火结于少阳，或胃腑蕴热凝聚阳明而发。若伤于七情，责之于肝，辨证为肝胆火炽，多用龙胆草、夏枯草泻肝清火，青陈皮、浙贝母疏肝理气散结；若憎寒壮热，阳明热盛，责之于胃，辨证为胃火亢炽，多用清胃汤加减，见便干者，则用酒大黄荡除胃肠实热，使毒下泄，给邪以出路，佐以黄芩、生石膏、连翘、金银花清火解毒。火郁者清之，成痰者化之。此外，金起凤教授常嘱配合内服西黄醒消丸解毒化瘀止痛。

四、颜面部疖肿

医案 1　马某，男，26 岁，农民，初诊日期：1954 年 5 月 16 日

主诉：下颌生疮红肿疼痛伴畏寒发热 5 天。

现病史：5天前下颌偏右侧起一粟粒大小红色丘疹，发麻微痒，继则红肿坚硬有根，疼痛较甚，曾在某医院注射青霉素4天未能控制，伴畏寒发热，口渴纳呆，心烦恶心，大便干燥，2日未行。

检查：体温38.6℃，下颌偏右侧红肿灼热，中央有一脓头，根脚坚硬如钉，颌下淋巴结肿大，压痛明显。苔腻薄黄，舌质红，脉滑数。

辅助检查：血常规检查白细胞计数18.0×10^9/L，中性粒细胞82%，淋巴细胞26%。

中医诊断：颜面部疔

西医诊断：颌部疖肿

中医辨证：阳明热盛，挟痰上壅，毒火凝结。

治法：清热解毒，凉血化瘀。

方药：

野菊花12g	蒲公英30g	黄芩10g	生石膏（先煎）30g
川黄连6g	连翘15g	金银花15g	赤芍12g
浙贝母10g	竹沥半夏10g	炒枳实9g	生大黄（后下）10g

3剂，水煎服，每日1剂，早晚分服。

处理：疔疮中央脓头处，消毒后，用手术刀挑破稍见脓液，撒拔疔散少许，金黄膏外敷，每日换药1次。

二诊（5月19日）：上方服3剂后，寒热得解，大便通畅，微溏，疮口稍大，脓出较多，下颌部红肿坚硬显消，疼痛大减，心烦恶心亦减，颌下淋巴结缩小，上方去枳实、生大黄，加熟大黄10g，3剂，外用同上。

三诊（5月22日）：服药后疮口周围变软，疮内取出一小块坚硬腐肉，下颌部肿硬近半消失，颌下淋巴结已消，恶心已除，大便微溏，复查白细胞计数9.0×10^9/L，中性粒细胞74%，疮口改撒九一丹，玉露膏外敷。内服继用清热解毒、化痰消肿之剂，上方去生石膏、熟大黄，加川石斛20g，又服6剂而痊愈。

临诊思路：本例患于下颌部，下颌部属阳明经之分野，由于阳明热盛，火毒上攻，炼液为痰，痰随火升，凝聚为患。治以清热解毒，活血化瘀，方用野菊花、蒲公英、黄芩、连翘、金银花清热解毒消肿，赤芍清热凉血。生石膏、黄连清阳明炽热、除烦止渴，竹沥、半夏、枳实、浙贝母化痰散结，生大黄伍枳实以荡涤胃肠实热，使毒热下泄。一诊药后大便通畅，寒热得解，疮口脓出较多，红肿硬痛显减，疔疮脓多，佳兆也，说明毒邪已聚，病势渐轻，故二诊去枳实、生大黄之峻下，加熟大黄以化痰消肿。又服药3剂，下颌肿硬消退近半，疮口周围变软，疮口内有一块坚硬腐肉，此系疔根，随即取出，内服续进清热解毒，化痰消肿之剂，前后共服药12剂而愈。

医案2　沈某，女，32岁，工人，初诊日期：1964年3月21日

主诉：左颧部皮疹红肿疼痛，伴有身热6天。

现病史：6天前左颧部初起一粟粒大黄色丘疹，周围红肿焮热，麻痒作痛，后日渐肿硬扩大，恶寒发热，疼痛较甚，曾在某医院诊断颧部疖肿，经用青霉素、红霉素4天未能控制，伴恶寒发热、口渴、烦热、胸闷、恶心、溲赤便干。

检查：体温38.9℃，左颧部红肿灼热，根脚坚硬如钉，范围约2cm×3cm，红肿中央有一脓疱已破，微有脓液，肿势已波及左侧眼睑、鼻部及颊部。苔黄腻，舌红尖赤，脉弦滑数。

辅助检查：白细胞计数21.0×10⁹/L，中性粒细胞84%，淋巴细胞28%。

中医诊断：颧疔

西医诊断：颧部疖肿

中医辨证：心胃火炽，毒热壅结。

治法：清火解毒，凉血化痰。

方药：黄连泻心汤合五味消毒饮加减

豆豉10g	鲜生地黄30g	黄芩10g	生石膏（先煎）30g
黄连9g	炒栀子10g	金银花20g	紫花地丁30g
全瓜蒌15g	竹沥半夏10g	姜竹茹10g	生大黄（后下）9g

2剂，水煎服，每日1剂，早晚分服。

另服蟾酥丸2g，每晚睡前服。

外治：左颧部红肿中央疱破处掺拔疔散，金黄膏外敷。

二诊（3月23日）：服上方2剂后，汗出热退，体温降至37.5℃，便泄3~4次，左颧红肿热痛减轻，疱破处脓液增多，左侧眼睑、鼻、颊部肿势已消。上述诸症亦减，上方去生大黄，加赤茯苓15g，皂角刺9g，3剂，外用同前。

三诊（3月26日）：药后体温正常，左颧肿硬显消，中央疱破口周围变软，脓出较多，胸闷恶心已除，口渴烦热又减，但觉饮食不佳，苔薄黄舌质红，脉弦滑。复查：白细胞计数9.6×10⁹/L，中性粒细胞75%。

方药：

野菊花12g	紫花地丁30g	黄芩10g	黄连6g
连翘12g	金银花15g	川石斛20g	法半夏10g
陈皮10g	土贝母10g	赤芍12g	茯苓15g

4剂，水煎服，每日1剂，早晚分服。

外治：疮口改掺少量九一丹提脓，玉露散外敷。

四诊（3月31日）：服药后，左颧部肿硬继续变软又缩小，疮口稍减脓出略少，纳谷好转，再予上方加当归10g又服6剂而获愈。随访2月未复发。

临诊思路：本例患者因心胃火盛，复感风热，风热挟毒，致毒热上壅，痰随火升，蕴郁肌肤，聚结而成。一诊予清火解毒，凉血化痰，药后便泄，体温下降，左颧部红肿热痛减轻。疮口脓液增多，左睑、鼻、颊肿势消失，预示病势趋缓，毒聚热衰，投药见效，仍宗前法，去生大黄，加赤茯苓清利湿热，皂角刺托毒软坚。三诊时体温已恢复正常，左颧肿硬显消，疮口脓出较多，诸症减轻，唯纳谷不香，说明毒热未清，胃气未复，故治法改为清热凉血、和胃消肿，又服10剂而愈。

医案3　钱某，男，38岁，干部，初诊日期：1965年7月16日

主诉：右鼻孔外侧长疮伴红肿6天，发热4天。

现病史：6天前右鼻孔外缘起一粟粒大小疮，初起微痒不痛，用手挤压后，渐见红肿扩大，焮热疼痛，肿势延及右侧颜面。四天来出现恶寒身热，口渴心烦，恶心纳减，大便干燥。曾去某院注射青霉素4天，未能控制。

检查：右鼻孔外缘迎香处有一米粒大脓头，疮顶高突已溃，稍有脓液，四周红肿焮热，根脚坚硬，范围约2cm×2cm，浮肿已延及右脸大部及上下眼睑。体温38.6℃，舌质红，苔薄黄，脉弦滑数。

辅助检查：白细胞细胞$17.0×10^9$/L，中性粒细胞83%，淋巴细胞23%。

中医诊断：颜面部疔疮

西医诊断：鼻面部疖肿

中医辨证：肺胃热盛，火毒结聚。

治法：清热化毒，凉血消肿，佐以透托。

方药：

豆豉10g	栀子10g	黄芩10g	生石膏30g（先煎）
蒲公英20g	金银花15g	连翘15g	赤芍12g
法半夏10g	炒枳壳9g	全瓜蒌20g	皂角刺9g

3剂，水煎服，每日1剂，早晚分服。

外治：先用三棱针刺双侧少商穴出血，再用毫针针双侧合谷、曲池泄火清热，日1次。外用药制苍耳虫6条，捣烂涂于疮顶已溃处，金黄膏外敷每日换药1次。

二诊：（7月19日）药后汗出，身热得解，右鼻孔外侧红肿热痛显减，右脸及眼睑浮肿已消，疮顶脓出较多，毒得外泄，腑行通畅，诸症亦减。复查：白细

胞计数 $9.0 \times 10^9/L$，中性粒细胞 75%。内服继予清热凉血，化痰托毒

野菊花 12g	蒲公英 20g	金银花 15g	大青叶 15g
紫花地丁 30g	天花粉 30g	赤芍 12g	竹沥半夏 10g
陈皮 10g	茯苓 15g	皂角刺 9g	

3 剂，水煎服，每日 1 剂，早晚分服。

疮口改掺五五丹少许，玉露膏外敷。

三诊：（7 月 22 日）服上方 3 剂后，疮口内一小块腐肉已脱，脓泄之后，4 周肿硬大半消退，恶心已除，胃纳好转，嘱继服上方，五剂而愈。

临诊思路： 本例疔毒其病变在鼻颊部，四周红肿热痛明显，于右鼻孔外缘迎香穴，迎香乃手阳明之穴位，结合部位与辨证，其病机系肺胃热盛，挟痰上僭，毒火聚结所致。方用栀子、黄芩、金银花、连翘、石膏、公英清热解毒消肿，赤芍清热凉血，豆豉合栀子既可宣表退热，又能除心中懊憹，瓜蒌、枳壳、半夏宽胸理气，化痰通降，皂角刺透脓托毒。药后汗出，身热得解，大便通畅，疮顶脓出较多，4 周肿硬显减，右脸眼睑浮肿消失，疔毒已聚，毒热渐清，继予清热凉血，化痰托毒之剂以善后。

医案 4 陶某，男，31 岁，商人，初诊日期：1956 年 9 月 6 日

主诉：上唇部长疮、唇部颜面红肿疼痛 7 天，伴高烧 6 天。

现病史：7 天前上唇部突然突起一粟粒大淡黄色丘疹，周围红肿，稍觉痒痛，患者未予重视，仍吃荤腥一次，翌日，上唇部红肿扩大，自觉肿胀加重，遂取缝针将丘疹挑破，又挤压了一下，旋即红肿迅速扩散而延及颜面，疼痛日增，伴有恶寒高热，即去某医院注射青霉素、链霉素，口服红霉素六天未控制，肿势仍逐渐扩大，现已扩及下唇、颌、颈，上至脸面眼睑。伴有高烧，神志恍惚，口渴烦热，胸闷呕恶，大便干秘，3 日未行。

检查：体温 39.5℃，痛苦面容，整个上唇红肿灼热，唇两侧肿而坚硬，中央水疱处有一绿豆大小疮口，流少量脓液，两侧脸面，眼睑均浮肿色红，下唇、下颌及前额亦红肿，张口困难，颈转侧不利，颌下淋巴结肿大，有明显压痛。舌红绛，苔黄腻，脉滑数大。

辅助检查：白细胞计数 $22.0 \times 10^9/L$，中性粒细胞 86%，淋巴细胞 21%。

中医诊断：①唇疔，②走黄

西医诊断：①唇部疖肿，②败血症

中医辨证：心脾火炽，挟痰上蒸，毒渐传里，浸淫营血，气血两燔，壅结为患。

治法：凉血败毒，清心化痰，通腑泄热。

方药：

犀角尖粉（冲）0.9g　　　　　　　羚羊尖粉（冲）0.6g

生石膏（先煎）30g　　　　　　　　鲜生地黄 30g　　黄连 9g

知母 12g　　　连翘 15g　　　　　炒枳壳 10g　　　竹沥半夏 12g

石菖蒲 9g　　　川贝 9g　　　　　赤芍 15g　　　　生大黄（后下）12g

玄明粉（分冲）9g

以金银花露、枇杷露各 300ml 代水煎药，2 剂（为一日量），每剂煎 3 次，每 4 小时服 1 次。另服紫雪丹 1.5g，每日 4 次。

外治：取药制苍耳虫 1 条捣烂涂于上唇疮口处，金黄膏外敷，日 2 次，颜面、下唇、颌、颈红肿处，取新鲜马齿苋捣汁调金黄膏外敷，日 3 次。

二诊（9 月 7 日）服药后，体温降至 38.5℃，大便得解而畅，神志稍清，颜面红肿略减，仍宗前法，上方去玄明粉继服，2 剂（为一日量），每剂煎 2 次，每 6 小时服一次，紫雪丹、外用同上。

三诊（9 月 9 日）服上方 2 天后，体温降至正常，神志已清，上唇疮口脓出较多，四周肿硬显软，颜面、下唇、下颌、颈部红肿又减轻，烦渴、恶心等证亦减，但觉口渴喜饮，咽干舌燥，饮食欠佳，苔薄黄燥舌红绛，脉滑细数。毒热减轻，而症见阴伤津耗，治拟凉血解毒、养阴清热，佐以化痰托毒，复查白细胞计数 13.0×10^9/L，中性粒细胞 79%。

方药：犀角尖粉（二次分冲）0.6g

生地黄 20g　　　鲜石斛 15g　　　玄参 18g　　　　生石膏（先煎）30g

天花粉 30g　　　金银花 30g　　　紫花地丁 30g　　竹沥半夏 10g

陈皮 10g　　　　川贝 9g　　　　　赤芍 15g　　　　皂角刺 9g

2 剂，水煎 3 次，每日 1 剂，早中晚各服 1 次。

外治：上唇疮口改掺五五丹少许，玉露膏外敷。先用三棱针刺双少商、中冲穴出血，后用毫针针双侧合谷、曲池、委中穴，留针 15 分钟，每日 1 次。

四诊（9 月 11 日）：服上方 2 剂后，上唇肿硬又减轻，疮口稍大，疮内有腐肉黏着，流脓较多，颜面、下唇及颌、颈部红肿大半消退，颌下肿大淋巴结消失，口渴咽干亦好转。白细胞计数 9.4×10^9/L，中性粒细胞 76%，药既见效，仍宗前法：予上方去犀角尖粉、竹沥半夏，加香谷芽 12g 3 剂。外用同上。

五诊（9 月 14 日）：服药后脸、下唇、颌、颈部浮肿已消，上唇肿硬显消，疮口内一坚硬腐肉已松动，随即用消毒镊子取出，九一丹、玉露膏外敷，日一次。内服改用养阴清热和胃托毒：

生地黄 20g　　　　玄参 18g　　　　天花粉 30g　　　金银花 15g

| 紫花地丁 30g | 白茅根 30g | 当归 10g | 赤芍 12g |
| 川石斛 20g | 茯苓 15g | 香谷芽 12g | |

后按此方随证稍予加减又服药 8 剂而愈，随访 2 个月未见不适。

临诊思路： 本例疔疮患于上唇部，上唇系危险三角区，起始一粟大黄色小疱，周围红肿尚局限，此时宜积极治疗，当可望短期荡平。然患者不予重视，并进行挤压，致使疔毒迅速扩散，红肿蔓延并伴有高热，神志恍惚、渴饮烦热、呕恶、便秘等证。乃为心脾热炽，挟痰上蒸，蒙蔽官窍，毒渐传里，入于营血，气血两燔，内走脏腑，有毒陷心包，内犯君主之势，而成走黄之症，诚属危笃之重候，方用犀羚承气汤合清瘟败毒饮加减治以凉血败毒，清心化痰，通腑泄热。服药一日，体温下降，大便得解，神志稍清，又服药 2 天，体温恢复正常，神志已清，疮口脓出较多，毒泄之后，上唇肿硬显软，颜面、下唇、颌、颈部红肿减轻，诸症亦瘥减，惟感口渴喜饮，咽干舌燥，饮食不佳，缘由毒热内炽，灼阴伤津所致，故三诊内治之法改予凉血解毒、养阴清热为主，佐以化痰托毒之剂。此时患者，神志已清，精神好转，病虽脱险，而毒热尚盛，故又用三棱针刺少商、中冲出血，再用毫针针合谷、曲池、委中穴以清泄毒热。药后上唇肿硬又减，面、颌及颈部红肿大半消退，颌下肿大淋巴结消退，口干咽干见轻，又按上方去犀角、竹沥半夏，加香谷芽以醒脾开胃，适至五诊，脸、下唇、颌、颈浮肿已全退，上唇肿硬显消，疮内一块坚硬腐肉松动，此系疔根，随即取出，内服改用养阴清热、和胃托毒之剂，后按此方又服药八剂告愈。

【按语】 现代医学中发生于颜面部的疖、痈、蜂窝织炎等，属于中医疔的范畴。疔为中医外科特有的病名，指疔疮好发于头面、手足等处，疮形虽小，但根脚坚硬，有如钉丁之状，发病迅速，易于造成毒邪走散蔓延。古代医家根据疔疮所生部位有不同的命名，如发于颜面的有唇疔、颧疔、眉心疔、印堂疔等，发于手足的有蛇眼疔、蛇头疔、蛇腹疔、托盘疔等，除此以外还根据发病的不同形态命名的红丝疔、烂疔、疫疔等。自古医家认为疔疮乃火毒大症，来势迅猛，其毒重笃，易散难聚，非一般外疡可比，其中尤以颜面疔疮最为危险，易于走黄。多数医家多辨为火毒蕴结，多治以清热凉血解毒，并根据疾病进程配合以箍围消肿、提脓祛腐、生肌收口的外治疗法。

金起凤教授常根据疔疮发病部位结合全身症状进行局部辨证、经络辨证、脏腑辨证。如颧疔为阳明胃经之主部，多为胃腑积热；鼻疔多由肺胃火毒；唇疔多为脾经火炽等。认为本病根据邪气侵犯脏腑的不同，总由肺胃或心脾热盛等脏腑积热，挟痰上僭，毒火聚结所致。治疗首重清热解毒凉血，常用鲜生地黄清热凉血、黄芩、栀子、金银花、紫花地丁清热解毒消肿；生石膏、黄连清心胃火炽，除烦解渴，豆豉宣表退热，瓜蒌、竹沥半夏、竹茹宽胸顺气、化痰降浊，生大黄通腑泄热。

从脏腑经络来说，金起凤教授认为面部系阳明经循行部位，阳明为多气多血之腑，一有病发，最易气壅火炽，疔为火毒，一旦生于面部，若不及时治疗，疔疮可迅即扩散走黄，火毒亢炽，易使火毒走散入里，逆传心包，而出现神昏谵语之危候。《疡科纲要》谓"总之皆清心肝二脏之热"。须立即在鲜地黄、金银花、赤芍清热凉血解毒基础上加用犀角、羚羊角、石膏、知母、黄连清心脾之火热，平肝息风以抑肝风之内动，枳壳、竹茹、菖蒲、川贝化痰降逆，开窍宣闭。连翘透营转气；枳壳配生大黄、玄明粉荡除胃肠实热，导热毒从下而泄，更用枇杷露之甘凉苦泄、清肺热、护胃气。另兼服紫雪丹清火解毒、宁心安神。外疡之宜于大剂寒凉，而不虞太过者，惟此（疔毒走黄）一证。对于疔毒重症，金起凤教授认为当以寒凉直折之剂。

服药强调前3天每日服2剂，以防病重药轻，复生他端。可同时配合针灸，采用针刺少商出血，再配伍针刺合谷、曲池，以凉火败毒，疗效较捷。疔疮初溃时，选用苍耳虫捣烂外涂，拔毒提脓效果颇佳。

五、手指部感染

医案1　李某，男，18岁，学生，初诊日期：1972年11月26日

主诉：左手中指肿痛7天，伴发热6天。

现病史：7天前左手中指端不慎被木刺扎伤，当时即取出木刺，当晚手指肿痛，第二天红肿疼痛加重，午后怕冷发热，即去某医院诊以外伤感染，经注射青霉素，口服穿心莲片治疗6天未效，肿痛反日渐增剧，伴恶寒身热，口渴口苦，心中烦热，溲赤便干，饮食欠佳。

检查：体温38.6℃，左手中指端肿如蛇头，整个中指红肿灼热，指端疼痛尤剧，左手背肿胀色红。苔腻薄黄，舌红赤，脉弦数。

辅助检查：白细胞计数17.0×10^9/L，中性粒细胞82%，淋巴细胞17%。

中医诊断：蛇头疔

西医诊断：化脓性指头炎

中医辨证：外伤染毒，湿火炽盛，毒热壅滞。

治法：清火凉血，解毒利湿。

方药：

鲜生地黄 30g	龙胆草 10g	黄芩 12g	生石膏（先煎）30g
黄连 9g	连翘 15g	金银花 30g	紫花地丁 30g

赤芍 15g　　　　赤小豆 30g　　　　生甘草 6g　　　　生大黄（后下）9g

2 剂，水煎 3 次，每日 1 剂，早中晚各服 1 次。

另服西黄醒消丸 3g，日 2 次。外用新鲜芭蕉根捣汁，调金黄散频频外敷红肿处。

二诊（11 月 28 日）：服上方 2 剂后，腑行通畅，体温降至 37.3℃，左手中指红肿热痛减轻，左手背红肿显消，口渴烦热亦好转。治宗前法，上方去龙胆草、生大黄，加当归尾 10g，熟大黄 9g，3 剂。丸药同上。

三诊（12 月 2 日）：药后体温恢复正常，左手中指红肿热痛显减，左手背肿势消失，心烦发热已除，饮食有所好转，稍觉咽干口苦，大便微溏，复查白细胞计数 8.4×10^9/L，中心粒细胞 75%。此为毒热渐清，胃阴已耗，治宜养阴清热，凉血活血。方药：

金银花 15g　　　连翘 10g　　　　紫花地丁 30g　　生地黄 20g

白茅根 30g　　　川石斛 20g　　　天花粉 30g　　　赤芍 12g

丹参 15g　　　　绿豆衣 10g　　　茯苓 12g

服上方 5 剂后，左手中指红肿疼痛全部消失，诸症已瘥而获痊愈。

临诊思路：本例患者始由手指扎伤，感染毒邪，毒热窜于经络，攻于皮肉之间，使气血逆从，营卫失调，故病发左手中指红肿热痛日增，身热不退，渴饮烦热，溲赤便干，苔黄脉数之候。证属外伤染毒，厥少火炽，毒热壅阻为患。故方用龙胆草、黄芩、黄连、连翘、甘草泻厥少炽火，石膏清阳明之热盛，鲜地黄凉血、赤芍凉血活血化瘀，金银花、紫花地丁清热解毒消肿，赤小豆清利湿热，加生大黄通腑下毒热，配服西黄醒消丸，以清热解毒、化瘀止痛消肿。药后体温下降，左手中指红肿热痛减轻，左手背红肿显消，诸症亦减。二诊去龙胆草、生大黄，加当归尾、熟大黄以增强化瘀消肿之效。又服 3 剂，身热已解，左中指红肿热痛显减，惟觉咽干口苦。毒热渐清，而胃阴已耗，故内治改予养阴清热、凉血活血之剂，又服 5 剂臻愈。

医案 2　马某，女，24 岁，工人，初诊日期：1974 年 10 月 21 日

主诉：右手食指红肿六天，右前臂起红线伴疼痛 5 天。

现病史：6 天前右手食指第三节指背起一粟大脓头，周围红肿，翌日局部红肿疼痛加重，右手背延及腕部起红线一条，兼有畏寒发热，去某医院诊断为右手指疔肿，合并急性淋巴管炎，经注射庆大霉素、口服红霉素治疗 5 天未控制发展，红线向前臂延伸已达肘窝部，疼痛较甚，伴恶寒发热，口干且苦，小溲黄赤，食欲不佳。

检查：体温 38.6℃，右手食指红肿，右手背亦波及红肿，第三节指背部中央有一脓头，已破溃，疮口流少量脓性分泌物；沿右手背、前臂内侧延及肘窝部有一条线状红线，压之疼甚，腋下淋巴结未扣及。舌质红，边有瘀点，苔薄黄，脉弦滑数。

辅助检查：白细胞计数 $18.0 \times 10^9/L$，中性粒细胞 84%。

中医诊断：红丝疗

西医诊断：①右手指疗肿　②急性淋巴管炎

中医辨证：火毒亢炽，致毒热上延。

治法：清火解毒，凉血化瘀。

方药：

龙胆草 10g	黄芩 10g	黄连 9g	栀子 10g
连翘 15g	金银花 30g	鲜生地黄 30g	牡丹皮 15g
赤芍 15g	当归尾 10g	生甘草 6g	木通 9g

3 剂，水煎服，每日 1 剂，早中晚 3 次分服。

另服西黄醒消丸 3g，日 2 次。

外治：红线处消毒后，先用三棱针于红线尽处，挑断，微令出血，继沿红线行走路线，寸寸挑断，亦微令出血，泄其毒热，然后外敷金黄膏于红线上及食指红肿处，每日 2~3 次，右食指疮口处，掺拔疗散少许，金黄散外敷。

二诊（10 月 24 日）：服上方 3 剂及挑刺前臂 2 次后，寒热已解，右食指红肿热痛减轻，疮口脓出较多，右手背红肿消失，红线大半消退，食欲较前好转，苔薄黄舌红。白细胞计数 $9.6 \times 10^9/L$，中心粒细胞 75%，再拟凉血清热，益阴泄湿之剂。

方药：

金银花 15g	连翘 12g	紫花地丁 30g	生地黄 20g
牡丹皮 15g	赤芍 15g	川石斛 15g	天花粉 20g
生薏苡仁 15g	白茅根 30g	赤茯苓 12g	

3 剂，水煎两次分服，丸药同上，手指疮口改掺五五膏少许，金黄膏外敷。

三诊（10 月 28 日）：服药后，右食指红肿显消，疮口已浅，流脓显少，红线已全部消失，饮食正常，嘱服前方 5 剂，于 11 月 5 日获临床痊愈。

临诊思路：红丝疗多生于四肢，好发于前臂或小腿内侧，大多先患疗疮、痈疽等阳之证，或因皮肤破伤，感染邪热毒气，致使火毒走散，窜注经络，气血凝滞而成。本例正如上述，疮先发于食指，翌日红肿热痛增重，即出现红线一条，伴发寒热，随即红线延及肘窝，疼痛颇甚。本患者系火毒亢炽之证，易窜注于经络而为患，故方用龙胆草、黄芩、黄连、栀子、连翘、甘草清火败毒以消肿；鲜生地黄、牡丹皮、金银花、赤芍、当归尾凉血解毒，化瘀散结；木通清热利湿。另服西黄醒消丸辅以清热解毒，化瘀止痛。此外，更合用挑刺，于红肿清浅处挑断出血，继沿红线行走路线，寸寸挑断，微令出血，使毒热外泄，疗效尤捷。服药 3 剂，寒热得解，右食指红肿热痛减轻，右手背红肿消失，红线多半消退，继予凉血清热、益阴泄湿之剂，又服 3 剂，右食指红肿显消，疮口流脓已少，红线已全消，食眠正常，又嘱服 5 剂而痊愈。

医案 3　徐某，男，52 岁，农民，初诊日期：1965 年 4 月 13 日

主诉：右手虎口肿痛，伴有身热 5 天。

现病史：5 天前，右手合谷穴处被玻璃刺破，旋即出现红肿胀痛，连及手背，伴发恶寒身热，即去某医院诊断为右手掌鱼际间隙感染，经注射青霉素口服消炎片五天未能控制，红肿胀痛反日渐加重，且起一条红线，延及前臂，伴有恶寒高热，渴喜凉饮，心中烦热，溲赤便干。

检查：体温 38.9℃，右手大致、次指歧骨间合谷鱼际处红肿显著、灼热痛甚，右手背高度红肿，大指、次指亦波及红肿，伸缩不利，延右腕、前臂内侧延及肘窝出现一条线状红线，有压痛，右腋有一淋巴结、压痛明显。舌红尖赤，苔黄腻，脉弦数有力。

辅助检查：白细胞计数 21.0×10^9/L，中性粒细胞 85%，淋巴细胞 19%。

中医诊断：虎口疔

西医诊断：①右手掌鱼际间隙感染　②急性淋巴管炎

中医辨证：火毒炽盛，毒热壅结，病势鸱张。

治法：泻肝清火，凉血解毒，佐以化瘀。

方药：

羚羊角粉（分冲）0.6g	鲜生地黄 30g	黄芩 12g
黄连 10g　　生石膏（先煎）30g	连翘 15g	
金银花 30g　　牡丹皮 15g	赤芍 15g	桃仁 10g
生甘草 6g　　生大黄（后下）9g		

水煎 3 次分服，另服西黄醒消丸 3g，日 2 次。

外治：①红线处挑刺出血，法同上例，红丝疔，挑刺后，外敷金黄膏于红线上及鱼际红肿处，日 2~3 次。②右手背红肿处，取新鲜马齿苋捣汁调金黄散，频频外敷。③少商、中冲穴消毒后用三棱针刺出血少许，以泄其毒热。

二诊（4 月 15 日）：服上方 2 剂，便泄 2 次，体温降至 37.5℃右合谷鱼际处红肿热痛减轻，右手背红肿显减，红线消退过半，渴饮烦热亦见轻。投药见效，继予清火解毒，凉血化瘀之剂。

方药：

黄芩 10g	生石膏（先煎）30g	黄连 9g	连翘 15g
金银花 30g	紫花地丁 30g	鲜生地黄 30g	赤芍 15g
桃仁 25g	冬瓜皮 25g	生甘草 6g	

3剂，煎服法同上，丸药、外用同上。

三诊（4月18日）服药后，体温恢复正常，右手合谷鱼际肿痛显减，右手背红肿大部消失，红线已全消，右腋肿大淋巴结已消，复查：白细胞计数 8.8×10^9/L，中性粒细胞74%，但觉口干舌燥，纳谷欠佳，苔薄黄、舌红少津，脉弦滑，治宜养阴益胃，清热泄湿。

方药：

北沙参 30g	天花粉 30g	川石斛 20g	玄参 15g
生地黄 20g	金银花 15g	紫花地丁 30g	赤芍 15g
绿豆衣 10g	生薏苡仁 15g	茯苓 12g	

3剂，水煎2次，分服。

四诊（4月22日）：药后右手鱼际肿痛轻微，右手背红肿已全消，口舌干燥，纳谷好转，按上方又服6剂而治愈。

临诊思路： 虎口疔又称合谷疔，合谷为手阳明经原穴，手阳明系多气多血之经，一旦疔疮患于合谷，多起发快且成脓速，局部即现暴肿焮赤，胀痛不休，是手足部疔疮中的重症。本例患者先蕴脏腑炽热，皮肤破伤致邪热毒气乘隙而深入，与内蕴热毒交并为患化火蕴毒，致厥阴阳明火毒炽盛，营血被灼，邪毒走散经络，症见右虎口、手背红肿显著，灼热痛甚并有红线延及右前臂肘窝，伴有恶寒高烧，渴饮烦热，苔黄脉数之重候。故方用羚羊尖清泻肝经之大热，以防风之内动，黄芩、黄连、连翘清火解毒，石膏除烦止渴，鲜生地黄、金银花、牡丹皮凉血败毒消肿，赤芍、桃仁活血化瘀，加用生大黄荡涤胃肠实热，导毒热排出体外，甘草调和诸药。另配西黄醒消丸助以清热解毒、化瘀止痛，又在合用挑刺进行寸寸挑断出血，同时又刺少商、中冲穴出血，以利毒热较快排泄于外。服药2剂大便通畅，体温下降，红肿热痛减轻，红线消退过半，渴饮烦热亦瘥减，病势已获控制，继以清火解毒，凉血化瘀之剂。又服药3剂，体温正常，右手虎口肿痛显减，右手背红肿大半消失，红线已全消，惟剩口干舌燥，食欲欠佳，缘由毒热渐清，胃阴已耗，热邪内灼，致阴伤津耗，故内治之法，改用养阴益胃，清热泄湿，又服药9剂，历时二旬而治愈。

【按语】 手指部的感染，如手指部脓肿、急性淋巴管炎、手掌鱼际间隙感染等，属于中医手足疔的范畴。根据部位和皮疹形态，中医命名为蛇眼疔、蛇头疔、蛇腹疔、托盘疔、红丝疔等。此病和颜面部疔同以疔论治（可参阅颜面部疔），多为火毒蕴结而成，或为脏腑积热，或为外伤染毒化火。金起凤教授治之多以清热解毒为主，辅以活血散瘀为法。临证依其发病部位、循经而治。如鱼际部位为阳明热炽，易于灼营血邪毒走散而为重证，故常以羚羊角清泄大热。手指疔疮易伤筋损骨，颜面疔疮易走黄，临证要重视。

六、疖

医案1　张童，男，13 岁，初诊日期：1957 年 7 月 14 日

主诉：头部起皮疹伴红肿热痛 4 天。

现病史：患童经常外出曝晒阳光，4 天前头部起 3 个丘疹，初似枣核，后扩展成栗子大，自觉热痛明显，伴口渴喜饮，心烦溲黄，饮食不佳。

检查：后脑及头顶部，有 3 个小疖，如栗子大小，红肿高起，灼热痛甚，根脚收束，头顶一疖中央有一个黄白脓头，已破微有脓液，局部皮肤潮红。苔腻薄黄舌质红，脉滑数。

辅助检查：白细胞计数 15.0×10^9/L，中性粒细胞 79%。

中医诊断：暑疖

西医诊断：疖

中医辨证：暑热外侵，毒热壅结。

治法：祛暑化湿，清热解毒。

方药：解暑败毒散加减

香薷 9g	藿香 10g	黄芩 10g	黄连 5g
天花粉 30g	赤芍 15g	连翘 10g	金银花 15g
陈皮 10g	赤茯苓 15g	皂角刺 12g	

3 剂，水煎服，每日 1 剂，早晚分服。

外治：后脑二疖，外敷金黄膏；头顶一疖脓头，掺九一丹少许，外敷玉露膏，每日换药 1 次。

二诊（7 月 18 日）：服药后，头顶一疖流出脓液较多，红肿明显缩小，疼痛显减，后脑二疖红肿热痛减轻，复查：白细胞计数 9.0×10^9/L，中性粒细胞 74%，上方去香薷，加浙贝母 10g。外用同前。

三诊（7 月 22 日）：服上方 3 剂后，头顶一疖一肿消近愈，余二疖肿硬亦明显缩小，不觉疼痛，继上方又服 3 剂而痊愈。

临诊思路：患者于夏季发病，且长期曝晒阳光，外感暑热邪气，蕴郁肌肤，局部热毒阻滞气机，气血失和，发为本病。火热扰心，故见心烦，火热上蒸头面，故见口干口渴，火热下移小肠，故见溲黄，暑热多挟湿，阻滞中焦气机，故见胃纳不香，方药以祛暑化湿，清热解毒为主。以《洞天奥旨》解暑败毒散加减，香薷、藿香祛暑化湿，黄芩、黄连、金银花、连翘共同清热解毒，陈皮理气调中化痰，赤茯苓宁心利水，天花粉清热生津，亦助皂角刺消肿排脓。二诊暑疖已成脓，红肿疼痛减轻，盖香薷乃夏月解表之药，不可多服，故去香薷，加浙贝母以清热化痰散结。

医案2 朱某，女，33岁，工人，初诊日期：1963年10月17日

主诉：全身疖肿伴疼痛反复发作4个月。

现病史：4个月前，开始在颈后、背、臂、各起一个红色丘疹，后渐增大，变成枣大红色质硬结节，疼痛较甚，数日后可自行破溃，脓出而愈。四月来常此愈彼起，续出不已，曾在某医院诊断疖病，经用青霉素等多次治疗不能控制。伴有口干且苦，小便黄赤，大便干结。

检查：颈后、上背、臀部及左上臂起蚕豆至杏核大结节五枚，红肿高突，范围局限，压痛明显，苔腻薄黄，舌红有瘀斑，脉弦滑。

辅助检查：白细胞计数 15.6×10^9/L，中性粒细胞80%，淋巴细胞20%

中医诊断：多发性疖肿

西医诊断：疖病

中医辨证：热毒偏盛，络阻血瘀。

治法：清热解毒，凉血化瘀法。

方药：五味消毒饮加味

野菊花12g	蒲公英20g	金银花15g	地丁30g
鲜生地黄25g	浙贝母10g	赤芍15g	桃仁12g
红花10g	川牛膝12g	炮山甲10g	

5剂，水煎服，每日1剂，早晚分服。

另服醒消丸3g，每日2次。外用金黄膏外敷，每日1次。

二诊（10月22日）：服上方5剂后，上述疖均已缩小，色红疼痛显减，大便通畅。复查：白细胞计数 9.2×10^9/L，中性粒细胞74%，继予前方5剂，丸药同上。

三诊（10月28）：服药后，疖肿已缩小至指甲盖大小，压痛轻微，饮食二便正常，又按上方去鲜生地黄继服5剂而告愈，3个月后随访未复发。

临诊思路：患者平素偏嗜甘腻辛辣，内伤脾胃，湿热蕴积，气机不畅，使经络阻塞，气血瘀滞，热瘀互结，郁久化为热毒，发于肌肤，故生疖病。口干口苦，大便干燥则为热毒上蒸头面，下移大肠之象。疖肿多发，续出不已，局部红

肿热痛明显，故用野菊花、公英、金银花、紫花地丁、生地黄清热凉血解毒消肿，赤芍、桃仁、红花、活血化瘀，浙贝母、炮山甲散结消痰，川牛膝宣通经络。本例另配服醒消丸，即助以解毒化瘀止痛。

医案 3　姜某，女，工人，初诊日期：1965 年 3 月 21 日

主诉：全身皮疹反复发作 3 个月。

现病史：3 月来颈、背、臂、四肢不断起结节伴疼痛，次愈彼起，续出不已，曾在某院经用青、链霉素、胰岛素等。治疗效果不明显，伴口渴多饮，体倦乏力，尿频量较多，饮食不佳。

既往史：患消渴病 4 年。

检查：右颈、臂、双下肢有蚕豆大结节 4 个，色红灼热，压痛明显，臀部结节按之已有波动感。舌质红、苔薄黄、脉细数。

辅助检查：化验空腹血糖 12.0mmol/L，尿糖（++）

中医诊断：多发性疖肿

西医诊断：糖尿病性疖病

中医辨证：气阴两伤，阴虚火旺，气血凝滞。

治法：滋阴清热，益气化瘀。

方药：

生地黄 20g	山萸肉 10g	山药 20g	天麦冬各 12g
玄参 20g	生黄芪 20g	当归 15g	赤芍 15g
丹参 15g	川石斛 20g	芦根 30g	天花粉 20g

6 剂，水煎服，每日 1 剂，早晚分服。并服醒消丸 3g，日 2 次。

外治：臀部一疖，在局麻下，切开排脓后，塞入五五丹药捻引流，玉露膏外敷，其余疖肿均以金黄膏外敷，每日换药 1 次。

二诊（3 月 27 日）：服上方 6 剂后，多饮多尿减轻，全身乏力如前，臂疖出脓后，肿痛大减，脓显减少，其余三疖肿，肿疼也减轻，苔脉同前，继宗前法出入。

方药：

生黄芪 30g	生熟地各 15g	山药 20g	麦冬 12g
玄参 15g	黄精 12g	川石斛 20g	天花粉 30g
芡实 20g	当归 30g	川芎 10g	丹参 20g
红花 10g	川淮牛膝各 15g		

7 剂，水煎服，每日 1 剂，早晚分服。

臂疖疮口，改掺九一丹少许，外敷玉露膏。

三诊（4月4日）：服药后，多饮多尿明显减少，体乏饮食显好转，复查：血糖、尿糖均正常，臀部疮口已结痂而愈，其余三疖明显缩小，已不觉疼痛，又按上方继服10剂，疖肿获全部消退，糖尿病缓解。4个月后随访未复发。

临诊思路：患者脏腑燥热，阴虚火旺，灼耗气阴，发为消渴，症见口干、多饮，病久气阴亏虚，故见神疲乏力，阴亏津液不荣肌肤，气虚不能行血，气血瘀滞，郁久化热，热盛肉腐，发为本病，病在肺脾肾，而根在肾。治以滋阴清热，益气化瘀。方用生地黄、麦冬、玄参、天花粉、石斛、芦根滋阴清热生津，山萸肉、山药、天冬补肾固元，生黄芪配合当归、赤芍、丹参以益气活血化瘀。药后口渴多饮、多尿好转，疖病红肿热痛减轻，唯全身乏力同前，故二诊增黄芪之用量，配黄精以加强补气，去山茱萸肉之酸涩，天冬、芦根之甘寒清热，加熟地黄、芡实滋阴固肾，去赤芍之凉血，增强当归之用量，加川芎、红花，以增强活血化瘀之功，更用川怀牛膝通络散结，冀疖病较快化消。

【按语】现代医学的疖，是指发生在肌肤浅表部位、范围较小的急性化脓性疾病，可按中医疔论治，谓疔疮毒之小者。本病常于夏秋湿热季节发生，由内郁湿热，外感暑热或风热，内外合邪而为病，多治以清热解毒、消暑化湿。金起凤教授认为疖病在外多为风热蕴毒，或为暑湿热毒；在内则为湿热，或为虚火。同时，金起凤教授认为热邪亦可引起气血凝滞之象，热盛则气壅血凝、煎熬成瘀，留于脉络而血运不畅。血热则瘀滞不散，因此在清热的同时往往兼顾活血化瘀通络。发于夏季暑湿者，清热去暑化湿为法，解暑热乃为正治。若疖肿多发，日久不瘥，多为湿热蕴结或脏腑燥热。

成年患者发疖者，多由平时恣食肥甘辛辣，因肥甘厚味令人中满、易生湿酿热，致健运失职，湿热蕴积，郁久可转化为热毒，使经络阻塞，气血瘀滞，热盛肉腐而成脓，故以五味消毒饮清热解毒，配合赤芍、桃仁、红花、川牛膝活血化瘀通络；浙贝、穿山甲散结消痰。若常法治疗效果不佳，患者同时伴有口渴多饮，消谷善饥，心烦不眠等症时，需检查血糖。金起凤教授认为消渴患者疖肿为标，病本在脏腑燥热，阴虚火旺，营卫失调，致气血凝滞。三消一证，虽有上中下之分，其实不越阴亏阳亢，津涸热淫而已。治以麦冬、玄参、天花粉、石斛等滋阴清热、生黄芪、黄精等益气，赤芍、丹参等活血化瘀则疖肿亦消。本病以通为顺，早期宜消肿止痛，外用金黄膏、玉露膏，脓头可溃破则预后较好。

七、丹毒

医案1　吴某，男，55岁，初诊日期：1994年5月17日

主诉：右足拇趾侧皮疹伴红肿热痛2天。

现病史：2 天前出现右足拇趾侧红肿热痛，疼痛明显，未予诊治。渐加重，红肿蔓延，疼痛加重遂来就诊。

查体：右足拇趾、足背局部弥漫潮红肿胀，皮肤紧张光亮，触痛明显，同侧腹股沟淋巴结未触及肿大。舌暗红，苔黄腻，脉滑数。

辅助检查：血常规检查白细胞计数 $14.1 \times 10^9/L$，中性粒细胞 75%，淋巴细胞 22%。

中医诊断：流火

西医诊断：丹毒

中医辨证：湿热下注，气血瘀滞。

治法：清热解毒除湿，活血化瘀。

方药：

豆卷 20g	炒黄柏 10g	黄连 9g	连翘 12g
金银花 30g	牡丹皮 15g	炒白术 18g	赤芍 15g
三棱 15g	莪术 15g	冬瓜皮 30g	川牛膝 15g

6 剂，水煎服，每日 1 剂，早晚分服。

临诊思路：始生腿上，红赤肿热，不溃不烂，此为丹毒发于小腿足部，称之为流火。患者局部腠理不密，外染邪毒，毒热阻滞气机，局部气血瘀滞，郁久化热，发于肌肤，故见局部红肿热痛。舌红、苔黄腻、脉滑数亦为一派湿热之象。流火为病，人多重清热利湿，实则毒热之邪必导致局部气血瘀滞，清热解毒利湿当不忘活血散瘀，或破血逐瘀。方以豆卷通达宣利，清热除湿，黄连、黄柏、金银花、连翘清热解毒，牡丹皮、赤芍凉血活血，三棱、莪术破血逐瘀，炒白术健脾燥湿、顾护脾胃，川牛膝活血通络、引诸药下行。

医案 2　曲某，男，22 岁，初诊日期：1998 年 8 月 6 日

主诉：左小腿红肿热痛反复发作 4 年，复发伴发热 7 天。

现病史：患者于 95 年夏天左下肢无明显诱因出现红肿热痛，伴高热，体温 39℃，遂至某三甲西医院诊治，予输液（具体不详）4 天，体温恢复正常，左小腿仍红肿热痛，又于某中医院诊治，就诊时患肢比右小腿粗 10cm，疼痛不能下地活动，予中药治疗，疼痛减轻，左小腿痛有所好转，但足背仍肿，外院给予糠馏软膏外用，效果不佳。2 年前类似病史曾至我院皮科诊治，服用中药，疼痛肿胀明显好转。7 天前无明显诱因出现发热，体温 39.2℃，左侧小腿红肿热痛，自服先锋 6 号好转，局部红肿热痛仍明显，遂来就诊。左侧小腿红肿热痛行走困难，伴发热、口干、纳可、大便干、日一行、气短无咳嗽。

既往史：患慢性气管炎 40 余年，浅表性胃炎 30 年，高血压病史 30 年，手

足癣、甲癣病史30年，1960年行静脉曲张手术。青霉素过敏

检查：体温36.8℃，左腹股沟淋巴结1cm×3cm，压痛（+）。左侧小腿弥漫红肿灼热疼痛，较右小腿粗2cm，双下肢静脉迂曲扩张，足背肿胀，趾缝浸渍，足趾脱屑，足掌肥厚角化，右足踝内侧色素沉着及色素脱失斑，足踝足背侧苔藓化，右足拇趾甲，左足五趾甲末端增厚变形。舌质暗红，有瘀斑，苔薄黄微腻，脉弦滑稍数。

中医诊断：流火

西医诊断：慢性丹毒，急性发作

中医辨证：湿热毒蕴。

治法：清热解毒，除湿消肿。

方药：

川萆薢 20g	黄柏 10g	白术 20g	川牛膝 10g
金银花 20g	连翘 12g	蒲公英 20g	紫花地丁 20g
泽兰 15g	泽泻 15g	丹参 30g	白茅根 15g
六一散（包）10g			

2剂，水煎服，每日1剂，早晚分服。

外用0.1%雷夫诺尔湿敷，如意金黄散外涂，每日2次。嘱抬高患肢，忌辛辣发物。

二诊（1998.8.7）：药后左小腿疼痛消失，肿胀减轻，中段小腿腿围缩小1cm，足背及趾缝水肿、浸渍减轻。纳可，眠欠佳，二便正常，舌脉同前。前方加钩藤15g，7剂。

三诊（1998.8.14）：药后左小腿肿痛消失，双侧腿围一致，小腿胫前及内踝处有大片紫黑色斑片，足趾缝痒减，脱屑减轻，舌红苔薄白，脉弦滑。上方去萆薢，加当归12g、鸡血藤30g。外用药加用环利软膏治疗足癣。

四诊（1998.8.17）：左小腿红肿热痛已明显消退，睡觉时着凉，自觉发凉，继而发热，最高体温38.2℃，患肢再次出现红肿热痛，纳可，二便调，舌红苔薄黄，脉弦滑。加服柴胡口服液。外用朴硝湿敷，方药如下：

生石膏（先煎）30g	黄芩 15g	黄柏 10g
川萆薢 20g	川牛膝 10g	金银花 20g	连翘 10g
蒲公英 30g	紫花地丁 30g	白茅根 15g	泽兰 15g
泽泻 15g	赤茯苓皮 30g	滑石 20g

4剂，水煎服，每日1剂，早晚分服。服药当日已不发热，体温为36.5℃。

五诊（1998.8.21）：药后左小腿红肿热痛显著减轻，皮色暗红，轻度压痛，

行走时疼痛减轻，左足踝部仍有肿胀，余症状同前。舌红苔薄黄，脉弦滑，方药予上方加地龙12g、丹参15g以化瘀通络，3剂水煎服，外治同前。

六诊（1998.8.24）：药后左小腿红肿减轻，肤温稍高，压痛及行走疼痛消失，左足踝轻度水肿。纳眠可，二便正常，偶有咳嗽，痰粘难咯，舌暗红苔白，脉弦滑。患者小腿丹毒明显好转，中药治以清热利湿，解毒活血，佐以益气扶正，方药如下：

川草薢 20g	川牛膝 10g	黄芩 15g	黄柏 10g
金银花 20g	连翘 15g	蒲公英 30g	紫花地丁 30g
生黄芪 15g	白茅根 15g	泽泻 15g	泽兰 15g
茜草 15g	丹参 20g	地龙 12g	滑石 20g

14剂，水煎服，每日1剂，早晚分服。

临诊思路：患者常年喜食腥膻之物，脾胃生湿蕴热，外感毒邪，湿热下注与毒邪相合，蕴积肌肤，左小腿红肿热痛；毒邪乘皮肤伤隙侵入，正邪交争，故有发热；病久反复发作，血行不畅，湿邪停滞，可见皮肤色素沉着，肌肤失荣；舌质暗红，有瘀斑，苔薄黄白、微腻，脉弦滑数，为湿热蕴毒，兼有血瘀之像，本证虚实夹杂，初诊以实为主，病位在脾胃肌肤，证属湿热毒蕴，兼有血瘀。治以清热利湿，凉血解毒，化瘀通络，方用草薢渗湿汤合五味消毒饮加减。方中黄柏、金银花、连翘、蒲公英、紫花地丁清热解毒，草薢、泽泻、六一散利湿消肿，泽兰活血利湿，助丹参活血祛瘀，白茅根凉血活血，白术健脾燥湿，川牛膝引药下行。二、三诊时诸症好转，湿热之象已减，加当归、鸡血藤加强活血通络之力。四诊时又复发热，疼痛加重。此时详辨体征，非本病加重，考虑为外感风寒、入里化热蕴毒，蕴滞经脉而痛，以柴胡解表，方药仍以清热解毒利湿为法而效。症状减轻后五诊加地龙、丹参活血通络。后期以益气活血、清热除湿而收功。

【按语】丹毒是指皮肤突然发红，色如涂丹、疼痛、热如火灼的一种急性感染性疾病。中医根据发病部位和临床表现而有不同的命名，如发于躯干的内发丹毒，发于头面的抱头火丹，发于小腿足部的流火，新生儿多发于臀部，称赤游丹毒。

金起凤教授认为，丹毒发于头面者，多由风温或风毒外侵，阻闭肌腠，郁久化火化毒，熏蒸肺胃上攻头面而发，证属风热毒盛证，治宜散风清热解毒，方选普济消毒饮加减；发于胁下腰胯者，多由禀性刚暴，急躁易怒，肝气横逆，肝郁化火，不得疏泄，证属肝胆火旺、毒热内郁，搏于肌肤所致，治宜泻肝清火，凉营解毒，方选龙胆泻肝汤加减；发于下肢腿胫部者，多由嗜食辛辣、厚味、内伤脾胃、脾失健运、湿热蕴积下注，或由皮肤、黏膜破损、毒邪乘隙侵入下注所致，证属湿热下注，郁久化为火毒，搏于肌肤而致，治则以清热利湿，凉血解毒为主，方以萆薢渗湿汤合五神汤加减；新生儿丹毒者，多由内蕴血热，里热过盛，搏于肌肤所致，治宜清火解毒，凉血化斑，方以芩连解毒汤加减；发于头面或胸胁之重症，若因循失治或治不及时，病势逆转，邪毒最易传里，侵营入血，内攻脏腑，酿成危候，证属毒热入营，气血两燔，熏蒸肌肤所致。治宜凉血护阴，清热解毒，方药以清瘟败毒饮加减。

慢性丹毒，多认为脾湿有瘀，可服二妙丸或四妙丸。针对慢性丹毒引起的大脚风（下肢淋巴水肿），用防己、苍术、泽泻各60g，升麻30g，研细末，水泛为丸，如绿豆大，每服9g，每日2次。对于下肢复发性丹毒急性发作时，使用砭镰法，即在患部红肿热痛处消毒后，用三棱针轻刺皮肤放血，以泄热毒，可减少复发次数，但禁用于头面丹毒。

八、带状疱疹

医案1 王某，女，37岁，初诊日期：1994年1月4日

主诉：左乳房处疼痛10余天，起皮疹4~5天。

现病史：10天来左乳房处疼痛，约4~5天前局部起水疱，未予治疗。纳可，便调，心烦急躁易怒，月经量可，色暗、有血块，现为月经期。

检查：精神状态好，无特殊气味。左乳房下部红斑，上见簇集水疱。舌红，苔微黄，脉滑。

中医诊断：蛇串疮

西医诊断：带状疱疹

中医辨证：肝经湿热阻络。

治法：清肝利湿，活血止痛。

方药：

柴胡10g	龙胆草10g	黄芩10g	炒栀子10g
牡丹皮10g	赤芍10g	白芍10g	川楝子12g
元胡15g	乳香10g	没药10g	蜈蚣2条
生白术6g			

6剂，水煎服，每日1剂，早晚分服。

二诊（1994.1.11）：药后疼痛减轻，皮损干涸，局部略痒。纳可，大便日2~3行，恶心，伴胃部不适，烧心，疲乏无力。舌尖红质稍淡，苔白，脉弦。上方去龙胆草、乳香、没药、蜈蚣，加藿香10g、炒白术15g、白鲜皮25g、太子参20g、

陈皮 10g，6 剂。

三诊（1994.1.18）：部分痂皮已脱落，局部不痛，胃部不适、大便较前正常，舌略暗，脉弦滑。上方去白鲜皮，6 剂。

临诊思路：患者素性急易怒，肝失疏泄，气滞血瘀，故见月经色暗有血块；肝木乘土气机不畅，水湿内停，郁而化热，湿热互结，湿热瘀互结，发于肌肤，故见红斑、水疱伴疼痛。舌红苔黄脉滑亦为肝经湿热、瘀血阻络之征。自拟清肝消带汤以清肝利湿，活血止痛。此方由龙胆泻肝汤合金铃子散加减，方用柴胡疏肝解郁，龙胆草、黄芩清热燥湿，炒栀子泻火除烦，牡丹皮、赤芍凉血活血，白芍养血敛阴，元胡、乳香、没药行气化瘀止痛，蜈蚣通络止痛。二诊药后疼痛减轻，但出现了恶心、胃部不适、烧心等胃气上逆症状以及大便次数增多、疲乏无力等脾虚症状，减龙胆草、乳香、没药、蜈蚣等伤胃刺激之品，加藿香、陈皮和胃化痰，炒白术、太子参健脾益气，白鲜皮清热除湿。三诊诸症均减轻，继以前法而收功。

医案 2　刘某，女，56 岁，初诊日期：1993 年 3 月 8 日

主诉：带状疱疹愈后局部仍感疼痛 2 个月。

现病史：2 个月前患带状疱疹，局部起水疱、疼痛较重，服用中西药，注射维生素 B_{12}，2 周后皮损干涸结痂，之后痂皮逐渐脱落，但局部仍疼痛较甚，已 2 个月，经友人介绍来诊。纳可，便调，心烦急躁，口干苦，思饮。

检查：精神状态好，未闻及异味。左肋部有大块色素沉着斑。舌红苔燥，脉弦滑。

中医诊断：蛇串疮

西医诊断：带状疱疹后遗神经痛

中医辨证：肝经郁热，气血凝滞。

治法：清肝理气，活血通络。

方药：

柴胡 10g	龙胆草 12g	黄芩 10g	栀子 10g
牡丹皮 15g	赤芍 10g	白芍 10g	川楝子 12g
元胡 15g	生白术 6g	乳香 10g	没药 10g
蜈蚣 3 条	钩藤 20g（后下）		

14 剂，水煎服，每日 1 剂，早晚分服。

二诊（1993.3.22）：药后左肋部疼痛减轻，左肩部麻木。皮损同前。口干思饮，纳可，大便可，溲赤，气短无力，眠差，舌红苔薄黄，脉弦。上方去钩藤，加白鲜皮 30g、珍珠母 30g（先煎）、蜈蚣改 2 条，6 剂。

三诊（1993.3.30）：药后痛减，患侧皮肤发木，前侧略痛。饮食可，二便调，睡眠不佳，不能入睡。舌红苔白黄。效不更方，继服14剂，麻木等诸症好转。

临诊思路： 患者蛇串疮经治后湿去毒解，但仍心烦易怒，口干苦，局部疼痛，为肝经邪热未清，肝气郁结，气血凝滞。虽无红斑水疱皮疹，仍可用龙胆泻肝合金铃子散加减，清肝解热，理气活血，通络止痛。柴胡疏肝解郁，龙胆草、黄芩、钩藤清热平肝，炒栀子泻火除烦，牡丹皮、赤芍凉血活血，白芍养血敛阴，川楝子、元胡行气止痛，乳香、没药活血止痛，重用蜈蚣搜风通络止痛而奏效。故二诊稍减蜈蚣用量，加珍珠母重镇安神佐以止痛。

医案3　王某，男，69岁，初诊日期：1995年4月25日

主诉：带状疱疹愈后局部痛2年。

现病史：2年前右颈、右肩部患带状疱疹，经治疗局部皮疹消失，但仍疼痛、伴麻木，曾多次诊治服用中西药均无明显改善，故来就诊。纳可，便调，口干苦思饮。

检查：精神状态可，未闻及特殊气味，右颈、肩上胸背有带状分布的色素沉着斑。舌暗红有瘀斑，苔薄黄白腻，脉弦滑。

中医诊断：蛇串疮

西医诊断：带状疱疹后遗神经痛

中医辨证：余毒未尽，肝失疏泄，络阻血瘀。

治法：疏肝理气清热，活血通络止痛。

方药：

柴胡 10g	龙胆草 10g	黄芩 10g	栀子 10g
牡丹皮 10g	白芍 20g	川楝子 12g	元胡 15g
赤芍 15g	制乳没各 10g	蜈蚣 3 条	徐长卿 10g
生白术 9g			

7剂，水煎服，每日1剂，早晚分服。

二诊（1994.5.3）：药后无明显变化，仍疼痛甚伴麻木。纳可，药后便稀日一行，伴恶心，无呕吐，口苦、心烦多梦，偶感气短乏力。舌暗苔薄黄，右脉弦滑，左脉弦细。上方去龙胆草，加太子参20g、炒白术18g、香附10g、郁金10g，6剂。

三诊（1994.5.10）：疼痛无变化，自觉麻木好转，纳可，便调，药后自觉恶心欲吐，舌暗红苔白腻。4月25日方去龙胆草，加青陈皮各10g、黄连9g，6剂。

四诊（1994.5.17）：药后觉恶心，后背疼痛时轻时重，较前稍减轻，前胸疼痛减轻。口苦，舌苔薄黄，舌暗红苔弦滑。4月25日方去龙胆草、牡丹皮、赤芍，加地骨皮 30g、清半夏 10g、炒枳壳 9g、姜竹茹 10g。6 剂，水煎服。

五诊（1994.5.24）：药后右后肩胛部疼痛稍减，晨起及午后 2~3 点时疼痛较甚，伴疲乏，气短、口干、口苦，时有心中烦热，苔薄黄，舌暗红，有瘀斑，脉弦滑。

方药：

炙黄芪 25g	柴胡 10g	龙胆草 10g	炒栀子 10g
地骨皮 30g	炒青皮 10g	炙陈皮 10g	元胡 15g
白芍 15g	姜竹茹 10g	制乳香 10g	制没药 10g
全蝎 6g	蜈蚣 2 条	生甘草 6g	

6 剂，水煎服，每日 1 剂，早晚分服。

六诊（1994.5.31）：药后疼痛稍减，右胸稍痛，口干，乏力气短。上方去地骨皮、竹茹，加党参 15g、升麻 9g、当归 10g、炙黄芪改为 30g。6 剂，水煎服。

七诊（1994.6.7）：药后变化不大，肩部痛，气短乏力较前好转，纳可，二便调，舌淡有瘀斑，苔薄。5 月 24 日方去地骨皮、竹茹、元胡，加党参 15g、川芎 10g、土鳖虫 10g、三棱 15g。6 剂，水煎服。

八诊（1994.6.14）：右肩疼痛已下移，较前轻，口苦、口干、食不佳，舌脉同前。5 月 24 日方去地骨皮、元胡、全蝎，加藿香 10g、川芎 30g、丹参 40g。6 剂，水煎服。

九诊（1994.6.21）：药后无明显变化，自觉白天疼痛较夜间轻，纳可便调，心烦急躁，口苦，舌暗苔白腻，脉同前。

方药：

防风 10g	羌活 10g	龙胆草 10g	炒栀子 10g
炙黄芪 30g	党参 15g	青陈皮各 10g	当归 10g
川芎 30g	丹参 10g	制乳没各 10g	蜈蚣 2 条

6 剂，水煎服，每日 1 剂，早晚分服。

十诊（1994.6.28）：药后疼痛有所减轻，夜间微痛。效不更方，继用前方 6 剂。

临诊思路：蛇串疮后 2 年疼痛不休，此证为余毒未清，阴血被耗，气血凝滞，瘀血内生，故见有局部麻木、疼痛、色素沉着。本例首诊予以清肝理气、活血通络后疼痛缓解不甚，并出现气短乏力、恶心、苔腻等气虚痰湿中阻之象，一方面久病气血瘀滞较重，一方面久病脾气虚不能运化诸药，气虚亦不能行血，后改为健脾益气、和胃化痰、活血通络为法，疼痛减轻。患者顽固性疼痛，以全蝎、蜈蚣并用，加强搜风通络止痛之功。并在益气活血基础上加土鳖虫、三棱破血之力，治疗 2 个月余而收功。

【按语】带状疱疹是一种急性疼痛性疱疹性皮肤病，中医以蛇串疮论治，又称腰缠火丹、甑带疮等。医家多认为其为肝胆火盛，或脾湿内蕴，外感毒邪而发。

金起凤教授辨治此病以肝火血瘀、肝郁血瘀、脾湿偏盛型三型多见。认为本病多因患者肝气郁结，拂郁化火，气壅血瘀，窜扰脉络，外发肌表所致。创清肝消带汤加减治疗带状疱疹。此方由龙胆泻肝汤加金铃子散化裁而来，故方药用龙胆草、黄芩、大青叶泻肝清火，牡丹皮、生地黄清热凉血；柴胡、香附、川楝子、元胡、乳没药疏肝理气，化瘀止痛；地龙通络清热；疼痛剧烈者擅用蜈蚣。金起凤教授认为蜈蚣性味辛温，长于解毒，功擅搜风镇痉，止痛效果尤佳。

带状疱疹皮疹虽消，但木火未平，阴血被耗，肝失疏泄，络阻血瘀，邪扰络道，以致剧痛不止多辨为肝郁血瘀证。治宜疏肝解郁、和营活血、潜镇止痛。方用丹栀逍遥散去白术、茯苓，加白芍、郁金、川楝子、元胡、丹参、磁石、生牡蛎、钩藤等。偏阴虚者，加炙龟甲、枸杞子。舌质暗紫或有瘀斑，脉弦或细涩，刺痛较固定，胃纳尚可者，加桃仁、乳没药。白芍平肝滋阴，不仅可益阴柔肝，又能缓急止痛。若年老气虚重，给予太子参、炙黄芪、炒白术益气健脾；胃气不舒，加半夏、枳壳、青陈皮、竹茹化痰行气和胃；如疱疹发于眼角区、痛剧、兼有壮热者，加羚羊角尖 0.6~0.9g（磨粉冲服），黄连 6g、石决明 30g、钩藤 20g 以平肝清火，息风止痛。脾虚湿蕴证常以除湿胃苓汤加减治疗。此外，对本病局部刺痛剧烈的患者，配合用药渣煎汤冷湿敷于皮损处，可促使局部炎症消退和剧痛缓解，也有助于缩短疗程。

九、扁平疣

医案1　何某，女，24 岁，初诊日期：1984 年 9 月 13 日

主诉：面部起皮疹 1 年半。

现病史：患者于 1 年半前无明显诱因面部出现皮疹，逐渐增多，有时轻微瘙痒。曾在某医院就诊，诊断为扁平疣，治疗多次，效果不明显。伴口干喜饮，溲赤便干。

检查：前额、两颊、下颌部散在密集的粟粒大小扁平丘疹，表面光滑，色淡褐偏红。舌红赤苔薄黄，脉弦滑略数。

中医诊断：扁瘊

西医诊断：扁平疣

中医辨证：风毒蕴肤证。

治法：清热解毒，祛风除湿，化瘀散结。

方药：蓝苋消疣饮加大青叶、野菊花。

板蓝根 30g	马齿苋 30g	金银花 15g	紫花地丁 30g
生地黄 15g	香附 10g	木贼草 10g	赤芍 12g
丹参 20g	生薏苡仁 30g	土茯苓 30g	大青叶 20g
野菊花 12g			

水煎服，每日 1 剂，早晚分服。同时用药渣煎汤局部轻轻揉擦皮疹，日 2 次。上方服用 17 剂后，皮疹全部消退。随访 1 年未复发。

临诊思路： 患者年轻女性，皮疹色红，舌红脉弦，为肝失疏泄，气血失和，又外感毒邪，凝聚肌肤而发。以自拟蓝苋消疣饮加减治疗，方中板蓝根、马齿苋共为主药清热解毒、除湿消疣；金银花、紫花地丁清热解毒；生薏苡仁、土茯苓利湿去疣；木贼、香附疏肝解毒，丹参、四物调和气血，活血散瘀。全方以清热解毒，祛风除湿，化瘀散结为法，服 17 剂而收功。

医案 2　范某，男，8 岁，初诊日期：1992 年 3 月 26 日

主诉：面、手部起皮疹 3 年。

现病史：3 年来面部、手部起扁平丘疹，无明显痒痛。曾在多地医院诊治服用西药及注射聚肌胞效果不明显，已停药月余。伴口干口渴，喜饮，大便干，日 1 行。

检查：面部、右手背有淡褐色扁平丘疹，右颊可见同形反应，皮损分布较广泛。舌尖红，苔薄白，脉滑。

中医诊断：扁瘊

西医诊断：扁平疣

中医辨证：内蕴湿热，外感风热，凝聚肌肤。

治法：解毒祛风，除湿活血。

方药：

板蓝根 20g	马齿苋 20g	败酱草 25g	黄芩 10g
桑枝 12g	当归 10g	川芎 12g	丹参 20g
赤芍 12g	生薏苡仁 30g	赤小豆 25g	

7 剂，水煎服，每日 1 剂，早晚分服。嘱忌搔抓。

二诊：药后皮疹增多，色红，有痒感。舌淡红略腻，苔薄浅黄，脉弦滑。减赤小豆，加白茅根 30g。7 剂。

三诊：药后皮疹变平，色变浅，舌红苔薄黄，脉滑。上方去赤芍、白茅根，加三棱、皂角刺 10g。7 剂。

四诊：扁平疣皮损药后变薄，部分消退，不痒。食欲可，二便调，口干不欲饮。上方加莪术 10g。7 剂。

临诊思路： 患者小儿脾常不足，内蕴湿热，又外感风热毒邪，郁于肌肤、阻于血脉而发为疣。治以解毒祛风，除湿活血为法。方用板蓝根、马齿苋、败酱草、黄芩清热解毒，生薏苡仁、赤小豆利湿散结，当归、川芎养血活血，丹参、赤芍活血化瘀。二诊皮疹虽增多、色红、微痒，考虑为局部气血得行之兆，继以原方减赤小豆，加白茅根凉血清热。三诊皮疹变平，无新发皮疹，减凉血之白茅根、赤芍，加三棱、皂角刺加强散瘀通络消肿之功效。

医案 3　王某，女，25 岁，初诊日期：1993 年 12 月 16 日

主诉：面部起皮疹 4 年余。

现病史：4 年余来面部起皮疹，不痒，曾多次诊治，效果不佳，而来我科就诊。纳可，便有时干，饮多，月经不调，伴痛经，偶有胃痛。

检查：下眼睑，前额散在数个淡褐色扁平丘疹，未见同形反应。舌暗红有瘀斑，苔薄白，脉细滑。

中医诊断：扁瘊

西医诊断：扁平疣

中医辨证：气血失和，腠理不密，复感毒邪，凝聚肌肤。

治法：调和气血，活血解毒软坚。

方药：

板蓝根 25g	马齿苋 25g	败酱草 30g	当归 12g
川芎 10g	丹参 30g	益母草 30g	香附 10g
生薏苡仁 30g	茯苓 15g	乌药 12g	

7 剂，水煎服，每日 1 剂，早晚分服。嘱禁搔抓。

二诊：药后痛经好转，近日乏力，梦多，口干思饮，纳可，便时溏。舌尖边红，苔薄黄，脉细滑。前方去益母草、香附、乌药，加生黄芪 25g、炒白术 15g、赤芍 15g、白茅根 30g，7 剂。

三诊：药后（皮疹）未消，气短、乏力较前轻，心中烦热，口干喜凉饮，便调。舌暗尖红苔黄，脉细滑。月经先期，色黑有血块。前方去黄芪、炒白术，加太子参 20g、黄芩 10g、炒栀子 10g，7 剂。

四诊：皮损稍痒，纳不香，便调，口干苦不喜饮，仍气短乏力，胃中发热。舌尖红，苔薄黄，有瘀斑，脉细滑。前方改太子参为党参 15g，减黄芩，加黄连 6g，水蛭 15g，7 剂。

五诊：药后皮疹变平，变红，微有痒感，纳食不香，仍气短乏力，舌尖红苔薄黄，脉滑略细。前方加枳壳。

　　临诊思路：患者脾虚不能运化，气血失和，腠理不密，外感毒邪，凝聚肌肤发为本病，治以调和气血、活血解毒软坚，方用板蓝根、马齿苋、败酱草清热解毒，当归、川芎、丹参活血化瘀，生薏苡仁、茯苓健脾除湿，加益母草、香附、乌药调经行气止痛。本例结合月经症状，加益母草活血调经，乌药辛温走窜，上走脾肺，下达肾与膀胱，有行气散寒止痛之功，香附疏肝理气，调经止痛，用于妇女气滞血凝之症。二诊后痛经好转，气短、乏力、便溏等为脾虚之象加黄芪、白术益气健脾以固本。三诊虽气短乏力好转，但心烦、舌尖红为火热扰心之象，故加黄芩、栀子清热除烦。诸症减轻后，加水蛭活血破瘀而缓缓收功。

　　【按语】扁平疣是一种好生于手背、面部的淡褐色扁平丘疹，中医多以扁瘊论治。金起凤教授认为疣病（扁平疣、寻常疣、跖疣）多由气血失和、肝旺血燥，腠理不密，又复感风热毒邪，与气血相搏，凝聚肌肤而成。临证以风热挟湿、气血瘀阻、阴虚肝旺三型论治。治疗以解毒祛风、除湿化瘀为法。自拟蓝苋消疣饮加减。方中板蓝根、马齿苋共为主药清热解毒、除湿消疣，金银花、紫花地丁清热解毒，生薏苡仁、土茯苓利湿去疣，木贼、香附疏肝解毒，当归、川芎、赤芍、丹参调和气血，活血散瘀。

　　如皮疹色红而密，苔黄脉数，加大青叶、野菊花；如大便干结，加酒大黄；如皮疹痒甚，加白鲜皮；如情绪易于波动，眠差易惊，加珍珠母、磁石、生牡蛎。如皮疹坚硬、暗褐色，舌质暗紫或有瘀斑，为肝郁气滞、络阻血瘀，以理气破瘀、平肝通络为法，合桃红四物汤加减。若伴眠差易惊，心烦多梦，舌红苔薄白，脉弦细，为阴火亏虚、相火偏旺、筋气不荣、络阻血瘀，治疗以育阴养血、重镇和营为法，方药熟地黄、制首乌、白芍、磁石、紫贝齿、生牡蛎、桃仁、红花、盐黄柏、知母、怀牛膝。扁平疣病久不愈，宜配合外擦。可以药渣煎浓汤，用纱布一块，浸药液后，在颜面各处皮疹进行轻轻揉擦 1 分钟左右，每处交替进行，每日 2 次，揉擦 6~7 天后，可见皮疹色红、微痒、脱皮增多，这是佳兆，为局部气血得行之兆，预示皮疹开始消退。

十、银屑病

（一）寻常型银屑病

医案 1　汪某，男，41 岁，初诊时间：1996 年 11 月 13 日
主诉：全身反复起皮疹伴瘙痒 10 余年，复发加重 1 个半月。

现病史：患者 10 余年前于北戴河食用大量螃蟹后，头顶、面部起皮疹伴瘙痒，就诊于私人门诊，诊断为牛皮癣，于我院住院治疗后痊愈。10 年间病情反复发作 4 次，先后接受中西医治疗后痊愈。1 个半月前由于工作紧张，全身起皮疹，瘙痒重，伴口干、咽干，纳少，二便调，夜寐安。

检查：头部、双上肢、双下肢泛发点滴状红色丘疹及钱币至甲盖大小浸润红斑，上覆银白色鳞屑，有薄膜现象、点状出血，背部臀部可见手掌大小浸润红斑，有白色鳞屑，头部皮损处发呈束状。舌质淡，苔薄白，脉弦。

中医诊断：白疕

西医诊断：寻常型银屑病

辨证：血热毒盛，壅抟肌肤。

治法：清热凉血，解毒化斑。

方药：

水牛角片（先煎）30g	板蓝根 20g	金银花 20g
丹参 20g	赤芍 15g	牡丹皮 15g	白茅根 30g
茯苓 15g	生薏苡仁 30g	白鲜皮 30g	地肤子 25g
苦参 10g	蚤休 20g	土茯苓 15g

14 剂，水煎服，每日 1 剂，早晚分服。

外治：加味黄连膏外用，每日 2 次。

二诊：患者皮损色变淡，瘙痒减轻，脱屑减少，但消退不明显，舌暗红胖大，苔薄，脉细滑，患者脾虚血瘀，宗上方加白术 15g、鬼箭羽 15g，21 剂，水煎服。

三诊（12 月 23 日）：服药 1 月余，患者皮损消退较慢，色暗红，上有薄屑，舌红有瘀斑，苔薄，脉细弱，此乃血热蓄久，气虚血瘀，方中加健脾益气化瘀之品。

方药：

水牛角片（先煎）40g	蚤休 25g	紫草 50g
金银花 30g	生黄芪 30g	炒白术 25g	赤芍 20g
三棱 18g	白鲜皮 30g	苦参 12g	白蒺藜 25g
地肤子 30g	土茯苓 30g	全蝎 5g	生甘草 15g

14 剂，水煎服，每日 1 剂，早晚分服。

四诊（1 月 6 日）：服药后皮损较前变薄，色转暗淡，咽干，时有心烦。双胫前大片浸润性红斑，色变暗变薄，大腿散在甲盖大小皮损较红，后腰骶部大块浸润性斑块，色暗淡，舌光红质暗有齿痕，苔薄黄，脉细。辨证仍为血热毒盛兼有气虚血瘀阴伤之象，宗上方给以重剂，加重凉血解毒之力，蚤休 30g、紫草 80g、金银花 40g、生甘草 20g，去地肤子，加白茅根 20g。

先后宗前方随证加减共服 15 剂，基本痊愈出院。

临诊思路：患者素体蕴热，此次发病因工作紧张，情志郁结，郁久化火化毒，热毒侵入营血，郁于肌表而发为本病，证属血热毒盛，法当凉血清热、解毒化斑。以消银解毒一汤加减，酌加健脾祛湿，顾护脾胃之茯苓、生薏苡仁。二诊患者皮损色变淡，瘙痒减轻，脱屑减少，继以前方清热凉血、解毒化斑，舌暗红胖大，苔薄，脉细滑，脾虚血瘀之象著，故加炒白术加强健脾燥湿之功，加鬼箭羽加强活血化瘀之效。三诊皮损色暗红、薄屑，消退较慢，舌红有瘀斑，苔薄，脉细弱，考虑血热蓄久，耗伤正气，致气虚血瘀，故重用黄芪、炒白术健脾益气，三棱破血行气，元气充足，则气血运化流行正常，血瘀得运，皮损得消；加大剂紫草凉血活血、解毒透疹以治其本，《本草正义》谓："紫草，气味苦寒，而色紫入血，故清理血分之热。古以治脏腑之热结，后人则专治痘疡，而兼疗癍疹，皆凉血清热之正旨"。余随证加减，共奏凉血活血，益气消斑之功。四诊皮疹减轻，咽干，时有心烦，舌光红质暗有齿痕，苔薄黄，脉细，考虑病情日久，血热耗伤营阴，血热为本，气虚血瘀阴伤为标，故重用紫草至 80g、金银花 40g、生甘草 20g、白茅根 20g，以凉血解毒以治其本，血热清正气足则阴伤自复，皮损自消。

医案 2　冯某，女，60 岁，初诊时间：1997 年 6 月 18 日

主诉：全身反复起皮疹伴瘙痒 22 年，加重 9 个月。

现病史：患者于 22 年前无明显诱因头部起皮疹，脱屑，瘙痒，曾当地医院诊为脂溢性皮炎，外用氟轻松软膏治疗无好转，皮疹渐发展到双肘、背臀部，干燥脱皮，无渗液，夏季加重，冬季减轻，未完全消退。曾就诊于北京多家医院诊为银屑病，内服外用多种药物，时轻时重。1 年前曾外用某种药物后（具体不详）皮损完全消退。1996 年 10 月外感发热后，头部、背臀部，双肘、下肢出现大量新疹，瘙痒，皮疹迅速扩大，融合成片。1 个月前于外院予外用药后全身皮疹加重发红，干燥脱屑，瘙痒难忍，伴低热 37.3~37.8℃，无咳嗽，诊为肺部感染，静点青霉素 7 天，仍低热。现全身皮损灼热，干燥，瘙痒，口干喜冷饮，鼻眼干燥，心中烦热，喜凉恶热，纳可，大便秘结，常年服果导片，尿频。

检查：头皮弥漫白色厚鳞屑似盔甲，基底红斑，发呈束状；背部、后腰部、臀部、小腿、双肘部大片浸润性红斑，覆盖银白色鳞屑，点状出血（+）；部分甲增厚，凹凸不平。舌质淡红，苔白干，脉弦细。

中医诊断：白疕

西医诊断：寻常型银屑病

辨证：血热阴伤证。

治法：凉血清热、滋阴润燥。

方药：

水牛角片（先煎）40g	生石膏（先煎）60g

生熟地各 30g	天麦冬各 10g	玄参 15g	玉竹 12g
石斛 10g	牡丹皮 15g	赤芍 15g	当归 15g
茯苓 15g	金银花 20g	焦三仙各 10g	

3 剂，水煎服，每日 1 剂，早晚分服。

外治：黄连膏、甘草油外用，每日 2 次。

二诊：患者服药后全身皮损灼热、干燥减轻，仍觉口干、眼干，效不更方，宗上方加大玄参、石斛用量，玄参 20g、石斛 15g，7 剂，水煎服，每日 1 剂，早晚分服。

三诊：患者自觉口干减轻，纳可，大便偏软，日 1~2 次，夜寐尚可。查：头部大片白色鳞屑斑块，躯干四肢、皱褶部位大片红斑颜色变淡，舌质淡红胖大，苔白干花剥，脉细弦。

证属热毒耗气伤阴，治疗以清热凉血、养阴益气为主。

方药：

水牛角片（先煎）40g	生石膏（先煎）30g

生熟地各 20g	天麦冬各 10g	玄参 20g	知母 10g
牡丹皮 15g	赤芍 15g	蚤休 30g	土茯苓 30g
金银花 20g	生黄芪 15g	鸡内金 10g	

7 剂，水煎服，每日 1 剂，早晚分服。

四诊（7 月 4 日金起凤教授查房）：患者口干、眼鼻干燥减轻，仍感皮损处干燥，瘙痒，纳可，晨起口苦，大便通畅。查：头枕部、颈部、腰臀部、肘、胫前大片浸润性淡红斑，鳞屑干燥，附着紧密，舌质淡红苔白发干，脉沉滑。金起凤教授查房后认为患者系素体血热，热邪久羁，灼伤阴血，证属血热伤阴，生风化燥，治宜清热凉血，润燥息风。

方药：

水牛角片（先煎）50g	蚤休 30g	玄参 15g
紫草 50g	金银花 40g	赤芍 20g	白鲜皮 30g
苦参 12g	地肤子 30g	土茯苓 30g	全蝎 6g
白蒺藜 25g	生甘草 15g		

7 剂，水煎服，每日 1 剂，早晚分服。

五诊（7 月 18 日金起凤教授查房）：全身皮损明显变薄，鳞屑减少，瘙痒减轻，夜寐不实，时感乏力，眼鼻干燥缓解，舌质偏红苔薄，脉细。此乃血热已减，气阴两伤，宗上方加生黄芪 25g、生龙牡 30g、珍珠母 30g。服药 10 剂后皮疹基本消退，痊愈出院。

临诊思路： 本例患者因外感发热后出现皮疹加重，泛发全身，因其平素蓄有血热，外邪侵袭人体后，内外合邪，郁久化毒，热毒侵淫营血，外壅肌肤而发病，毒热久稽血分，耗伤营阴，致阴伤血燥，证属血热阴伤证，故治疗以凉血清热、滋阴润燥为主，其中水牛角片、生石膏、生地黄、牡丹皮、赤芍清热凉血，金银花清热解毒，天麦冬、玄参、玉竹、石斛清热滋阴以润燥，熟地黄、当归养血润燥，茯苓、焦三仙健脾消食以助生化之源。二诊诸症缓解明显，加重玄参、石斛用量以加强清热养阴润燥之功。三诊皮疹及干燥减轻，舌质淡红胖大，苔白干花剥，脉细弦，考虑病情日久，热毒耗伤气阴，气阴不足之证，故加黄芪益气以养阴，并予蚤休、土茯苓泄热解毒以治其本。四诊皮损处干燥，瘙痒，舌质淡红苔白发干，脉沉滑。考虑患者系素体血热，热邪久羁，灼伤阴血，生风化燥，故予大剂紫草凉血清热解毒，白鲜皮、地肤子、白蒺藜、全蝎祛风止痒，余随证加减。药后复诊皮疹明显好转，随证治之。终使皮疹消退，诸症痊愈。

医案 3　张某，男，22 岁，初诊时间：1984 年 7 月 1 日

主诉：全身起皮疹伴瘙痒 1 年。

现病史：1 年前，两小腿无明显诱因起皮疹，渐增多融合成片，后扩及两侧腹股沟、腋部、上肢及手背，瘙痒夜甚，曾去几所医院经治数月欠效。伴口干、口苦，小便短黄。

检查：两侧腋窝、腹股沟及四肢、手背遍布散在或密集浅暗红斑片，均上覆银屑，基底部有筛状出血。舌质红，苔黄腻，脉弦数。

中医诊断：白疕

西医诊断：寻常型银屑病

中医辨证：湿热内盛，郁搏肌肤。

治法：清热利湿，凉血解毒。

方药：

龙胆草 10g	炒栀子 10g	黄柏 12g	蚤休 20g
金银花 20g	赤芍 15g	生薏苡仁 20g	苦参 12g
白鲜皮 30g	地肤子 30g	土茯苓 30g	泽泻 18g
全蝎 6g			

每日 1 剂，早晚分服。并用药渣煎汤外洗后用消斑膏外擦患处。至 9 月 13 日来诊复查时，双腋及四肢皮损已全部消失。随访 1 年余未复发。

临诊思路：患者青年男性，素体血热，或因感湿热之邪，郁而化火，致湿热内盛，熏蒸肌肤而发病；或因饮食不节，过食辛辣肥甘厚味，脾胃运化失常，气机壅滞，使湿热内生，郁久化火，湿热内盛，致窜流肌腠而成。火热内盛，则伴口干口苦，小便短黄；湿热内盛则舌质红，苔黄腻，脉弦数，且皮疹多发于四肢褶皱处，瘙痒明显，法当清热利湿，凉血解毒，兼以止痒。其中，龙胆草、炒栀子、黄柏、蚤休清热泻火除湿；金银花、赤芍、土茯苓清热凉血解毒；生薏苡仁、泽泻清热利湿；白鲜皮、苦参、地肤子祛风泄湿止痒，全蝎息风通络，诸药合用，使湿热得清利，皮疹得消退。

医案 4　郭某，女，32 岁，初诊时间：1986 年 11 月 13 日

主诉：全身起皮疹伴瘙痒 1 年。

现病史：1 年前皮疹初起于头部，日渐增多，后扩及全身，瘙痒夜盛，曾去某医院诊为银屑病，经治 2 个月不效。伴口干喜饮，小溲黄赤。

检查：头皮遍布红斑，银屑多，发呈束状，躯干、四肢散在较多点、片状红斑，上覆薄银屑，基底部有出血点，舌红赤，苔薄黄，脉弦滑。

中医诊断：白疕

西医诊断：寻常型银屑病

中医辨证：血热毒盛，郁搏肌肤。

治法：凉血消斑，清热解毒，佐以息风止痒。

方药：

水牛角片（先煎）30g	生地黄 25g	赤芍 20g
牡丹皮 15g	金银花 30g	紫花地丁 30g	板蓝根 25g
蚤休 30g	土茯苓 30g	白鲜皮 30g	苦参 10g
全蝎 6g	僵蚕 10g		

外治：皮损处取苦蛇酊外抹后，用加味黄连膏外擦。

后以此方随证稍予加减，共服 60 余剂后，皮损获全部消退。随访 1 年半未复发。

临证思路：患者青年女性，素体血热，皮疹色红，舌红赤，苔薄黄，脉弦滑为一派血热之象；证属血热毒盛，兼挟湿热，壅搏肌肤而发。选用消银解毒一汤加减治疗。水牛角、生地黄、赤芍、牡丹皮凉血解毒化斑；金银花、紫花地丁、板蓝根、蚤休、土茯苓清热解毒；白鲜皮、苦参祛风清热、泄湿止痒；全蝎功擅平肝息风止痉，有镇静止痒、攻毒通络散结之效，配伍僵蚕，祛风止痒。全方共奏清热解毒，凉血消斑，息风止痒之效。

医案 5　郭某，男，28 岁，工人，初诊时间：1984 年（具体时间不详）

主诉：全身反复起皮疹瘙痒 20 年。

现病史：患者于 20 年前冬天发现头部起皮疹，痒甚，后扩及躯干四肢，反复发作，曾去各医院诊为银屑病，内服外用多种药物（具体不详），皮疹一直未完全消退，时轻时重。伴咽干口燥。

检查：头部散在较多甲盖大小浸润红斑，躯干、四肢散在片状、钱币状暗红斑，均上覆薄银屑，皮损以头皮、双小腿为多。舌暗红，苔薄白，脉弦细滑。

中医诊断：白疕

西医诊断：寻常型银屑病

中医辨证：血燥阴伤，络阻血瘀。

治法：育阴润燥，清热解毒，佐以活血化瘀。

方药：

生地黄 30g	玄参 20g	天花粉 30g	白花蛇舌草 30g
金银花 30g	生槐花 30g	当归 12g	丹参 30g
白鲜皮 25g	乌蛇 18g	威灵仙 12g	莪术 20g

水煎服，每日 1 剂，早晚分服。

外治：外用 10% 硫黄软膏、化银膏于皮损处，每日 2 次。

后按此方随证稍予加减共服药 70 余剂，至 7 月底来门诊复查时，全身皮损已全部消退。随访 1 年 4 个月未复发。

临诊思路： 本例患者病久反复发作，毒热久稽血分，致阴伤血燥，络阻血瘀，肌肤失养，则为血燥血瘀。皮损浸润增厚、干燥，呈片状、钱币状，色暗红，鳞屑较少，咽干口燥，舌暗红，脉弦细滑等均为血燥血瘀之象。法当育阴润燥，凉血清热，佐以活血化瘀。方用消银解毒二汤，方中生地黄、玄参、天花粉育阴润燥，白花蛇舌草、金银花、生槐花清热凉血解毒，当归、丹参活血化瘀，白鲜皮、乌蛇祛风止痒，内伍威灵仙者，取其气味辛温，善于走窜消散，以利深入病所搜风通络，散结化斑。热盛亦可煎熬成瘀，肌肤失养，可见皮损肥厚色黯或呈大片斑块，舌质暗紫或暗红有瘀斑，以血瘀为主证者则加三棱、莪术、桃仁、红花之类以破血散瘀，常收到较好效果。

医案 6　史某，女，33 岁，工人，初诊日期：1993 年 1 月 24 日

主诉：全身皮疹反复发作 6 年，加重 2 个月。

现病史：患者 6 年前冬始在头顶部出现稀疏斑片，上覆白屑，以后皮疹日益增多，逐渐扩散至躯干及四肢，瘙痒颇甚。6 年来反复发作，时轻时重，曾去几所医院诊为银屑病，经治多次效不佳。近 2 个月症状又加重，新疹不断出现，瘙痒夜剧，伴口渴喜饮，尿黄便干。

检查：头顶及两侧遍布红斑，银屑堆积，发呈束状，躯干、四肢散在较多点状、片状红斑，上覆银屑，可见薄膜现象及点状出血，舌质红，苔薄黄，脉弦。

中医诊断：白疕

西医诊断：寻常型银屑病

中医辨证：血热偏盛，兼挟风热。

治法：清热凉血解毒，息风止痒。

方药：

水牛角片（先煎）30g	板蓝根 25g	蚤休 30g
金银花 15g　紫草 25g	生地黄 25g	赤芍 20g
苦参 12g　白鲜皮 30g	地肤子 30g	土茯苓 30g
全蝎 6g　海桐皮 15g		

水煎服，每日 1 剂，早晚分服。

外用：苦蛇酊外抹后，再用加味黄连膏外擦，每日 2 次。

二诊：服上方 15 剂后，头部银屑减少，头及全身皮疹消退已过三分之一，余者变薄，瘙痒显减。宗上方随证稍予加减又服药 30 余剂，全身皮疹全部消退。

临诊思路：患者青年女性，素体血热，皮疹色红，舌红，脉弦为一派血热之象；热盛则生风，血热与内风交煽，致瘙痒剧烈，风盛则燥，故鳞屑层出不已。其病机为血热毒盛，热盛生风，壅搏肌肤所致，故选用凉血解毒，清热泄湿，息风止痒的消银解毒一汤。方中水牛角片、金银花、紫草、生地黄凉血解毒，赤芍活血化瘀；板蓝根、蚤休、土茯苓清热解毒；蚤休解毒清热，又能泄风阳而定痉，有镇静止痒作用；苦参、白鲜皮、地肤子清热泄湿止痒；热盛则生风，血热与内风交煽，致瘙痒剧烈，故用全蝎、海桐皮息风止痒，尤以全蝎既善息肝风之内功，又可深入病所通络搜风以化斑，故对本病之剧痒者确有卓效。外治配合苦蛇酊外涂后，再用加味黄连膏揉擦斑疹，取其燥湿清热，消斑除痒。

医案 7　孙某，女，37 岁，初诊日期：1992 年 8 月 23 日

主诉：胸、背、臂部皮肤起红斑、脱屑 6 年。

现病史：6 年前人流后半个月，胸前出现丘疹、鳞屑性红斑，皮疹逐渐扩大、增多，后延及四肢。始则冬重夏轻，渐转为无规律发作，并以月经来潮时加重，经后减轻，疹色红、鳞屑多，瘙痒较甚。曾先后去几家医院诊为银屑病，经多次长期服用中、西药物治疗，效果欠佳，患者平素月经超前，量少，伴口渴思饮，二便正常。

检查：胸、背、腰、臂及四肢外侧散布较多甲盖大至钱币大红斑，上覆银屑；躯干部有散在红丘疹。舌质偏红，边有瘀点，苔薄黄，脉弦滑。

中医诊断：白疕

西医诊断：寻常型银屑病

中医辨证：血热毒盛，冲任亏虚。

治法：填补冲任，凉血清热。

方药：

生熟地各 15g	制首乌 20g	女贞子 20g	赤白芍各 15g
牡丹皮 15g	金银花 40g	生石膏（先煎）30g	益母草 25g
当归 12g	白鲜皮 30g	地肤子 30g	全蝎 6g
海桐皮 20g			

二诊：服上方 20 剂后，皮疹部分消退，余变薄，无新疹出现，瘙痒减轻，此次经来量亦增多，唯感饮食欠佳，脘腹稍胀，前方去生石膏、益母草、海桐皮，加陈皮 10g、茯苓 15g、紫河车 30g、丹参 30g，旨在调脾胃及补肾填精，活血通经。

三诊：前方又服 20 剂，皮疹大部分已消失，余皮疹变薄，面有较多色沉斑，瘙痒轻微，饮食复常，前方去全蝎，金银花改为 25g，再进 20 余剂，周身皮疹全消而臻愈。1 年后随访，不仅无新疹出现，月经亦恢复正常。

临诊思路： 本例患者缘由冲脉受损，导致血虚生热，郁久化火入营，熏蒸肌肤所致。女子以血为本，而冲为血海，任维诸阴。血海蓄溢正常，月事才能以时下。人流后，冲任受损，藏血不足，血虚则生热，郁久乃化火入营，而产生血热，熏蒸郁滞于肌肤，以致皮肤散发红斑、鳞屑。阴血不足，出现月经先期、量少等证。方用生熟地、何首乌、女贞子、当归、白芍益肾养血，填充血海；金银花、牡丹皮、生石膏凉血清热解毒；赤芍、益母草活血通滞，调理冲脉之气；白鲜皮、地肤子祛风除湿止痒；全蝎、海桐皮平肝息风止痒。二诊皮疹减轻，现脘腹不适，减寒凉之石膏，酌加陈皮、茯苓理气健脾，紫河车补肾填精，丹参活血化瘀通经，药后皮疹渐次消退，瘙痒显减，月经渐调，治疗未及 3 个月，周身皮损全部消退而获愈，月经恢复正常。

（二）特殊类型银屑病

医案 8　韩某，女，60 岁，初诊日期：1997 年 1 月 10 日

主诉：右手起皮疹瘙痒 2 年，延及头部、下肢 2 个月，泛发全身 20 天。

现病史：患者 2 年前自述因织毛衣摩擦，右手食指起脓疱、脱屑、瘙痒，皮损面积缓慢扩大，双手足指（趾）甲增厚变形，先后按癣治疗后无效。2 个月前无明显诱因皮损扩展到头部、下肢，红疹脱屑，有脓疱，瘙痒较重，曾在某部队医院诊为牛皮癣，予中药内服、外用药膏治疗，涂药后自觉皮损处发热、刺痒加重，20 天前回老家经中药泡洗、静点青霉素后皮损迅速扩大，泛发全身，大量脱屑，起脓疱，瘙痒剧烈。现全身皮损灼热、瘙痒，自觉双手足肿胀明显，伴口干喜饮，纳可，大便干燥，3~4 日 1 行，小便正常，睡眠欠佳，入睡困难，需服安眠药方可入睡。

检查：头部、躯干、四肢、手足泛发浸润性红斑，上覆污黄色鳞屑，有薄膜现象、点状出血，其中背部、上肢、小腿及大腿外侧皮损融合成大斑块状，胸部、大腿内侧皮损呈钱币状散在分布，足底、小腿部分皮损鳞屑下有脓渣，手足有 6 个指（趾）甲增厚变形，头发簇集呈束状。舌质暗红有瘀斑，苔白腻，脉沉。

中医诊断：白疕

西医诊断：脓疱型银屑病

中医辨证：血热毒盛夹瘀证。

治法：清热凉血解毒，活血除湿止痒。

方药：

水牛角片（先煎）40g	紫草 30g	金银花 25g
蚤休 30g	紫花地丁 30g	牡丹皮 20g	赤芍 20g
鬼箭羽 20g	苦参 10g	土茯苓 30g	白鲜皮 20g
生甘草 10g		

7 剂，水煎服，每日 1 剂，早晚分服。

外治：黄连膏外用，每日 2 次。

二诊：服上方 7 剂全身皮损颜色变浅，脱皮减少，手足肿胀已消，双手掌仍有数个小脓疱，瘙痒较剧，夜间为重，伴口干，纳可，二便调。舌质暗苔白，脉右滑左沉。证属血热未清，血脉瘀滞。治疗宗前法，上方加生薏苡仁、白术健脾化湿，三棱破血化瘀，地肤子利湿祛风止痒。病情控制欠佳，加服雷公藤多甙每次 20mg，每日 3 次。

三诊（2 月 12 日）：患者自觉乏力，活动则气短心慌，口干不欲饮，纳可，大便时稀时干，全身皮损色浅，浸润轻，时感瘙痒，右手、右趾有数个小脓疱，舌质暗红，苔白微黄而燥，脉濡数。证属热毒未清，气阴两亏，治疗以益气养阴，凉血解毒为法。

方药：

北沙参 30g	生黄芪 25g	玄参 15g	天冬 20g
水牛角片（先煎）50g		紫草 30g	金银花 40g

蚤休 30g	川石斛 15g	龙葵 30g	白鲜皮 30g
苦参 12g	白蒺藜 30g	女贞子 20g	墨旱莲 15g
山药 40g	全蝎 6g		

12 剂，水煎服，每日 1 剂，早晚分服。

外洗方：黄连 15g、土大黄 30g、紫草 30g，水煎 500ml 外洗，每日 2 次。

四诊（2 月 24 日）：全身皮损继续消退，呈淡红斑片，少量鳞屑，瘙痒明显减轻，右手食指又起数个小脓疱，自觉痒痛。伴恶心，纳呆，舌质暗红，苔白，脉濡细。认为患者湿热毒邪未清，故恶心纳呆，反复起脓疱，宗上方去女贞子、墨旱莲、白蒺藜，加枳壳 10g、姜竹茹 10g 理气止呕，赤芍 15g 凉血活血；外洗方去枯矾加苦参 30g。服药 7 剂后，患者皮损完全消退，痊愈出院。

临诊思路：患者因外物刺激而发病，毒热之邪趁机而入，损伤肌肤则见手指部出现皮损，热毒久稽，入与营血，流窜全身，复发皮肤，又逢用药不当，则皮损面积扩大，颜色鲜红、皮肤灼热、大量脱皮，热邪兼夹湿邪，则成脓，热盛生风则瘙痒难耐；脏腑蕴热则口干喜饮，大便干燥；热扰心神则夜寐不安；热盛灼津，则致瘀血阻络，故见舌暗红有瘀斑；因兼有湿邪，故见苔白腻，治疗以清热解毒为主，兼以化瘀除湿止痒，选用消银解毒一汤加减，方中大剂量水牛角片、紫草、牡丹皮、赤芍清热凉血，蚤休、金银花、紫花地丁泄热解毒，苦参、白鲜皮、土茯苓清热泻火、祛风止痒，鬼箭羽解毒破血通经，甘草清热解毒调和诸药。二诊皮疹稍减，但仍有新疹，瘙痒剧烈，考虑血热未清，血脉瘀滞，上方加生薏苡仁、白术健脾化湿，三棱破血化瘀，地肤子利湿祛风止痒，并加服雷公藤多甙调节免疫，以助药效。三诊时患者出现乏力，心慌气短，此乃湿热毒邪久稽，耗气伤阴，气阴两亏，阴虚血燥，治疗选用消银解毒二汤加减，以滋阴润燥，凉血解毒，祛风止痒为法。方中以沙参、玄参、天冬、石斛、女贞子、墨旱莲养阴润燥，加大水牛角、紫草、金银花的用量，并加龙葵以清热凉血解毒，加黄芪、山药健脾益气，全蝎通络解毒、息风止痒。并与黄连、土大黄、紫草外洗，以助内服药清热燥湿解毒。四诊症状明显减轻，现恶心，纳呆，苔白，脉濡细，考虑湿热阻于中焦，阻碍气机升降，影响脾胃升清降浊，故予枳壳、姜竹茹理气化湿止呕，余随证加减，使药中病机，顽疾得愈。

医案 9 褚某，女，32 岁，初诊时间：1997 年 7 月 21 日

主诉：全身反复起皮疹 18 年，加重 1 个半月。

现病史：患者 18 年前出水痘后臀部起皮疹、脱屑，印尼当地西医诊为牛皮癣，疑似服用激素后皮疹消退，后又泛发全身。1987 年复发，经治疗后痊愈。1993 年复发，至 1996 年全身散在数片皮疹，中药治疗后皮疹大部分消退，未痊愈。1997 年 3 月全身又起皮疹，5 月于某地行发疱治疗后全身红皮、起脓疱。现自觉全身皮肤疼痛，发紧发胀，口干喜饮，眼鼻干燥，纳可，大便干，小便频，下肢肿胀。

查体：躯干、四肢、手足背皮肤弥漫性潮红、暗红斑，上覆污灰色厚痂皮，如蛎壳状，或大片脱皮；下肢胫前及手掌有小脓疱及大片脓液；头皮弥漫性红斑，上覆厚白色鳞屑，似头盔状；面部密集点状及钱币大小红斑，上覆污黄色厚痂；掌跖多处角化性红斑，甲变形，凹凸不平。双下肢稍肿胀。舌质红苔淡黄腻，脉细滑。

中医诊断：白疕

西医诊断：脓疱型银屑病，红皮病型银屑病

中医辨证：热毒伤阴证。

治法：清热凉血，解毒益阴。

方药：

水牛角片（先煎）40g	生石膏（先煎）60g	知母 10g
生地黄 30g	大青叶 20g	紫草 30g	白茅根 30g
玄参 20g	天麦冬各 10g	牡丹皮 20g	赤芍 20g
蚤休 30g	生甘草 10g	

7 剂，水煎服，每日 1 剂，早晚分服。

外治：黄连膏甘草油外用，每日 2 次。

二诊：服药后患者口干减轻，咽干痛，午后夜间自觉身热，体温正常，纳佳，大便通畅。查：全身皮损潮红减轻，躯干、上肢、头部皮损色较淡，弥漫性红斑散在，显露小点状正常肤色，双下肢红斑浸润较重，掌跖点状角化红斑，未见小脓疱。舌质红苔薄黄腻，脉弦滑。证属湿热内蕴，郁于血分，血热毒盛，治疗以清热凉血解毒，兼以利湿活血益阴。

方药：

（1）水牛角片（先煎）50g　　蚤休 25g　　生石膏（先煎）30g
　　玄参 20g　　金银花 30g　　紫草 70g　　生地黄 30g
　　赤芍 20g　　牡丹皮 20g　　莪术 20g　　土茯苓 30g
　　冬瓜皮 30g　　川石斛 20g

（2）水牛角片 40g　　生地黄 30g　　赤芍 20g　　牡丹皮 20g
　　龙葵 20g　　白花蛇舌草 30g　　羚羊角粉（冲服）0.5g
　　丹参 15g

后按上两方随证加减，服药 2 个月皮疹基本消退出院。

临诊思路：患者青年女性，素体血热，内蕴湿热，热毒炽盛，燔灼气血，外发肌肤，故见皮肤弥漫潮红；病程日久，灼伤阴液，故见口眼鼻干、大便干、大量脱屑；热盛肉腐兼夹湿邪，则见脓疱及脓液，故证属热毒伤阴，兼夹湿邪，但此证热毒炽盛、阴伤明显，故治宜凉血护阴，清气解毒为先。对血热较重病例，采用"盛者泻之"重剂，以达亢则害，承乃制为目的。选用消银解毒一汤，重用水牛角片、紫草加强凉血解毒之功，加生石膏、知母清气分炽热、除烦止渴，玄参、天冬、麦冬、川石斛益阴润燥。二诊时患者午后身热，皮损红斑仍然明显，此乃血热毒盛仍重，故每日加服 1 剂中药，羚羊角粉合犀角地黄汤加强凉血清热、解毒化斑之力，并予大剂量紫草、水牛角凉血清热解毒、泄热以存阴，兼以冬瓜皮清热利湿，丹参、莪术活血祛瘀，以防瘀血阻络、新血不生，不能充养肌肤。

医案 10　吴某，男，46 岁，农民，初诊时间：1991 年 11 月 19 日

主诉：双手脱屑 1 年，全身起皮疹 2 月。

现病史：1 年前开始双手起皮疹，角化，肥厚，脱屑，曾在当地医院用灰黄霉素每天 3 次，每次 2 片，约 2 个月，无明显好转。近 2 月来头部、躯干、四肢足部起皮疹，手足伴有渗液及脓性分泌物，伴瘙痒，而来我院就诊。伴口干，便溏，尿黄。

查体：头部有鳞屑，边缘不清；躯干、四肢有指甲大小红斑，少量鳞屑，双手掌脱屑，有黄色痂皮；足部有渗液及脓疱。舌红，苔薄白，脉弦滑，右侧略弱。

中医诊断：白疕

西医诊断：脓疱型银屑病

中医辨证：血热内蕴，湿毒偏盛。

治法：清热凉血，祛湿消斑。

方药：

板蓝根 25g	蚤休 25g	玄参 25g	牡丹皮 15g
炒白术 15g	赤芍 15g	白鲜皮 30g	苦参 10g
地肤子 30g	全蝎 5g	蜂房 12g	海桐皮 15g

7 剂，水煎服，每日 1 剂，早晚分服。

二诊（11 月 26 日）：服药后头部皮疹明显变薄，手足掌鳞屑显少，呈红斑，痒稍减轻，服药后便溏加重，5~6 次 / 日，口稍干，口苦，食不香。舌红，苔薄白微腻，脉缓。上方去炒白术，加藿香 10g、山药 20g，板蓝根改为 20g，全蝎改为 6g。

三诊（12 月 10 日）：服上方 7 剂后头部、躯干、四肢皮损明显好转，局部不红，无鳞屑，只留有色素脱失斑，全身皮肤较干燥，双手足掌皮肤干燥，发凉，并有少许脓疱。大便调，日 1 次。舌暗红，苔腻，脉缓。予上方加金银花 15g，6 剂。

临诊思路：患者中年男性，内蕴血热，素体脾虚，出现便溏，脉弦滑右侧略弱之象，脾胃运化失常，气机壅滞，使湿热内生，与内蕴之血热相搏，郁久则化火化毒，毒热内盛，致窜流肌腠而成脓疱，渗液，发为脓疱型银屑，实则本虚标实。本患者湿毒血热为标，脾虚为本，治疗当以驱邪兼扶正，治宜清热凉血消斑，兼以健脾利湿。方中板蓝根、蚤休清热解毒，牡丹皮、赤芍清热凉血解毒，白鲜皮、苦参、地肤子、海桐皮清热泄湿，祛风止痒，玄参防清热燥湿而伤阴，炒白术健脾除湿，全蝎功擅平肝息风止痉，有镇静止痒、攻毒通络散结之效；配伍辛散苦泄、祛风除湿止痒的海桐皮，止痒疗效更佳。二诊患者便溏加重，改用藿香、山药，去炒白术以运脾化湿，山药甘平和缓，健脾和胃，渗湿止泻，又能养阴，以防利湿而伤阴。三诊时患者手足仍有少许脓疱，用金银花加重清热解毒之功。

医案 11　杨某，女，53 岁，初诊时间：1993 年 1 月 12 日

主诉：双手掌起脓疱，脱屑，逐渐加重 2 年。

现病史：2 年前双手掌起脓疱，脱屑，曾多次服用中成药，效果不明显，而来我科就诊。食欲可，二便调，口干思饮，体乏无力，睡眠差。

查体：双手掌心及小鱼际处有水疱、脓疱，伴脱屑，右手掌有脓痂。舌胖大，有齿痕，苔薄白，脉弦滑。

中医诊断：白疕

西医诊断：掌跖脓疱病

中医辨证：湿毒偏盛兼气虚。

治法：清热除湿，益气解毒消斑。

方药：

生黄芪 20g	生地黄 20g	黄芩 10g	金银花 15g
紫花地丁 30g	当归 10g	赤芍 15g	白鲜皮 30g
苦参 10g	猪苓 15g	苍耳子 12g	山药 18g

7 剂，水煎服，每日 1 剂，早晚分服。

二诊（1 月 19 日）：药后皮疹有所好转，不痒，皮损变薄，食欲可，口干思饮，心烦急躁，体乏无力，气短，睡眠差。查：双手掌心及小鱼际处略肥厚，干燥，舌暗红胖大，有齿痕，苔薄白，脉弦细。上方去黄芩、苦参、白鲜皮，加蒲公英 20g、珍珠母 30g、紫石英 15g、党参 15g，改生黄芪 25g、当归 15g、山药 20g，7 剂，水煎服。

三诊（2月2日）：药后咽部发热，恶心，无呕吐，近5~6天左眉上方起一疖肿，右眦外新起一皮疹。食欲可，大便干，2日1行，口干咽干思饮，时有心烦急躁，皮损稍痒。查：双手掌有深在性水疱，干燥、脱屑，无皲裂。右眦外有下方有一手掌大小的淡红斑，局部有丘疹、鳞屑。舌淡胖有齿痕，苔薄黄，脉弦细滑。

方药：

生地黄 20g	天麦冬各 10g	玄参 20g	蒲公英 20g
金银花 15g	紫花地丁 30g	当归 12g	丹参 20g
白鲜皮 30g	鸡血藤 30g	白蒺藜 20g	

7剂，水煎服，每日1剂，早晚分服。

四诊（2月9日）：药后局部脱皮加重，皲裂，无新发皮疹。食欲可，口干，心烦急躁，自觉鼻干发热，查：双手掌以左手为重，脱屑，伴皲裂。舌暗红胖大有齿痕，苔薄白，脉弦滑上方去蒲公英、白鲜皮、白蒺藜，加生黄芪20g、桃仁10g、红花15g、当归改为15g，6剂，水煎服。

五诊（2月16日）：药后皮损减轻，但干燥、皲裂，以左手掌较重，食欲可，大便干，1~2日1行，口鼻发热发干，心烦急躁，下肢疲乏无力。证属：血热偏重，阴虚血瘀。治法：育阴清热活血。

方药：

生地黄 25g	天麦冬各 15g	玄参 20g	水牛角（先煎）40g
牡丹皮 15g	生黄芪 30g	当归 15g	桃仁 12g
红花 10g	鸡血藤 30g	土茯苓 30g	

6剂，水煎服，每日1剂，早晚分服。

六诊（2月23日）：药后皮损明显好转，脓疱、水疱减少，局部脱屑较干燥，皲裂。口干较前减轻，鼻部仍发干发热，睡眠差，入睡困难。舌暗红胖大有齿痕，苔薄白，脉弦细滑。宗上方加柏子仁15g，夜交藤25g，6剂，水煎服。

临诊思路：患者中年女性，素体脾胃虚弱，脾胃运化失常，气机壅滞，使湿热内生，与内蕴之血热相搏，郁久则化火化毒，毒热内盛，致窜流肌腠而成。本例患者前期以湿热血热内蕴为主，以清热凉血解毒利湿为法。病久反复发作，毒热久稽血分，致阴伤血燥，络阻血瘀，肌肤失养。因此后期表现为阴虚火旺、气血瘀滞为主，以养阴清热、益气活血为法。水牛角、生地黄、牡丹皮清热凉血解毒化斑，金银花、紫花地丁、土茯苓清热解毒，玄参、天麦冬养阴润燥；丹参、桃仁、红花、当归、鸡血藤养血活血；白鲜皮、苦参祛风清热、泄湿止痒；柏子仁、夜交藤、珍珠母镇静养心安神。

【按语】银屑病中医称白疕，是一种常见的易反复发作的红斑鳞屑性皮肤病。因搔起白疕而得名。在历代中医文献中，类似于白疕的病名还有松皮癣、干癣、蛇虱等。根据白疕的临床特征，一般分为寻常型、脓疱型、关节型、红皮病型四种类型。在中医古籍中，脓疱型白疕类似登豆疮；关节型白疕属痹证范畴；红皮病型白疕属赤丹、火丹范畴。这些特殊类型白疕虽各有其特殊之处，但具有白疕的基本皮损特征，多由寻常型白疕发展而来，故现代中医均把它们归属于白疕。

从 70 年代开始，金起凤教授临床 30 余年一直致力于此顽疾的研究，提出本病的核心病机是血热毒盛。金起凤教授认为病邪侵犯人体后，大多通过化火化毒的过程，才能外发疮疡。这里所指的毒盛是因为血热偏盛，化火化毒，形成了所谓"热愈盛则毒愈重"。本病表现的瘙痒和鳞屑，主要由血热生风化燥所致。同时热毒蕴久，阴伤血燥、络阻血瘀，即因热化燥致瘀而形成血燥证，这个血燥是兼血瘀，而血热贯穿疾病始终。把银屑病辨证论治分为血热、血燥、湿热三个型，认为进行期多见血热证、湿热证；静止期多见血燥证。90 年代以后，金起凤教授在大量的临证中发现单纯湿热证患者比例较少，更多的是血热湿热证，驭繁为简规范为血热证、血燥证两种证型。其未单独列血瘀证，认为血热盛则气壅血凝、煎熬成瘀形成血热血瘀证；或病久反复发作，毒热久稽血分，致阴伤血燥，络阻血瘀而成血燥血瘀证；因而瘀邪常为兼杂致病。金起凤教授依据银屑病的核心病机，认为其治疗以凉血解毒为基本大法。同时由于因热致瘀化燥，热盛气壅血凝，故在治疗银屑病的过程中亦注重凉血活血、清热解毒并举，凉中有散，清化并施。

针对血热、血燥、湿热分别用消银解毒一汤、二汤、三汤治疗；研制成院内制剂消银一号丸、二号丸、三号丸。后来发现单纯银屑病的湿热证比较少，因此三号丸停用。消银一号丸一直用到现在，疗效肯定，就是目前东直门医院皮肤科的院内制剂地槐消银丸。①消银解毒一汤：适用于血热证。认为此证多见于疾病初起或进行期。证属血热毒盛，兼挟湿热，壅搏肌肤而发。治宜凉血清热、解毒化斑，佐以泄湿祛风。方药：水牛角片、生地黄、赤芍、金银花、紫花地丁、板蓝根、蚤休、土茯苓、白鲜皮、苦参。②消银解毒二汤：适用于血燥证。认为此证多见于静止期。证属热毒蓄久，内伏于里，致阴伤血燥，络阻血瘀，肤失所养。治宜育阴润燥，凉血清热，佐以活血化瘀。方药：生地黄、玄参、天花粉、水牛角、赤芍、金银花、紫草、丹参、白鲜皮、乌蛇、威灵仙。③消银解毒三汤：适用于湿热证。多见于进行期。方药：龙胆草、炒栀子、盐黄柏、蚤休、金银花、生地黄、赤芍、白鲜皮、苦参、土茯苓、泽泻。

对银屑病的辨证思路，金起凤教授认为首辨皮损络脉盛色变，络脉充盈则皮损色红,热盛生风化燥则层层脱屑,因此金起凤教授认为白疕的皮损可以做为对银屑病辨证的主要思路。包括皮损的颜色、形态、分布、自觉症状等,其中皮损颜色尤为重要,皮损颜色鲜红为血热;颜色紫红为热盛伤津或血热兼瘀。病程较长,热郁络脉,瘀热阻滞,血行不畅,皮损颜色转为暗红属血瘀。病程日久,邪热未尽,阴血耗伤,皮损颜色变为淡红属血燥。皮损泛发全身多为整个机体阳盛血热;皮损以身体阴面、下肢或皱折部位为重,多伴湿热。大斑块状、地图状皮损多兼血瘀。第二辨舌脉,当舌脉与皮疹不符,要结合全身状况综合分析取舍。第三辨全身,即依全身伴随症状辨证,随证加减治疗。如伴咽红咽痛为风温或热毒之邪壅滞咽喉;伴身热、口渴、大便秘结为体内实热;伴纳差、脘腹胀满、大便溏软为脾胃虚弱;伴口咽干燥为阴津损伤;伴五心烦热为阴虚内热;伴腰膝酸软为肝肾不足。当患者的全身症状成为突出表现时,应以全身辨证为主。

在用药特色上,金起凤教授治癣善用蚤休,其本人在其经验方龙蚤清渗汤、消银解毒汤里面均对蚤休重点做了介绍。认为蚤休苦泄解毒,为肝经息风定痉要药,正以苦寒泄降,能泄风阳而清气火,则气血不冲,亦能退肿消痰。治疗皮肤顽疾,擅用虫类。金起凤教授擅用全蝎、乌蛇,也常用蛇蜕、蝉蜕等虫类药。金起凤教授认为全蝎入肝经,故善于息肝风之内动,能深入皮肤经络搜风止痒,对一切瘙痒性皮肤病,如银屑病、湿疹、神经性皮炎、结节性痒疹、皮肤瘙痒症等均有息风止痒之卓效。因其性善走窜,故又有通络解毒、散结化瘀之功,能消肿止痛、解毒化斑,治疗关节型银屑病;与活血散瘀药同用可增强化瘀散结之效,使斑块较快化消。

金起凤教授对血热重证,喜用大剂量紫草,因紫草甘、咸、寒,归心、肝经,可凉血、活血、解毒透疹,用于血热毒盛,斑疹紫黑,麻疹不透等,《本草经疏》:"紫草为凉血之要药,故主心腹邪热之气。五疸者,湿热在脾胃所成,去湿除热利窍,其疸自愈。邪热在内,能损中气,邪热散即能补中益气矣。苦寒性滑,故利九窍而通水道也。腹肿胀满痛者,湿热解而从小便出,则前症自除也。"常配伍水牛角、生地黄、牡丹皮、金银花清热凉血,加生石膏、知母清气分炽热、除烦止渴,并加玳瑁粉合水牛角以增凉血解毒之功。其他兼证加减,如兼咽痛者加北豆根、玄参;下肢皮损重,瘙痒重,加地肤子;大便秘结加生大黄;大便溏薄加山药。如咽干乏液明显者,加北沙参、麦冬。血瘀之证,宜酌加三棱、莪术、桃仁之类以增强活血化瘀之效。斑块比较肥厚,消退很慢的,不用乌蛇,改用蕲蛇。

虽然银屑病以热毒为主要病机,但金起凤教授在诊治过程中谨守病机关键,整体辨证,在临床诊疗中特别注重顾护脾胃,固护正气,以助邪气外出。因气血乃祛毒之本，脾胃乃气血生化之源，疮疡转归全赖脾胃，脾胃不固，毒易内攻；故金起凤教授巧用山药、白术、茯苓、焦三仙、甘草等扶胃健脾，益气扶正。消银解毒汤比较寒凉，所以金起凤教授每次必问患者胃怎么样，吃饭怎么样，如有胃痛去苦参、板蓝根、赤芍，加香附、元胡、高良姜、毕澄茄以疏肝理气、温胃止痛。如血热证兼有脘腹满闷，纳胀食少，苔白腻或微黄，消银解毒一汤去牡丹皮、生地黄、苦参加炒苍术、厚朴、莱菔子、陈皮、焦三仙。

　　特殊类型银屑病包括脓疱型、红皮病型和关节型三种类型。金起凤教授认为脓疱型银屑病多辨证为湿毒偏盛型，病机为湿浊中阻、气机瘀滞、郁久化热生毒、郁搏肌肤所致，治宜芳香化湿、清热凉血解毒，方以犀角地黄汤合甘露消毒丹加减。红皮病型银屑病多为使用刺激性药物之后出现的全身弥漫性红斑、脱屑，金起凤教授认为此为毒热入营，气血两燔，心火偏旺，熏蒸肌肤而发，辨证为毒热伤营证，治宜凉血护阴，清气解毒，方以清瘟败毒饮加减，如瘙痒剧烈加全蝎、海桐皮。关节型银屑病在临床上较为少见，不仅有皮损表现，同时关节也有受累，金起凤教授认为此乃风湿外袭、蕴积肌肤、痹阻关节、郁久化热所致，辨证为风湿痹阻证，治宜祛风除湿，活血通络，清热解毒，常以桂枝芍药知母汤合土茯苓汤加减。

　　金起凤教授治疗皮肤病，重视整体与局部相结合，其自制多种外用药物治疗银屑病，如加味黄连膏、苦蛇酊、化银膏等疗效显著。加味黄连膏以黄连、黄柏、苦参等组成，清热解毒、燥湿止痒、散瘀消斑，适用于银屑病各证。苦蛇酊以苦参、蛇床子、土槿皮等组成，燥湿清热，祛风止痒，用于治疗白疕、风瘙痒等瘙痒性皮肤病，主要用于银屑病头皮部位。至今，这两种外用药仍作为院内制剂在临床中使用。瞿幸教授经常和大家讲金起凤教授给患者详细交代怎么外涂药。金起凤教授告诉患者：涂药要"一个皮损你要揉一分钟，你来住院治疗就是来治病的，应该下功夫，好好的涂药。"他让患者用手蘸一点黄连膏，反复在皮损上涂、揉，让药物渗到皮损里面去。一个皮损揉一分钟，就是五六十下。这样反复揉擦以后，不仅药物渗进皮损了，表面不是很油，而且黄连膏的颜色也能接受了。

附：金起凤教授早期银屑病外治手稿（20世纪80年代初）

1.寻常型银屑病

（1）进行期（血热型、湿热型）

斑片色鲜红而痒者，可选用加味黄连膏、消斑膏、膏炉洗剂或槿黛黄连膏外擦患处，取以清热解毒，燥湿除痒。

皮损色暗红，可选用外抹化银膏、牛皮癣膏或膏炉洗剂以解毒清热、软坚化斑。

头部遍布红斑，鳞屑较厚，发成束状，瘙痒显著者，用10%硫黄软膏外擦或外敷，以燥湿止痒，解毒消斑。

湿热型皮损，如乳房下、腋窝部、腹股沟内侧以及四肢斑疹，用10%硫黄软膏外搽（市售成药），日2~3次，取以燥湿除痒、消斑；如皮损出现糜烂渗液者，宜清热、收湿、止痒，用青黛散敷患处。

瘙痒显著，鳞屑较厚者，可选用苦蛇酊、皮肤洗药1号或药渣煎汤待温外洗，以燥湿止痒，解毒祛屑。

（2）静止期（血燥型）

皮损浸润肥厚，呈钱币状或大片斑块，分布于头部及四肢者，用溶癣酊少量外抹患处后，再擦加味黄连膏，取以解毒化斑，除湿止痒；或选用化银膏。

如慢性肥厚皮损，色暗红，呈钱币状、蛎壳状或地图状斑块，日久不消者。用5~10%黑豆溜油膏外抹以软坚润肤消斑。

皮损色暗红或淡红，可外抹化银膏、（少量）牛皮癣膏、溶癣酊以化毒消斑。

血燥型斑色暗红者，宜燥湿止痒解毒，用10%硫黄软膏（成药）外擦，日二次，也可用加味黄连膏外擦。

皮损瘙痒剧烈者，可先用内服药渣煎汤外洗后，外抹苦蛇酊以清热燥湿、祛风止痒。

头部遍布斑疹，银屑较厚，瘙痒颇甚，无继发新疹，多年不愈者，用复方土槿皮酊（成药）外擦；也可用溶癣酊来外擦，擦后待干，然后用10%硫黄膏外擦皮损处。

2. 红皮病型

全身皮肤弥漫发红或暗红，有皮岛，皮肤灼热瘙痒，鳞屑较厚者。可选用黄连膏、槿黛黄连膏、膏炉洗剂外抹；周身皮损大片潮红灼热者，用清瘟败毒饮药渣煎汤待凉，取几个口罩浸透药水后，冷湿敷于潮红处，每次20分钟，日2~3次。

3. 脓疱型

如手掌、脚底散发密集小脓疱，斑片红赤，灼热痒剧，或部分脓疱糜烂渗液者，宜用（内服方）药渣煎浓汤待凉后，作局部冷湿敷，日2次。待糜烂处渗液减少后，用青黛散香油调敷，日2~3次。肢体红斑，可用槿黛黄连膏外擦，按照寻常型银屑病处理。

4. 关节型

关节处用金黄散香油调后外敷；周身红斑，可按寻常型进行期处理。斑色鲜红者，外用膏炉洗剂与槿黛黄连膏；斑色暗红者，可用化银膏外擦皮损处。

十一、湿疹

医案 1　李某，男，40 岁，初诊日期：1982 年 10 月 6 日

主诉：双上肢起皮疹逐渐加重伴瘙痒剧烈 3 周。

现病史：3 周前，皮疹初起于双上肢，后扩及躯干和双下肢，瘙痒夜剧，曾在外院诊为急性湿疹，经治半月不效（具体治疗经过不详）。诊见：躯干、四肢皮疹，瘙痒剧烈，伴口渴喜凉饮，溲黄，便干。

检查：躯干四肢遍布散在或密集红丘疹、斑丘疹，两胁部皮肤潮红且有少量渗液结痂。舌红赤，苔腻薄黄，脉弦滑数。

中医诊断：湿疮

西医诊断：急性湿疹

中医辨证：湿热俱盛，内蕴血热，郁搏肌肤而发。

治法：清热利湿，凉血止痒。

方药：龙蚤清渗汤加减

龙胆草 10g	黄芩 12g	生石膏（先煎）30g	蚤休 30g
牡丹皮 15g	生地黄 30g	白鲜皮 30g	赤芍 12g
苦参 12g	六一散（包）25g	地肤子 30g	全蝎 6g

5 剂，水煎，日 1 剂，早晚分服。另嘱取药渣煎汤待凉，用口罩浸药液冷湿敷于两胁皮疹密集处，日 2 次。按上方随证略予加减共服药 15 剂而愈。随访 1 年余未复发。

医案 2　赵某，女，23 岁，初诊日期：1987 年 3 月 20 日

主诉：全身起皮疹 6 天，伴瘙痒剧烈。

现病史：6 天前，皮疹初起于面颈部，未及 3 日食鱼虾 1 次，皮疹迅即泛发全身，瘙痒剧烈，寝食不安。诊见：面颈、躯干、四肢遍起皮疹，局部有渗出，瘙痒夜剧，心中烦热，小溲黄赤。

检查：面颈、躯干、四肢遍布散在或密集成片红粟大小丘疹、红斑，部分有糜烂渗出。舌质红，苔黄腻，脉弦数。

中医诊断：湿疮

西医诊断：急性湿疹

中医辨证：湿热内盛，熏蒸肌肤而发

治法：清热利湿，凉血息风

方药：龙蚤清渗汤加减

龙胆草 10g	黄芩 10g	蚤休 30g	黄连 6g
栀子 10g	鲜生地黄 30g	赤芍 15g	白鲜皮 30g
苦参 10g	六一散（包）20g	全蝎 6g	地肤子 30g

5 剂，水煎，分 2 次服用，嘱皮疹未糜烂处取苦蛇酊外抹后，用黄连膏外擦；糜烂处以青黛散水调外敷。二诊皮疹显少，瘙痒显减，后按前方随证稍予加减，又服药 9 剂而愈。随访 4 个月未复发。

临诊思路：医案 1、医案 2 均为湿热内盛之证，均可用龙蚤清渗汤为主方加减，清热利湿、凉血祛风止痒，其中龙胆草、黄芩、蚤休、六一散以清热利湿解毒；生地黄、赤芍凉血清热；白鲜皮、苦参、地肤子以清热泄湿止痒；全蝎息风止痒。医案 1 舌红赤，口渴喜凉饮，便干，火热更重，加生石膏、牡丹皮加重清热凉血之功；医案 2 心烦热，心火亢盛，故加黄连清心泻火。故临床中遇到湿热俱盛型皮肤病，均可选用龙蚤清渗汤为主方，但细微之处需仔细斟酌，才能做到药到病除。

医案 3 李某，女，28 岁，初诊日期：1993 年 8 月 16 日

主诉：双手背起皮疹伴痒反复发作 2~3 年。

现病史：2~3 年来双手背起皮疹，痒，服用中草药、外用药膏及中药外洗，用药时好转，但未愈，仍反复发作。刻下症见：双手皮疹，纳可，大便干，6~7 日一行，口干思凉饮，心烦急躁易怒。

检查：双手背拇指侧皮肤呈苔藓化，并可见粟粒大小的丘疹。舌体胖有齿痕，苔薄黄，舌质暗，脉沉滑细。

中医诊断：湿疮

西医诊断：慢性湿疹

中医辨证：火热内盛，日久气血耗伤，血虚化燥生风。

治法：清热养血，润燥止痒。

方药：龙蚤清渗汤合滋阴息风汤加减

黄芩 10g	蚤休 30g	炒栀子 10g	牡丹皮 15g
生地黄 20g	当归 12g	赤芍 15g	桃仁 10g
白鲜皮 30g	苦参 12g	全蝎 6g	海桐皮 20g

6 剂，水煎服，每日 1 剂，早晚分服。并嘱禁用碱性及刺激性物质。

二诊：药后皮损变薄，痒减轻。纳可，大便调，日 1 行，偶心烦着急。上方加白茅根 30g，全蝎改为 5g，6 剂。

三诊：药后左手皮损明显好转，不痒；右手仍有皮损粗糙，轻度苔藓化，日晒后加重。纳可，二便调，近来疲乏无力，伴心烦。舌尖红，苔白，脉弦滑。16日方去全蝎、海桐皮，加生黄芪 20g、茯苓 15g、苦参改为 10g，6 剂。

四诊：药后明显好转。16日方去栀子、桃仁、全蝎、海桐皮，加玄参 15g、生杜仲 12g、狗脊 10g、桑寄生 30g，6 剂。

临诊思路：患者素心烦急躁易怒，心肝火旺，火热发于肌肤而发病，病程日久，耗伤阴血，致血虚风燥，故治疗上清热与养血润燥并举，予龙蚤清渗汤合滋阴息风汤加减治疗，方中黄芩、蚤休、炒栀子、牡丹皮清热凉血解毒，生地黄、当归、赤芍、桃仁养血凉血活血，补益又不滋腻，白鲜皮、苦参、海桐皮燥湿止痒，全蝎祛风止痒。患者虽有舌体胖有齿痕，脉沉滑细等阳虚之证，但急则治其标，可待诸证平稳后再予补气温阳。二诊见心烦着急，予白茅根清热凉血，盖其入肺、胃、小肠经，心与小肠相表里，清小肠以泻心火，味甘、寒，清热又不伤阴。二诊、三诊表证渐消，逐加黄芪、茯苓补气健脾，生杜仲、狗脊、桑寄生补肾温阳。

医案 4 姜某，男，46 岁，技术员，初诊日期：1992 年 11 月 15 日

主诉：全身泛发皮疹反复发作 3 年，今年冬季加重。

现病史：3 年前双腿起水疱，痒，时有渗液，多次诊治效果不明显并逐渐扩大。91 年冬天吃涮羊肉后皮疹增多加重，开始上肢出现，继而发展到胸背，经服用激素好转。今年入冬后皮疹逐渐加重，痒甚。纳尚可，食后腹胀，大便溏，日 1~2 次，食生冷后胃脘部不适，隐痛。

检查：胸腹、后背、四肢可见手掌大小、银元大小、指甲大小较多淡红斑，局部群集丘疹、丘疱疹、水疱，四肢肿胀，皮损处有糜烂面，渗液，痂皮。舌淡苔薄白腻，脉缓滑。

中医诊断：浸淫疮

西医诊断：泛发性湿疹

中医辨证：脾阳不振，水湿内生，发于肌肤

治则：健脾温阳除湿

方药：

炒苍术 12g	炒白术 12g	茯苓 15g	山药 20g
仙灵脾 15g	猪苓 12g	泽泻 10g	滑石 20g
白鲜皮 20g	蛇床子 10g	海桐皮 20g	陈皮 10g
藿香 12g			

7 剂，水煎服。每日 1 剂，早晚分服。

外用上方第三煎放温湿敷，然后外涂青黛膏。

二诊：（1月22日），药后皮疹减轻，渗液减少，瘙痒减轻。但仍纳食不香，便溏，舌脉同前。宗上法，去白鲜皮、滑石，加六一散10g，肉桂6g，继服7剂。

三诊：服上方2周，躯干皮疹减轻，四肢皮损好转，便溏略好转，舌脉同前，去肉桂继服10剂。

四诊：躯干四肢皮疹已干涸，部分留有色素沉着，然小腿部仍有少许丘疹，宗法随证加减再服14剂，好转。

临证思路： 本例医案患病已3~4年，症见纳谷不香，便溏，食生冷胃脘部隐痛，为脾阳不振，运化失健，水湿内停，外窜肌肤而发，冬季皮损加重，为冬阳之气衰微与机体阳虚相合而加重病情。脾喜燥，主运化水湿，如脾运障碍必湿浊阻滞，湿浊阻滞又会使脾阳受困，二者互为影响。故以温阳健脾除湿为法，方中用仙灵脾、蛇床子温阳又能燥湿祛风止痒；山药、茯苓、苍白术健脾除湿，猪苓、泽泻、滑石淡渗利湿；陈皮健脾理气，诸药相伍起到脾健气行湿祛之效。

医案5　沈某，男，51岁，初诊日期：1991年12月10日

主诉：双足趾背起皮疹痒反复发作7~8年，加重1个月。

现病史：7~8年来双足趾背起皮疹，痒，流水反复发作，曾于外院诊治，外用克霉唑、达克宁效果不明显。近1年来双足背皮疹加重，臀部也起类似皮疹，多处诊治有所好转（具体用药不详）。近1个月加重，于外院查斑贴试验，诊断为皮鞋过敏，口服克敏嗪、赛庚啶，外用激素药膏，效果不明显而来就诊。

检查：颈、臀、双上肢、双大腿有较密集群集的红色丘疹、斑丘疹、丘疱疹及脱屑；足趾背为肿胀的暗红斑，有痂皮、渗液。舌红，苔黄，脉弦滑。斑贴试验：橡胶（＋）、香料（＋）、硫酸镍（＋）、重铬酸钾（＋）、酚醛树脂（＋）、乙二胺（＋）、汞（＋）。

中医诊断：湿疮

西医诊断：自身敏感性皮炎

中医辨证：湿热内蕴，发于肌肤。

治法：清热除湿止痒。

方药：龙蚤清渗汤加减

龙胆草10g	黄芩10g	蚤休30g	连翘10g
金银花15g	赤芍15g	白鲜皮30g	苦参10g
地肤子30g	全蝎6g	地龙10g	海桐皮15g

7剂，水煎服，每日1剂，早晚分服。并嘱避免接触刺激性药物。

二诊：用药后有所好转，皮损变浅，无渗液。仍觉心烦，舌质红。上方加黄连 6g，7 剂。

临诊思路：《外科启玄》记载的湿毒疮与此病初起类似，云："凡湿毒所生之疮，皆在于二足胫足踝足背足跟，初起而微痒，爬则水出，久而不愈，内服除湿等药，外用蜜调制柏散上之一二次即安"。故此病多因内有湿热，复外感毒邪，内外合邪，搏于肌肤腠理而发病，湿热蕴肤，故见皮疹色红、肿胀，甚至有渗出倾向，治疗以清热除湿止痒为主，故以龙蚤渗湿汤加减。二诊诸症好转，仍觉心烦，加黄连清心泻火以治其本。

医案 6　周某，男，15 岁，初诊日期：1994 年 4 月 18 日

主诉：全身皮疹反复发作 15 年，近 1 月加重，伴渗出瘙痒。

现病史：出生面部、躯干上部即起红疹，痒。经外院治疗诊断为湿疹，经用内服中药汤剂，维生素 A、维生素 C、扑尔敏内服，外涂各种药膏，皮疹好转，但每年都反复发作，近 1 月面部、颈、双肘窝、腘窝均起皮疹，痒甚，有处抓后流水。现口干思饮，纳可，心中烦热，便溏。

检查：双耳肿胀、渗出，面部、颈部暗红斑片、结痂、血痂；双手腕、双上臂、双肘关节屈侧、双腘窝有暗红苔藓化斑块。舌红，苔薄黄，脉弦滑。

中医诊断：湿疮

西医诊断：特应性皮炎

中医辨证：湿热内蕴，热盛生风。

治法：清热除湿，祛风止痒。

方药：龙蚤清渗汤加减

防风 10g	黄芩 10g	蚤休 30g	黄连 6g
连翘 12g	金银花 25g	赤芍 15g	白鲜皮 30g
苦参 12g	地肤子 30g	土茯苓 30g	全蝎 5g
海桐皮 20g			

6 剂，水煎服，每日 1 剂，早晚分服。并嘱忌食鱼虾、牛羊肉及肥皂、热水烫洗。

二诊：4 月 25 日。用药好转，痒减。口干思饮喜凉，心中烦热，受凉后便溏。查：面留有色沉，颈部、双肘、双腘窝有暗红苔藓化皮疹。舌暗红，苔黄燥，脉弦滑。上方去土茯苓，6 剂。

三诊：5 月 3 日。用药后明显好转，皮损变薄，痒减，便溏。舌脉同前。上方去全蝎，加山药 20g，6 剂。

四诊：5 月 9 日。用药后全部消退，不痒。口干思饮，便成形，纳可。查：面、颈部、双手、双臂、双腿皮损消退，留有色素沉着斑片。舌红，苔黄燥，脉滑。前方去地肤子、全蝎、防风、山药，加生槐花 20g、皂角刺 12g，7 剂。

五诊：5 月 30 日。近 2 日面部又起散在红斑。查：颈部、腋、双上肢少数小片红斑、丘疹。舌红，苔黄燥，脉滑。4 月 18 日方去地肤子，加芦根 25g，7 剂。用药后皮疹大部分消退，面部留有色沉。

临诊思路：《外科心法要诀》云："此证生婴儿头顶，或生眉端，又名奶癣。痒起白屑，形如癣疥，由胎中血热，落草受风缠绵，此系干敛；有误用烫洗，皮肤起粟，搔痒无度，黄水浸淫，延及遍身，即成湿"。本例患者自幼发病，考虑在母体即感受湿热之邪，火热上炎，扰动心神，故见心中烦热；日久生风，耗伤阴液，故见口干思饮；湿热下注，流滞大肠，故见便溏；舌红，苔薄黄，脉弦滑均为湿热内蕴生风之证。方中防风祛风胜湿止痒为主药，《本草纲目》谓其："三十六般风，去上焦风邪，头目滞气，经络留湿，一身骨节痛。除风去湿仙药"；黄芩、蚤休、黄连清热燥湿泻心火；连翘、金银花、赤芍清热凉血解热毒；白鲜皮、苦参、地肤子、土茯苓清热燥湿止痒；全蝎、海桐皮祛风止痒。二诊皮疹见好，热邪仍重，前方去除湿解毒之土茯苓，继留余药清热泻火。至三诊湿热俱轻时，加山药健脾除湿以培土固本。四诊皮疹留色沉，舌红，苔黄燥，脉滑，示风热仍盛，故加生槐花，因《医林纂要》谓其"泄肺逆，泻心火，清肝火，坚肾水"；皂角刺搜风，且杨士瀛谓其能"引诸药上行，治上焦病"，引诸药上行泄上焦热。后患者病情反复，皆随证加减，亦取良效。

【按语】现代医学的湿疹，是一种以瘙痒剧烈、皮损多形、对称分布、渗出倾向、反复发作为特征的皮肤病。中医以湿疮论治，中医古籍又称此类疾病为浸淫疮、血风疮、粟疮、顽湿疡等，根据发病部位又有绣球风、旋耳疮、乳头风等名称。自身敏感性皮炎，又称自体敏感性湿疹，中医古籍对此尚无明确记载，《外科启玄》记载的湿毒疮与此病初起类似，云："凡湿毒所生之疮，皆在于二足胫足踝足背足跟，初起而微痒，爬则水出，久而不愈，内服除湿等药，外用蜜调制柏散上之一二次即安"。

金起凤教授从 60 年代就开始了对湿疹的疗效观察和经验总结，自拟多个有效内服、外用方剂，疗效甚佳。金起凤教授认为正常的湿在人体中起到濡润脏腑及肌肤的作用，但是湿气过重，形成湿邪，或者湿邪久羁损伤阴血，均会引起湿疹。首先湿气太过形成湿邪，流于皮肤发为湿疹。且湿性黏腻、重着、弥漫，易导致多种病变，故湿疹易起丘疹、水疱，重者糜烂渗出，浸淫流水，且易反复发作，缠绵难愈。其次，病程日久迫至后期，湿热久郁化火，火性炎热，灼伤阴血或渗水日久，使阴伤血耗，导致阴虚血燥或血虚风燥，肤失濡养，出现局部皮肤干燥，浸润肥厚，而致慢性湿疹。这个时候的燥往往夹杂湿邪，因湿化燥。因此湿邪贯穿湿疹始终。

湿邪的形成与脾土功能有密切关系。诸湿肿满，皆属于脾，过食生冷、油腻、辛辣腥发之物，损伤脾胃，脾失健运，化湿生热，积久壅滞气机，蕴遏肌腠；或因于风热或风湿外侵，与内蕴脾湿相合，两邪相抟，郁于肌肤；加之秉性急躁，心火偏胜，产生血热，湿热、血热两邪相合，郁于肌肤，均可导致湿疹的发病。《医宗金鉴·外科心法要诀》："浸淫疮，此证初生如疥……抓津黄水，浸淫成片，由心火脾湿受风而成"，因此急性湿疹多从心脾论治。

金起凤教授在临证中以清热除湿、凉血除湿、祛风除湿、健脾除湿、滋阴除湿法治疗湿疹。拟龙蚤清渗汤、凉血祛风汤、滋阴息风汤加减治疗湿疹。在治疗中强调清热除湿亦要顾护脾胃，寒凉务必不能太过，中病即止，避免损伤脾胃，进一步加重湿邪的形成。同时还指出，治水勿忘调气，气机疏畅，水湿方可祛除。"气行则水行，水行则湿自化"，治疗湿疹常用枳壳、木香、厚朴，陈皮等疏畅气机，殆有气行水行之意。其临证辨治如下：

1. 如见发病较急，初起皮肤潮红掀热，散在或密集成片红丘疹、红斑或水疱，瘙痒剧烈，抓后糜烂、渗液结痂；伴口干喜饮，心中烦热，小便黄赤或大便干。舌红，苔薄黄或黄腻，脉弦数或滑数等。属湿热俱盛者，治以清热利湿，凉血止痒，予自拟龙蚤清渗汤加减，药物如下：

龙胆草 10g	黄芩 12g	蚤休 30g	炒栀子 10g
牡丹皮 15g	生地黄 20~30g	当归 10g	苦参 10~15g
白鲜皮 30g	地肤子 25g	全蝎 6g	六一散（包）20g

加减法：如渴喜冷饮去炒栀子，加生石膏 30g（先煎）、知母 10g；血热重者，去当归、炒栀子，加水牛角粉 30g、金银花 20g、赤芍 12g；大便干结加生大黄 6g；大便溏薄加山药 30g。

2. 如见起病稍缓，全身或局部散发水疱、丘疱疹、糜烂、渗液多、结痂为主要症状，暮夜痒甚；伴胸闷脘满，食少不香，或大便溏，小便短黄。舌淡红，苔白腻微黄，脉弦缓。属脾湿偏重（湿重于热）者，治以健脾除湿、清热止痒，予除湿胃苓汤加减。方药：

苍术 10g	藿香 10g	厚朴 9g	陈皮 10g
薏苡仁 15g	白鲜皮 25g	地肤子 25g	茯苓 18g
泽泻 15g	金银花 12g	炒栀子 10g	防风 10g

加减法：如纳胀明显，完谷不化者，加焦三仙各 10g、砂仁 6g；如脉象缓软者，加桂枝 9g；有脾阳虚者用仙灵脾 10g、蛇床子 10g、桂枝 10g；疲劳乏力者加太子参 10g；大便溏稀，日数行者加炒白术 25g、山药 30g。

3. 如皮疹好发于颜面、耳、颈及上胸、背部，外布散在或密集红斑、丘疹，局部皮肤潮红，或有糜烂、渗出、结痂，瘙痒颇甚，伴口渴喜饮，心中烦热，或有咽痛。舌质红，苔薄黄，脉浮数。属风热夹湿者，治以祛风清热、凉血泄湿，予消风散加减，方药：

荆芥 10g	牛蒡子 10g	蝉衣 8g	黄芩 10g
生石膏（先煎）30g	蚤休 30g	连翘 10g	白鲜皮 25g
六一散（包）15g	苦参 10g	全蝎 6g	僵蚕 10g

加减：瘙痒剧烈，加地肤子 20g、海桐皮 15g；影响睡眠，加珍珠母 30g、生龙牡各 30g；糜烂渗出明显，加马齿苋 30g、生地榆 15g。

4. 如见周身或半身起散在或群集呈片红丘疹，瘙痒半夜甚，抓破溢血，伴口干喜饮，心中烦躁。舌红赤，苔薄黄，脉弦滑。证属血热风盛，治以凉血清热、祛风止痒，予自拟凉血祛风汤加减，方药：

荆芥 10g	黄芩 12g	蚤休 25g	金银花 15
紫花地丁 30g	生地黄 30g	赤芍 15g	白茅根 30g
苦参 10g	地肤子 30g	白蒺藜 20g	白鲜皮 30g

加减法：如渴喜冷饮，心烦发热，脉滑数，加生石膏 30g、知母 10g，清气分炽热，以除烦止渴。如疹色鲜红、苔黄舌绛，血热炽盛者，加水牛角 30g、生玳瑁 10g，以加强凉血解毒之功；如大便溏薄，加山药 18g、炒白术 15g，健脾利湿；如食后腹胀，加炒鸡内金 10g、砂仁 6g，消食和胃。

5. 如见皮损多局限，肥厚、干燥、脱屑，多见于四肢，为淡红色、暗红色或微褐色斑丘疹，或呈苔藓样损害，瘙痒夜盛，伴咽干口燥、渴不多饮、或手足心热。舌红，少苔或中剥，脉细数。属阴虚血燥者，治以育阴润燥、息风除湿，予自拟滋阴息风汤加减，方药：

生地黄 30g	天门冬 12g	麦冬 12g	制龟甲 15g
盐黄柏 10g	知母 10g	当归 15g	桃仁 18g
苦参 10g	白鲜皮 30g	地肤子 30g	白蒺藜 20g

加减法：如瘙痒剧烈者，加全蝎 6g 以息风止痒；如血燥型皮损呈斑块状，色暗红兼舌质暗紫者，可加丹参 30g、红花 10g 以活血化瘀、软坚消斑；如睡中易醒，难以入眠者加珍珠母 30g、紫石英 15g 镇静安神、炒枣仁 30g 养心安神；如血虚风燥型兼腰酸肢软者，加杜仲 12g、川断 20g、桑寄生 30g 以滋补肝肾。如症见面唇淡白，体疲无力，或头晕、腰酸、口和不渴，舌淡苔净，脉象弦细。属血虚风燥型。证属营血亏虚，生风化燥，肌失血养。治宜益气养血，润燥息风，方用当归饮子加减。药用：生熟地各 15g、当归 15g、白芍 10g、川芎 10g、黄芪

30g、制首乌 25g、白鲜皮 30g、地肤子 30g、钩藤 20g、白蒺藜 25g。

6. 外治：如皮疹鲜红而密集，皮肤潮红或局部糜烂、渗液多，选用马齿苋90g，蒲公英、黄柏各 30g，煎浓汤待冷却后用口罩浸渍药汤冷湿敷于患处，清热解毒、燥湿止痒、抑制渗出。如有丘疹、水疱或少量渗液者，自拟湿疹洗药 1 号（苍术 30g、黄柏 30g、苦参 30g、地肤子 30g、白鲜皮 30g、枯矾另包冲化 15g）煎汤冷却后湿敷，以燥湿、清热、止痒、抑制渗出。经冷湿敷后，糜烂处渗液显著减少时，用青黛散水调或香油调敷，以清热收湿止痒。如湿疹泛发无明显糜烂渗出者，可选用槿黛黄连膏外擦患处，以清热解毒、燥湿止痒或选用湿疹膏外擦，以燥湿清热止痒。皮损角化肥厚皲裂无水疱者，选用湿疹洗药 2 号（蛇床子30g、苍耳子 30g、苦参 30g、牙皂 15g）煎汤外洗或浸泡患处，以杀虫止痒、燥湿软坚。如抓之稍有渗液者，也可用湿疹膏外擦。如皮损粗糙肥厚、干燥或呈苔藓样斑片，色浅褐、痒剧烈，炎症不明显者，用三黄一椒膏外擦，以杀虫止痒，软坚化斑。

同湿疹辨治类似的特应性皮炎，常自婴幼儿期开始发病，呈急性或亚急性湿疹状，婴儿期类似中医古籍记载奶癣、胎疮；儿童期及青年期则为亚急性或慢性湿疹状，类似四弯风。对于特应性皮炎，金起凤教授认为此病主要因先天禀赋不足，在母体感受湿热之邪，自胎传而得，发于肌肤而成。如症见发病较急，初起皮肤潮红焮热，继而出现散在或密集成片红丘疹、红斑或水疱，瘙痒剧烈；属湿热蕴肤者，治以清热利湿止痒，予龙蚤渗湿汤加减。小儿期有稚阳未充的特性，表现为脾胃功能较弱，因此治疗中要时刻顾护脾胃，药物应轻浅，中病即止。如见便溏、乏力、神疲，舌淡边齿痕，脉细弱或弦细，属脾虚湿蕴者，可酌加茯苓、炒白术、山药健脾除湿；如见纳食不佳、痞满、腹胀、大便不调，舌红或淡，苔薄黄或腻，脉弦滑，属脾胃食滞，可加焦三仙消食化滞、莱菔子消食除胀。小儿期还有"稚阴未长"的特性，其气血精液未充，治疗中要注意顾护营阴，如见皮肤干燥脱屑、瘙痒剧烈、口渴咽干，舌红苔薄黄，属血虚风燥者，可酌加当归、生地黄、白芍、川芎、玄参滋阴养血润燥，防风祛风止痒。

十二、荨麻疹

医案 1　李某，女，35 岁，初诊日期：1992 年 5 月 8 日

主诉：全身起风团反复发作 4 年余，痒甚。

现病史：4 年前躯干、四肢起皮疹，瘙痒明显，每至经期加重，可自行消退。曾服用抗组胺药，维生素 C，钙剂等多种药物，严重时服用激素有所好转，但仍反复发作。近 3 天月经来潮，全身有较多的皮疹，痒甚，伴心烦易燥，体乏无力，纳少，腰酸腿软，月经周期正常，色淡红，量少。大便溏，小便清长。

检查：躯干、四肢泛起大小不等淡红色风团。舌淡红，苔薄白，脉弦细。

中医诊断：瘾疹

西医诊断：慢性荨麻疹

中医辨证：肝肾不足，冲任失调。

治法：滋补肝肾，调摄冲任。

方药：

生熟地各 15g	白芍 10g	当归 15g	生黄芪 25g
生杜仲 15g	仙灵脾 12g	巴戟天 10g	陈皮 10g
炒白术 15g	白鲜皮 30g	防风 10g	蝉衣 6g

10 剂，水煎服，每日 1 剂，早晚分服。

二诊：服 10 剂，风团减少，瘙痒显减，前方去白鲜皮、蝉衣，加紫河车 9g。

三诊：继服 10 剂后，瘙痒消失，体倦腰酸脚软显著减轻，食欲增加。适值经临，述及月经量较前增多，色较前红稠，偶有个别风团出现，再宗上法稍加减又服 10 余剂而愈。随访 4 个月未复发。

临诊思路：该患者病程较长，素乏力、便溏，为脾虚之证，脾虚不能生化血液导致肝血亏虚，日久及肾，致冲任亏虚，故月经量少、色淡，每至经期病情加重，周身散在风团而且痒甚。盖冲为血海，全身之血赖其灌溉，任主胞胎，任脉又担任全身阴脉的妊养，且冲任二脉又属于肝肾。妇女以血为本，由于脾虚气血生化乏源，经期气血损耗过多，精血失去灌溉周身及肌腠，故经临病情加重。从而辨证本例病机为肝脾肾亏虚，冲任虚损，卫外不固，复感风邪，营卫失调所致。故药用熟地黄、杜仲、川断、仙灵脾、巴戟天培补肝肾，调摄冲任；当归、白芍、生地黄养血益阴；黄芪、白术、陈皮益气固卫，健脾理气，以利恢复气血生化之源；白鲜皮、防风、蝉衣祛风止痒。二诊风团、瘙痒显减，故去白鲜皮、蝉衣，加紫河车以峻补冲任之虚损，本品甘咸温养，峻补营血，填补八脉，又可安心宁神，培补下元之衰惫，为妇科调补冲任之妙品。诸药同用，共起补肝肾经血、补脾肾阳气、调冲任、调营卫之效。

医案 2　陈某，女，42 岁，初诊日期：1986 年 2 月 26 日

主诉：全身起皮疹，瘙痒剧烈，反复发作半年。

现病史：半年前全身起皮疹，暮夜必发，晨起消失，瘙痒剧烈，曾经几所医院医治无显效。诊见：躯干四肢遍布皮疹，瘙痒颇盛，伴有恶风、低热、体乏、自汗、面黄，纳少便溏，间吐酸水。

检查：躯干、四肢散在大小不等淡红风团。舌淡红，苔薄白润，脉浮弦缓。

中医诊断：瘾疹

西医诊断：慢性荨麻疹

中医辨证：气虚卫外不固，营卫失和。

治法：益气固表，调和营卫。

方药：玉屏风散合桂枝汤加减。

生黄芪 30g	炒白术 12g	防风 10g	桂枝 10g
白芍 10g	党参 15g	炙甘草 6g	炮姜 9g
白鲜皮 25g	浮萍 15g	红枣 5 枚	

7 剂，水煎服，每日 1 剂，早晚分服。

二诊：恶风低烧缓解，诸症减轻，风团减少；按前方随证略予加减，又服药 20 余剂而告愈，追访 4 个月未复发。

临诊思路：患者素体乏、自汗、面黄，气虚卫外失固，风邪乘虚外袭，郁于皮肤腠理之间，致使营卫失和，故予黄芪、炒白术、防风之玉屏风散益气固表，予桂枝、芍药、甘草、红枣之桂枝汤调和营卫、解肌散邪，患者病程日久，中焦虚寒、脾胃虚弱，故加党参健脾益气，炮姜温中散寒，又加白鲜皮、浮萍祛风止痒，故气虚得固，营卫得调，诸证得消。

医案 3　张某，男，21 岁，初诊日期：1991 年 11 月 4 日

主诉：全身起皮疹伴痒反复发作 3 年。

现病史：3 年前秋季受热出汗后突然起皮疹，痒，抓后明显，曾服扑尔敏，服药时能减，但仍复发。每于受热或活动后加重，局部针刺样疼痛。口干不思饮，纳可，便调。

检查：腕部可见粟粒大小红色风团。皮肤划痕症（＋）。舌淡红，苔薄白，脉弦细。

中医诊断：瘾疹

西医诊断：荨麻疹

中医辨证：风热袭表，营卫失和。

治法：祛风清热，调和营卫。

方药：消风散加减

防风 10g	金银花 15g	黄芩 10g	连翘 10g
当归 15g	川芎 10g	丹参 30g	羌活 9g
苦参 10g	白鲜皮 30g	地肤子 30g	浮萍 20g
蝉衣 6g			

6 剂，水煎服，每日 1 剂，早晚分服。并嘱禁腥辣发物。

二诊：药后皮疹减少，痒减。舌脉同前。上方去蝉衣，加荆芥 10g，7 剂。

三诊：服药后瘙痒明显减轻，消退时间缩短，舌脉同前。人工划痕症（－）。上方加蚤休 15g、赤芍 12g，7 剂，水煎服。继续服用 14 剂痊愈。

临诊思路：汗出当风，风热外袭，郁于腠理，营卫失和，故用消风散加减，方中以防风、羌活解表祛风胜湿，共为君药，且防风为治一切外风内风之要药；浮萍、蝉衣疏风止痒，苦参、白鲜皮、地肤子清热燥湿止痒，金银花、黄芩、连翘清热解毒，共为臣药；因"治风先治血，血行风自灭"，故用当归、川芎、丹参养血活血，调和营卫为佐。二诊痒减，去蝉衣，加荆芥助防风疏风解表，《本草新编》谓其"味辛、苦，气温，浮而升，阳也，无毒。能引血归经，清头目之火，通血脉，逐邪气，化除湿痹，破结聚，散疮痈"。三诊症状继续好转，加蚤休、赤芍加重其清热凉血解毒之功效，诸药合用 14 剂后痊愈。

医案 4 吴某，男，49 岁，初诊日期：1994 年 11 月 4 日

主诉：全身起皮疹，瘙痒半月余。

现病史：半月前全身突然泛发皮疹，每日午前、夜晚发作，骤起骤消，瘙痒剧烈，发则时有腹痛。曾在某院诊为肠胃型荨麻疹，经治不效。诊见：全身泛发皮疹，痒剧，伴脘腹疼痛，咽干口燥，便秘溲黄。

检查：形体偏瘦，躯干、四肢泛起大片红色风团。舌红苔薄黄腻，脉滑数。

中医诊断：瘾疹

西医诊断：荨麻疹

中医辨证：湿热内盛，湿浊中阻，外感风邪，内外交争，营卫失和。

治法：祛风清热，和胃化湿，通腑泄热。

方药：防风通圣散加减。

荆芥 10g	黄芩 10g	生石膏（先煎）30g	藿香 10g
黄连 6g	炒栀子 12g	白鲜皮 30g	苦参 10g
炒枳实 12g	生大黄（后下）10g	六一散（包）20g	蝉衣 10g

3 剂，水煎服，每日 1 剂，早晚分服。

二诊：服药后便泄 5 次，腹痛消失，风团、瘙痒均减，仍觉口咽干燥，渴喜凉饮。方用北沙参 30g、生石膏 30g（先煎）、知母 15g、天花粉 15g、芦根 30g、茵陈 15g、栀子 15g、当归 15g、六一散 20g、浮萍 20g、蝉衣 10g、白鲜皮 30g，5 剂。

三诊：药服后咽干消失，渴饮、风团、瘙痒显减，后随证稍予加减又服 6 剂而痊愈。

临诊思路：患者形瘦之体，脾胃本虚，脾失健运，生湿化热，湿热中阻可见脘腹疼痛、便秘；又复感风邪，两邪相搏，内不得疏泄，外不得透达，郁于肌腠而发风团。予防风通圣散化裁，方中用荆芥、蝉衣疏风解表，石膏、黄芩、黄连清肺胃之邪热而泻火，炒枳实、生大黄通腑泄热，六一散降火利水，使风湿热邪从上、中、下分消而解；炒栀子清泄三焦湿热，藿香芳香化浊，白鲜皮、苦参清热燥湿止痒，共奏祛风清热，和胃化湿，通腑泄热之功。但药物多为苦寒，中病即止。二诊腑结虽通，但里热未减，有伤阴之征，治宜甘寒清热，养阴泄湿，调和营卫，北沙参、知母、天花粉、当归滋阴养血清热。三诊效显宗前法加减终致痊愈。

医案5 赵某，男，20岁，初诊日期：1994年1月11日

主诉：急躁遇热后全身起皮疹痒，反复发作3~4个月。

现病史：近3~4个月急躁、受热后起红色皮疹，痒，热退、情绪稳定后好转。未经治疗。纳可，二便调。

检查：未见明显皮疹。舌红略暗，苔薄白，脉弦细滑。

中医诊断：瘾疹

西医诊断：胆碱能性荨麻疹

中医辨证：内有蕴热，外感风热，营卫失和。

治法：清热祛风，调和营卫。

方药：消风散合玉屏风散加减

防风10g	荆芥10g	黄芩10g	柴胡10g
浮萍10g	白鲜皮30g	苦参10g	生黄芪12g
白术12g	牡丹皮12g	生地黄15g	生槐花15g
赤芍15g			

5剂，水煎服，每日1剂，早晚分服。并嘱保持情绪稳定，避免激动。

二诊：药后症状好转。继续用前药。

三诊：服前方时有好转，近1周变化不大，剧烈运动时，出现红色风团，觉针刺样疼痛，稍痒，同时自觉心烦。舌暗红，苔薄白，体略胖，脉弦滑。药用：蝉衣8g、僵蚕10g、黄芩10g、黄连10g、连翘12g、赤芍15g、川芎10g、丹参30g、白鲜皮30g、苦参10g、地肤子30g、姜黄15g，6剂。

四诊：经用药，风团略减，下肢剧烈运动后也未见，起时有针刺样疼痛。上方去丹参、地肤子、姜黄，加当归10g、桃仁10g、红花12g、浮萍20g，7剂。

五诊：用药后好转，遇热仍起少量皮疹。口十思饮，纳可，便干。舌尖红，苔薄白，脉弦缓。三诊去川芎、地肤子、姜黄，加金银花30g、牡丹皮12g、桃仁10g、炒白术10g，6剂。

六诊：基本无皮疹出现，但仍痒。纳可，大便略干，日1行，口干思饮。舌红，苔薄白。三诊方去黄连、川芎、地肤子、姜黄，加玄参 15g、生地黄 18g、干芦根 25g、桃仁 10g，6 剂。

临诊思路： 风热外袭，郁于腠理，兼心肝火旺，火郁化热，热盛生风，内外相合，壅抟肌肤，卫气失固，致营卫失和而发病，治疗上予消风散加减祛风散热，玉屏风散益气固表，柴胡、黄芩疏解半表半里之邪以调和营卫。三诊时症虽减，仍有皮疹出现。乃药已中，唯力薄，由于风邪久羁，故用僵蚕疏风通络，搜脉络之风；用蝉衣取其以皮达皮清轻升散，助疏散风热之功；两者配合里外风热之邪得以散解。表证已解，心火尤亢，郁而不发，予黄连黄芩泻心汤合升降散以升清降浊，泻火解郁，调畅气机，使营卫调和，皮疹得消。

【按语】 荨麻疹其特点是皮肤出现红色或白色风团，突然发生，迅速消退，发无定处，消退后不留任何痕迹。符合中医瘾疹的诊断范畴，中医文献又称痞瘤、隐疹、鬼饭疙瘩、赤白游风等。最早见于《素问·四时刺逆从论》云："少阴有余，病皮痹隐疹"。如发生在眼睑、口唇等组织疏松部位，水肿特别明显，则称"游风"（血管神经性水肿），性质与瘾疹相同。对瘾疹的病因病机的论述，最早见于《素问》认为少阴有余是本病发病的主要病机。《金匮要略》认为风气相搏是本病发病的主要病机。随后《诸病源候论》提出了人皮肤虚，风邪外袭又可相合寒邪、湿邪、热邪发病的理论。

金起凤教授认为荨麻疹的直接病因是营卫失和。营气是由水谷精微中精华部分所化生，卫气为水谷精微中慓悍之气所化生。营行脉中，具有营养全身、充盛经脉和化生血液的作用，气卫行脉外，具有充养皮肤分肉，调节腠理开阖，保卫机体的作用。营卫相互作用相互协调完成护卫营养滋润机体的作用，达到"营卫相随，阴阳已和"的状态。营卫失调则可导致百病丛生，故治疗应以调和营卫为基本大法。导致营卫失和的原因不外内因和外因，或单一致病，或相合致病，搏于肌肤，致营卫失和而发病。外因以风邪为主，又可兼夹寒邪、湿邪、热邪相合形成风寒、风湿、风热之邪，侵袭人体。内因或由禀赋不耐；或由饮食不节，损伤脾胃，胃肠蕴积湿热，复感风邪，内不得疏通，外不得排泄，互郁腠理；或由性善烦恼，心肝火旺，致血热偏盛，壅遏络脉。或由平素体弱，卫外不固，复感风邪，损伤营卫；或由冲任失调，肝肾不足不能化血生精，致营阴失养。内有脏腑功能失和，外有邪气侵袭，内外合邪，郁抟于肌肤腠理，均可导致营卫失和而发病。此外，也有因饮食不洁，湿热生虫，虫积伤脾也可诱发本病。

金起凤教授治疗荨麻疹强调要注意辨标本缓急，急则治其标、缓则治其本。且本病病因复杂，在临证务须详询病情，结合四诊八纲进行综合分析，方能辨治有效。例如病人虽初起为风寒证，但因久治不愈，可转化为风寒夹瘀证。又如在临床上，患者虽是风团色红，皮肤发热痒盛；可脉象沉细，舌质淡苔薄白，伴有体倦畏寒、肢端发凉等。此时当舍皮疹辨证而取全身辨证，证属肾阳不足，气血亏虚，血虚生风，营卫失调，治宜补益气血，温养调营，方用桂枝汤、当归补血汤、二仙汤复方治疗。此外，此病虽病因复杂，但症状较为单一，表现为风团、瘙痒，因此与风邪关系密切，所以治疗中常应用祛风止痒药物，痒痛者，谓不通则痛，可酌加活血药物。其临证辨治如下：

1. 风寒证：全身或暴露部位散发风团，色白或微红，瘙痒较甚，遇冷加重，得暖则减。伴恶风畏冷，口不渴。舌淡苔薄白，脉浮紧或浮缓。治以疏风散寒、调和营卫，予麻黄桂枝各半汤加减，方药：

麻黄 6g	桂枝 10g	炒杏仁 10g	赤芍 10g
炙甘草 6g	当归 15g	白鲜皮 30g	地肤子 30g
浮萍 10g	防风 10g	生姜 3 片	

加减：如患者伴有恶寒肢冷，舌质淡苔薄白，脉浮缓软者，上方去杏仁、浮萍、生姜，加干姜皮 6g、炮附子（先煎）10g，以增强温阳之功；表虚恶风可加炙黄芪 20g；瘙痒明显加生龙牡各 30g。若此证久治不愈，风团好发于腰带和表带压迫等处，风团色暗红，痒较甚，兼之舌质暗紫或暗红有瘀斑，脉细涩或沉弦等，盖久病则瘀，瘀则脉络阻塞，气血运行失常，治宜活血化瘀，祛风通络，方用当归四逆汤和桃红四物汤加减。

2. 风热证：发病迅速，全身泛发，风团色红，瘙痒颇盛，遇热更剧，得冷则减，伴口干喜饮，心烦有热感。舌质红，苔薄白燥或薄黄，脉浮数。治以清热祛风、调和营卫，予消风散加减，方药：

荆芥 10g	金银花 10g	牛蒡子 10g	黄芩 10g
连翘 12g	生地黄 20g	当归 10g	赤芍 12g
白鲜皮 30g	苦参 10g	浮萍 15g	蝉衣 8g

加减：如饮食不香，苔腻，中焦湿重者加藿香 10g；如有畏寒身热，无汗、咽痛者，上方去牛蒡子、浮萍，加豆豉 10g、薄荷 6g、北豆根 10g；风团色鲜红灼热明显，渴喜凉饮，热像较重，加生石膏 30g、蚤休 30g、牡丹皮 15g。

3. 肠胃湿热证：突然全身泛发，风团色红，瘙痒剧烈，心中烦热，或恶心呕吐、脘腹疼痛不适，或出现恶寒、身热，溲赤、大便干或便溏味重。舌边尖红，苔黄腻脉滑数。部分患者检查有肠寄生虫。治以祛风清热、和胃化湿、通腑泄热，予防风通圣散加减，方药：

荆芥 12g	蝉衣 9g	黄芩 10g	生石膏（先煎）30g
藿香 10g	黄连 6g	炒栀子 10g	白鲜皮 30g

苦参 10g　　　六一散（包）20g　　　炒枳实 10g　　　生大黄（后下）6g

加减：如有恶心呕吐者，加法半夏 10g、姜竹茹 10g；如腹痛泄泻者，去生石膏、苦参、炒枳实、生大黄，加木香 9g、陈皮 10g、白芍 12g、扁豆衣 10g；有肠寄生虫者，去生石膏、栀子、生大黄，加乌梅 10g、槟郎 30g、苦楝根皮 20g，另服使君子肉 12g（分两次嚼吞）。

4. 气血两虚证： 风团色白，呈米粒至豆大，稀散分布，瘙痒不剧，反复发作，可迁延数月或更久，劳累后易复发或加重，伴神疲乏力，食少眠差，气短。舌淡，苔白，脉细弱等。治以补气养血、调和营卫、佐以祛风，予八珍汤加减，方药：

黄芪 30g　　　党参 15g　　　　白术 10g　　　　茯苓 15g
熟地黄 15g　　制首乌 25g　　　当归 15g　　　　白芍 10g
白鲜皮 25g　　地肤子 25g　　　浮萍 15g　　　　防风 10g

加减：反复发作，发时觉背寒肢凉，口不渴，脉沉细者，加炮附子（先煎）10g；如自汗、盗汗较多者，加浮小麦 30g、煅龙骨 15g、煅牡蛎 30g。气虚卫外不固：如患者常恶风自汗，汗后受风则起疹块，色白痒盛，多见针头或黄豆大小，成批出现，反复发作，发时觉轻度畏寒，舌淡红，苔薄白，脉濡或沉细，属气虚卫外不固者，玉屏风散合桂枝汤化裁。

5. 冲任失调证： 如见皮疹色不变或微红色，时现时隐，痛痒较甚，常在每次月经前数天起风团或经期加重，后随经净而消失。伴有痛经或月经不调。经色暗紫，舌淡紫或淡红，脉弦细或弦缓。治以调摄冲任、活瘀消风调营，桃红四物汤合二仙汤化裁，方药：

当归 15g　　　白芍 10g　　　　川芎 10g　　　　丹参 15
桃仁 10g　　　红花 10g　　　　香附 10g　　　　仙灵脾 15g
巴戟天 12g　　防风 10g　　　　蝉衣 8g　　　　　白鲜皮 30g

加减：如月经不调，量多色淡，兼体乏腰酸者，上方去丹参、桃仁、红花、香附，加炙黄芪 20g、枸杞子 12g、生杜仲 12g、补骨脂 15g、桑寄生 30g 补肝肾调气血。

6. 肝肾阴虚： 如伴心烦易怒，口干不欲饮，手足心热，舌红少苔，脉象细数，属肝肾阴虚明显者，治以滋阴清热，养血消风，方用地黄饮子加减，方药：

生地黄 20g　　天麦冬各 10g　　玄参 15g　　　　当归 10g
白芍 10g　　　制龟甲 15g　　　知母 10g　　　　盐黄柏 10g
地骨皮 15g　　白鲜皮 25g　　　蝉衣 8g　　　　　僵蚕 10g

7. 脾肾阳虚： 如伴畏寒肢冷，便溏，舌淡，苔薄白，脉沉细，属脾肾阳虚明显者，可以附子理中丸加人参或党参 15g、炮附子 15g、炒白术 15g、炙甘草 6g、炮姜 9g 以温脾肾阳气。

8. 心火血热证：如见先觉皮肤发热痒盛，抓后即隆起条索状红色风团，随后或融连成片，迅即消退，反复发作，伴口干口苦，心中烦热，溲赤或便干，舌红赤，苔薄黄，脉滑数。多见于人工荨麻疹，治以清心泻火，凉血消风，予黄连黄芩泻心汤合升降散加减，方药：

蝉衣 10g	僵蚕 12g	黄芩 12g	蚤休 30g
黄连 6g	知母 10g	生地黄 30g	白鲜皮 30g
地肤子 30g	赤芍 15g	赤小豆 30g	生大黄（后下）6g

加减：平素急躁易怒，口苦咽干，肝火旺盛者，加柴胡 10g、白芍 30g，养血舒肝解郁；心烦失眠，口舌生疮者，加炒栀子 10g、莲子心 10g，清心泻火。

9. 毒热燔营证：如见发病突然，疹块鲜红，弥布全身，或融成大片，瘙痒剧烈，渴喜凉饮，甚则高热恶寒，面红目赤，心烦冒热，小溲黄赤，大便干燥。舌红绛，苔黄，脉洪数。多见于急性荨麻疹，治以清热败毒，凉血护阴，予清瘟败毒饮加减，方药：

水牛角片 30g	生石膏（先煎）30~60g		知母 12g
玄参 20g	黄连 9g	金银花 20g	玳瑁粉（冲）6g
生地黄 30g	白鲜皮 30g	地肤子 30g	茯苓 15g
蝉衣 8g			

加减：见皮疹色鲜红，血热蕴肤者，加紫草 30g、茜草 30g、白茅根 30g，清热凉血；见风团水肿明显，湿蕴肌肤者，加茯苓皮 30g、冬瓜皮 30g，利湿清热；见大便干结不下，毒热内结者，加酒大黄 6~9g，泄热通腑。

十三、结节性痒疹

医案 1 李某，男，36 岁，初诊日期：1992 年 8 月 7 日

主诉：躯干四肢起皮疹伴痒 3 个月。

现病史：3 个月前左腕部起皮疹，痒，曾外用多种药物（具体不详），效不佳，后逐渐泛发至躯干、四肢，痒甚，影响睡眠。食欲可，二便调，口干苦思饮。

检查：躯干、四肢泛起黄豆大小暗红结节，表面可见抓痕，散在色素沉着。舌暗红，苔薄黄，脉弦滑。

中医诊断：马疥

西医诊断：结节性痒疹

中医辨证：湿热内蕴，外感虫毒，凝聚而成。

治法：清热解毒，疏风止痒。

方药：

龙胆草 10g	黄芩 10g	蚤休 30g	金银花 15g
牡丹皮 15g	赤芍 15g	白鲜皮 30g	苦参 12g
地肤子 30g	全蝎 6g	海桐皮 20g	钩藤（后下）20g

7 剂，水煎服，每日 1 剂，早晚分服。

外用去炎松尿素乳膏、止痒药水，每日 2 次。嘱避免搔抓。

二诊：经治疗，部分结节变平，但有少许新的皮疹出现，痒减，睡眠好转，便溏1~2次/日，食欲可。舌暗红，苔腻，脉弦滑。上方去龙胆草，加炒白术15g、焦神曲15g，7 剂。

三诊：结节再变平，已无新疹出现，近日来大便有好转。上方全蝎改为5g，7 剂。

临诊思路： 本例患者口干苦，脉弦滑，素肝气不舒，气郁化火生热，木火横克脾土，导致脾虚湿蕴，故素体湿热内生，湿热之邪与外感之邪相搏，蕴聚肌肤，阻滞经络而发病。方以龙胆草、黄芩、金银花、苦参清热除湿解毒；白鲜皮、地肤子、海桐皮燥湿祛风止痒；全蝎、钩藤，二者皆归足厥阴肝经，具有息风止痒之效，全蝎又有散结通络之功，两药合用，效专而力强，使郁结得散，风邪得除。诸药合用，共达清热解毒、散结、祛风止痒之效。二诊热邪消减，脾虚湿蕴明显，致便溏，故加炒白术健脾除湿、焦山楂消食行气健胃，助脾消食磨积。

医案 2 蒋某，女，29 岁，初诊日期：1993 年 4 月 20 日

主诉：躯干四肢起皮疹痒 1 年余。

现病史：近 1 年余上述部位起皮疹伴瘙痒，并逐渐增多，痒甚，抓后皮损无渗出，未经治疗。纳可，二便调，睡眠佳，疲乏无力，口干思饮，心烦、急躁易怒。

检查：后背、四肢有黄豆大小硬结，抓痕明显，部分可见剥蚀面，皮损以下肢为重。舌尖红，苔薄黄，脉沉弦细。

中医诊断：马疥

西医诊断：结节性痒疹

中医辨证：气血不足，复感外邪，聚结肌肤。

治法：清热解毒止痒，佐以益气养血。

方药：

| 生黄芪 12g | 当归 12g | 炒黄柏 10g | 蚤休 30g |

金银花 30g	牡丹皮 15g	生地黄 20g	赤芍 15g
白鲜皮 30g	苦参 12g	地肤子 30g	全蝎 6g
海桐皮 20g			

6 剂，水煎服，每日 1 剂，早晚分服。嘱避免搔抓，禁食腥辣发物。

二诊：药后皮损变薄，痒减。纳可，二便调，睡眠佳，口干思饮，余（－）。舌尖红，苔薄黄。上方去海桐皮、牡丹皮，加玄参 18g、冬瓜皮 30g、全当归改为 20g。

临诊思路：本例患者素气血不足，气虚鼓动无力，故疲乏无力、脉沉弦细；血虚不能濡养脏腑器官，心神失养，火热内生，故心烦急躁易怒，火热上炎，灼伤阴液，故见口干渴。内有气血不足，外感邪毒，在清热解毒的基础上加黄芪、当归补气养血，扶正以祛邪。二诊仍口干思饮，考虑内热未清，心火仍盛，阴津不足，故予玄参滋阴清热，予冬瓜皮清热利水，《本草再新》谓其："走皮肤，去湿追风，补脾泻火"，既可祛邪又可补虚，使邪去而不伤正。

医案 3　张某，女，30 岁，初诊日期：1993 年 10 月 11 日

主诉：全身起皮疹痒甚 3 年。

现病史：3 年前夏虫咬后双下肢出现皮疹，痒重，搔抓后明显，逐渐发至全身，曾于外院诊治，外用多种药物治疗（具体不详），效不佳，时重时轻，遂来我院就诊。现腰腹部及下肢皮疹明显，瘙痒剧烈，纳可，大便调，尿黄混浊，心烦急躁易怒，口干，咽干伴痛。月经周期 30~50 天，色暗红有血块，伴腹痛腹胀，白带多，有味。

检查：腹部、腰部、臀部、大腿有豆粒大小暗红结节，可见明显抓痕及色素沉着。舌尖红，质略暗，苔薄白，脉弦滑细。

中医诊断：马疥

西医诊断：结节性痒疹

中医辨证：素体蕴湿伤阴，外感虫毒，凝聚而成。

治法：益阴清热，除湿止痒。

方药：

北沙参 30g	玄参 15g	生石膏（先煎）25g	蚤休 30g
炒栀子 10g	连翘 10g	白鲜皮 30g	苦参 10g
地肤子 30g	生地黄 20g	全蝎 6g	海桐皮 20g
钩藤（后下）20g			

6 剂，水煎服，每日 1 剂，早晚分服。并嘱避免搔抓，禁食腥辣发物，外用去炎松尿素乳膏、止痒药水，日 2 次。

二诊：药后皮损有所好转，但仍痒较重。纳可，二便调，近日来疲乏无力，头晕，伴体乏气短，尿黄赤，口有臭味。舌有齿痕，淡红，苔薄白，脉沉细滑。上方去连翘、白鲜皮，加炙黄芪20g、当归12g、赤芍25g，7剂。

三诊：药后皮损略缩小，时痒，夜盛，便溏，咽痛，口干思饮。查：臀部、下肢有鲜红丘疹，色沉斑。上身也有少许皮疹。舌红，苔薄黄，脉弦滑。10月11日方去玄参、栀子、连翘、生地黄，加炒黄柏10g、金银花20g、山药20g、山豆根10g、生龙牡各30g、全蝎改为9g，7剂。

四诊：皮损明显好转，但仍有少许新疹出现。纳可，二便调，口渴，关节疼痛，每逢阴天加重。查：腰腹部有较多色素沉着斑，并有散在新疹，有抓痕及剥蚀面。面部有淡色斑片及鳞屑。舌尖红，苔薄微黄，脉弦滑。

炒黄柏15g	蚤休30g	生石膏（先煎）25g	黄连6g
炒栀子10g	牡丹皮15g	赤芍15g	白鲜皮30g
苦参15g	地肤子30g	全蝎9g	海桐皮20g
生龙牡各30g	鸡血藤40g		

6剂，水煎服，每日1剂，早晚分服。

临诊思路：本例患者夏季外感湿热虫邪，结聚于腠理肌肤而发病。湿热下注，故见腰腹、下肢皮损明显，腹痛腹胀，白带多有味；病程日久，湿热久蕴，郁而化火，火热伤阴，故见尿黄混浊；心火上炎，故见心烦急躁易怒，口干，咽干伴痛。治疗以清热利湿益阴止痒为主，予生石膏、黄芩、蚤休、炒栀子以清热解毒；苦参、白鲜皮、地肤子清热燥湿止痒；生地黄、北沙参、玄参以凉血滋阴清热。二诊疲乏无力，头晕，伴体气短，舌有齿痕，淡红，见气血不足之证，加黄芪、当归益气养血以助其本，赤芍凉血清热。三诊痒夜盛，口干思饮，咽干，便溏，考虑火热内盛，上攻咽喉、口舌，热盛伤阴，故见咽干口干，可予金银花清热解毒、山豆根解毒利咽、黄柏清热燥湿泻火解毒；脾肾阳虚故见便溏，可予山药健脾益肾以止泻，加生龙牡镇静安神止痒。四诊诸证明显好转，仅见口渴，关节疼痛，每逢阴天加重，舌尖红，苔薄微黄，脉弦滑，考虑阴虚已除，脾肾已健，留湿热为患，故方药以清热燥湿祛风止痒为主，予炒黄柏、蚤休、生石膏、黄连、炒栀子、丹皮、赤芍清热燥湿解毒凉血，白鲜皮、苦参、地肤子、海桐皮燥湿止痒，全蝎祛风通络止痒、生龙牡镇静安神止痒，鸡血藤活血通络祛风止痛。

【按语】马疥，又称顽湿聚结，最早出现在隋《诸病源候论·疮病诸侯·疥侯》中，云："马疥者，皮肉隐嶙起，作根，搔之不知痛"，临床以四肢发生红褐色或灰褐色坚实结节，顽固难愈，伴有奇痒为特征，类似现代医学的结节性痒疹。

金起凤教授认为本病多因患者素有气血脏腑功能失调，又外感风湿热虫毒之邪，内外互结，气血凝滞，结聚肌肤而发病。治疗主要以清热解毒祛风除湿止痒为主，兼以调整气血脏腑阴阳。主方以清热解毒，燥湿止痒为主（常用药：黄芩 10g、蚤休 30g、黄连 6g、连翘 12g、金银花 25g、赤芍 15g、白鲜皮 30g、苦参 12g、全蝎 6g、海桐皮 20g），随证加减，如湿热较盛，见皮损色红，顶端水疱，或抓后渗水，舌红，苔黄腻，脉弦滑者，可加龙胆草、生石膏、赤小豆、六一散清热利湿；气血不足，见神疲乏力气短，皮损色淡，大便溏泄，舌淡，苔薄白，脉弦细者，加生黄芪、党参、当归、山药健脾益气养血；气阴不足，见口干口渴，咽干，舌红，苔薄或少，脉弦数者，加沙参、玄参、天麦冬养阴清热；病程日久，瘙痒明显，湿热瘀阻气血，致湿热瘀三邪结聚，见结节暗红，顽固不散，舌暗，有瘀斑者，可加生龙牡、莪术、三棱活血破血，止痒散结。

十四、丘疹性荨麻疹

医案 1 贺某，女，25 岁，初诊日期：1994 年 4 月 26 日

主诉：躯干、四肢起皮疹伴痒 8 月，近 5 日复发。

现病史：8 个月躯干四肢起前类似皮疹，当时正值夏季，全身起皮疹痒，曾服用扑尔敏，注射药物（具体不详），效果不明显，冬季好转。近 5 日躯干四肢起皮疹，瘙痒，夜间较重。纳可，二便调，口干不思饮，心烦急躁，月经 4~5 天，色正常，经后眠差。

检查：四肢散在蚕豆大小红色风团样斑块，中心未见到水疱，以双上肢为重。舌暗红，苔薄黄，燥略腻。脉弦滑。

中医诊断：水疥

西医诊断：丘疹性荨麻疹

中医辨证：内蕴湿热，外感风邪虫邪而诱发，属风热感毒。

治法：清热除湿，疏风解毒。

方药：

黄芩 10g	蚤休 30g	黄连 6g	连翘 12g
金银花 25g	藿香 10g	赤芍 15g	白鲜皮 30g
苦参 12g	全蝎 6g	海桐皮 20g	赤小豆 25g

6 剂，水煎服，每日 1 剂，早晚分服。嘱避免搔抓，禁食腥辣发物。

二诊：药后痒轻，皮损发作也减轻，近 2 天无皮疹出现。月经已至，尚可，纳可，二便调，入睡难，梦多，腰酸膝软，心慌，体乏背疼。舌暗红，有瘀斑，脉弦滑。方药：

黄芩 10g	蚤休 25g	牡丹皮 12g	生地黄 20g
苦参 10g	炒枳壳 9g	炙黄芪 25g	丹参 20g
白鲜皮 30g	生杜仲 15g	炙狗脊 10g	炒枣仁 12g
五味子 10g	夜交藤 25g		

6剂，水煎服，每日1剂，早晚分服。

三诊：皮疹好转，已不痒。舌脉同前。继用前方6剂。

临证思路： 患者口干、心烦、急躁，为内有蕴热，复感风热虫毒，内外合邪，郁于肌肤而发病。本例始发于夏季，病情反复，迁延不愈，舌红苔黄腻，考虑为有暑湿蕴热。治以清热除湿，疏风解毒，黄芩、蚤休以清热利湿解毒；金银花、连翘疏风清热解毒；赤芍凉血活血；白鲜皮、苦参、海桐皮清热除湿止痒；藿香、赤小豆祛暑除湿；全蝎搜风通络而加重止痒之效。二诊湿热渐轻，故皮疹、瘙痒减；素有肝肾不足，阴虚有热之证，酌减清热解毒之品，加补气养血之炙黄芪、丹参，补肝肾之生杜仲、炙狗脊、五味子以治其本，标本兼治而奏效。

【按语】 现代医学的丘疹性荨麻疹，中医可以水疥论治。水疥最早见于《诸病源候论·疮病诸侯·疥侯》，云"水疥者，瘭如小瘭浆，摘破有水出……并皆有虫，人往往以针头挑得，状如水内虫。此悉由皮肤受风邪热气所致也。"认为此病为外感虫毒，皮肤受风热之气侵袭引起。

金起凤教授认为，本病多为禀赋不耐，内有湿热，外感风邪、虫邪而发。临证多以风热证、湿热证辨治。治疗以清热解毒除湿，祛风止痒为法。如皮疹瘙痒剧烈，可加地肤子 30g、蛇床子 15g 加强祛风杀虫止痒功效；皮损顶端见水疱，湿邪较盛，可加六一散 15g、赤小豆 30g 以加强清热利湿功效；皮损颜色鲜红，血热较盛，可加鲜生地黄 15g、牡丹皮 10g、炒栀子 10g；发于暑湿季节可加藿香 10g、佩兰 10g 等。临床上还应辨证施治，临证加减，不能一概而论，才能有的放矢，直中病损。

十五、神经性皮炎

医案1　古某，女，25岁，初诊日期：1992年4月23日

主诉：颈部起皮疹伴痒，1年余。

现病史：1年来颈部起皮疹，伴瘙痒，曾外用肤轻松软膏及服用中成药，效果不佳。现颈部皮疹，夜间痒甚，心烦易怒，食欲可，口苦口干，大便干，睡眠差，入睡困难。

检查：颈部两侧有密集成片暗红色丘疹，呈苔藓化。舌红，苔黄，脉弦沉。

中医诊断：牛皮癣

西医诊断：神经性皮炎

中医辨证：心肝火盛，火热内生，外发肌肤而成。

治法：泻火除湿，凉血搜风。

方药：自拟龙蚤清渗汤加减

龙胆草 12g	黄芩 12g	蚤休 30g	黄连 12g
白鲜皮 30g	牡丹皮 15g	赤芍 12g	苦参 10g
地肤子 30g	全蝎 6g	海桐皮 20g	钩藤 20g

5 剂，水煎服，每日 1 剂，早晚分服。

二诊：颈部皮损变薄，但总睡后背痒，未见到皮损。近日来胃酸，口干口渴思饮，食欲欠佳，睡眠不佳。舌红苔薄黄，脉弦滑。上方去赤芍，加当归 15g、乌贼骨 15g，6 剂。

三诊：颈部皮损基本消退，胃酸略有好转，继用上方 7 剂。

医案 2　张某，男，23 岁，初诊日期：1980 年 2 月 7 日

主诉：颈部起皮疹瘙痒反复发作 4~5 年。

现病史：4~5 年前颈部起皮疹，瘙痒，曾用过肤轻松霜，可好转。1 年前右上肢及腘窝起同样皮疹，反复发作。现颈部右腘窝皮疹，瘙痒剧烈，口干喜饮。

检查：颈双侧各有一片红色斑块，可见丘疹、抓痕、血痂，苔藓化明显，左侧 4cm×5cm，右侧 3cm×4cm；右腘窝两侧有同样皮损，左侧 2cm×3cm，右侧 2.5cm×1cm，苔薄黄，脉弦小数。

中医诊断：牛皮癣

西医诊断：神经性皮炎

中医辨证：心肝火盛。

治法：清肝泻火，祛风清热。

方药：龙蚤清渗汤加减

龙胆草 10g	炒黄芩 10g	炒栀子 10g	蚤休 25g
生石膏（先煎）30g		生槐花 30g	白鲜皮 25g
生地黄 30g	苦参 10g	当归 10g	车前草 20g

6 剂，水煎服，每日 1 剂，早晚分服。并嘱外用止痒膏。

二诊：颈两侧皮损缩小见薄，右腘窝皮损也见小，刺痒量减。继用前方。综上方 20 余剂，皮损基本消退。

临诊思路：医案 1 患者见心烦易怒，口苦口干，大便干，舌红苔黄，脉弦沉。案例 2 患者舌红苔薄黄，脉弦小数。均可辨证为心肝火盛之象，伏于营血，搏于肌肤而发，治以清肝泻火为主，予龙蚤渗湿汤加减。如案例 1 除舌脉外，临床见心烦易怒，口渴症状，考虑心肝火旺更加明显，心火上炎扰动心神，故见心烦易怒、口苦，火热灼伤阴液，故见口渴，加钩藤清热平肝、疏风止痒，并重用黄连以泻心火除烦。二诊胃酸明显，予煅瓦楞子敛酸止痛。医案2皮疹色红，考虑血热像较重，予生槐花、炒栀子、生石膏、车前草清热凉血泄热。两医案均或加当归、赤芍或加当归、生地黄养血凉血，考虑病程日久，恐热盛损伤营血，肌肤失养。临诊中有同病异治者，有异病同治者，有虽病因相同，但有细微差别者，但均需须细查异同，才能行之有效。

医案3 李某，女，47岁，初诊日期：1979年7月16日

主诉：颈双侧、两肘部起皮疹、瘙痒2年余，加重1天。

现病史：2年前皮疹开始起于颈双侧，继而发展至耳后，前颈胸前，双肘部，刺痒颇重，前来我科门诊治过数次好转。昨晚复发，皮疹增多，痒重，口苦，口渴不多饮，有时心中烦热，尿黄少。

检查：颈右及颈后各有丘疹性片状皮损一片，双肘外侧各一片，前颈及前胸呈小片状斑疹2~3片，疹色红；左耳后皮肤微红，少有渗液，左足背踝有2处糜烂，渗液多。苔黄腻，舌尖边红，脉弦。

中医诊断：①牛皮癣，②湿疮

西医诊断：①神经性皮炎，②湿疹

中医辨证：心肝火盛，兼有湿热。

治法：清肝泻火，清热除湿。

方药：龙蚤清渗汤加减

龙胆草9g	黄芩15g	蚤休18g	白鲜皮18g
天花粉24g	赤芍9g	白茅根30g	生地黄15g
苦参8g	土茯苓30g	钩藤（后下）15g	

3剂，水煎服，每日1剂，早晚分服。去炎松软膏外用。

二诊：疹后刺痒减，皮疹见少。舌红，苔薄黄，脉弦细。继服前药5剂。

三诊：服药时诸症见好，停药又觉痒显，皮疹见红，局部皮肤潮红，口不干，苔黄腻白，舌暗红，脉弦细。处方：

水牛角粉（冲服）6g	龙胆草10g	黄芩10g
蚤休18g	炒苍术9g	炒白术9g	白鲜皮25g
白茅根30g	牡丹皮12g	丹参20g	土茯苓30g
钩藤15g	僵蚕粉（冲服）3g	

5剂，水煎服，每日1剂，早晚分服。

四诊：疹及刺痒减轻，少数皮疹已消失，但仍有新起皮疹，舌脉同上。前方去水牛角粉、丹参，加生地黄 18g、赤芍 10g，3 剂，每日 1 剂，水煎 2 次分服。蛤蚧散外用。

五诊：服上药后症状减轻，但前胸仍有新疹，但无瘙痒。其他局部仍刺痒，影响睡眠。脉弦细滑无力，舌质淡，边有齿痕，苔薄白微黄。疹及刺痒减轻，少数皮疹已消失，但仍有新起皮疹，舌脉同上（黄腻白，舌暗红，脉弦细）。

龙胆草 10g	黄芩 10g	蚤休 18g	炒白术 9g
白鲜皮 15g	白茅根 30g	生地黄 18g	赤芍 10g
牡丹皮 12g	土茯苓 30g	钩藤 15g	僵蚕粉（冲服）3g

3 剂，水煎服，每日 1 剂，早晚分服。炉甘石洗剂、去炎松软膏外用。

六诊：服上药后症状又有减轻，刺痒减，睡眠可。脉弦缓，舌质暗，苔薄白。继续上方 3 剂。随诊 4 个月无复发。

临诊思路：患者素有口苦，口渴，有时心中烦热，尿黄少，为心肝火盛之证，又见糜烂渗出、皮疹色红、苔黄腻为兼有湿热之象，治疗以清热利湿，清肝泻火为主，方用龙蚤清渗汤加减。三诊外受热邪，引动内热，致病情反复，皮疹增多潮红，故加水牛角加重清热泻火；舌转暗红，脉转弦细，苔仍黄腻白，考虑病程日久，肝郁易克脾土，《金匮要略》述："见肝之病，知肝传脾，当先实脾。"故加炒白术、炒苍术健脾燥湿。后随证加减，颇见成效。

【按语】现代医学的神经性皮炎，以局部皮肤增厚、皮纹加深呈苔藓样斑片，伴阵发剧痒为特点。符合中医牛皮癣的范畴，古代医家又称摄领疮、顽癣、刀癣等。宋《圣济总录·诸癣疮》中记载："故得于牛毒者，状似牛皮。于诸癣中，最为浓邪毒之甚者，俗谓之牛皮癣……凡此八者，皆风湿毒气折于肌中，故痛痒不已，久而不瘥，又俱谓之久癣。"并提出了风湿毒致病理论。《诸病源候论》认为"摄领疮如癣之类，生于颈上痒痛，衣领拂着即剧"与衣领摩擦有关。

金起凤教授认为此病为内外合邪致病，并提出了久病致虚的理论。风邪侵袭人体，首先与卫气搏于腠理之间，郁于肌肤，腠理闭而风邪化热，风热之邪发于肌肤，又可合湿邪、热邪为患。如《黄帝内经》云"风气与太阳俱入，行诸脉俞，散于分肉之间，与卫气相干，其道不利。故使肌肉愤䐜而有疡，卫气有所凝而不行，故其肉有不仁也。"患者多素有心烦急躁易怒，导致肝气不舒，郁而化火，心肝火旺，或火盛生风，均可伏于营血，搏于肌肤，与外感风热湿邪相合发病。外有风热湿邪侵袭，内有心肝火盛，内外合邪，久稽肌肤腠理，内郁外闭，灼伤气血精液，致使肌肤失于濡养，出现血虚风燥之证，故久病必虚。

金起凤教授初起常以疏风清热，清肝泻火为法，后期多以滋阴清热，养血润燥为法。其临证辨治如下：

1. 如见发病较急，局部皮肤肥厚、皮纹加深，呈苔藓样斑片，色红灼热，瘙痒剧烈，暮夜尤甚，甚至全身泛发；伴渴喜凉饮，心中烦热，小便黄赤或大便干。舌红赤，苔薄黄或腻，脉弦数等。属心肝火盛者，治以清肝泻火、祛风清热，予自拟龙蚤清渗汤加减，方药：

龙胆草 10g　　炒黄芩 10g　　炒栀子 10g　　蚤休 25g
生石膏（先煎）30g　　　生槐花 30g　　白鲜皮 25g
生地黄 30g　　苦参 10~20g　　当归 10g　　车前草 20g

加减：如血热偏盛，瘙痒剧烈者，去当归，加水牛角粉（布包先煎）15~20g、牡丹皮 15g、赤芍 15g、玳瑁 10g；因湿火偏盛而痒剧者，加土槿皮 10g；心烦热著者，加黄连 6g；或瘙痒剧烈，影响睡眠，可加珍珠母 30g、生龙牡各 30g 镇静安神止痒。

2. 如见全身散发红色斑块，粗糙肥厚呈苔藓化，伴有阵发性剧痒，遇风或受热后加重。舌边尖红，苔腻白黄，脉弦滑。属风热毒盛者，治以祛风清热除湿止痒，予自拟全蝎祛风汤加减，方药：

全蝎 6~9g　　皂角刺 12g　　白蒺藜 20~30g　　防风 10g
炒苍术 10g　　蚤休 30g　　生槐花 30g　　白鲜皮 30g
炒黄柏 12g　　苦参 15g　　土茯苓 30g

加减：皮损肥厚瘙痒剧烈加乌蛇 12g、僵蚕 12g；皮损色暗红，苔藓化明显，加桃仁 15g、川芎 15g 活血化瘀。

3. 如见全身散发或局部皮肤肥厚、干燥（或有皲裂）呈苔藓化斑片，呈浅褐色或正常肤色，午夜前后痒盛，伴有咽干口燥。舌红少苔，脉弦细数。属阴虚血燥者，治以滋阴清热、养血润燥，予自拟育阴润燥汤加减，方药：

生地黄 30g　　制首乌 15g　　当归 15g　　沙参 30g
玄参 15g　　丹参 20~30g　　生槐花 30g　　乌蛇 12g
蚤休 30g　　白鲜皮 30g　　白蒺藜 30g

加减：如夜眠不佳，午夜痒剧者，加地肤子 20g、夜交藤 20~30g、钩藤 15g；如面色萎黄或月经不调，舌质淡，苔薄白，脉弦细或细弱等，证属血虚风燥，治宜养血息风，方用当归饮子去荆防，加白鲜皮 30g、僵蚕 15g；兼月经不调、肾阳不足者，加仙灵脾 15g、巴戟天 15g；偏肾阴亏虚者，加枸杞子、墨旱莲各 15g。

4. 外治：如皮疹初发，色鲜红，可用止痒洗药一号（蛇床子、苦参、地肤子、黄柏、白鲜皮各 30g、蝉衣 10g）煎汤外洗，日 2 次，以清热解毒，燥湿止痒。如皮损肥厚，苔藓化明显，可外抹苦蛇酊，日 2~3 次，以清热燥湿止痒。如皮损肥厚，瘙痒剧烈，可外抹三黄一椒膏，以杀虫燥湿止痒。

十六、皮肤瘙痒症

医案 1　潘某，女，60 岁，初诊日期：1993 年 7 月 6 日

主诉：全身皮肤瘙痒，抓后起皮疹 1 年余。

现病史：1 年来全身皮肤瘙痒，曾于多家医院诊治为皮肤瘙痒症，口服抗过敏药及外用药（具体不详），效果不明显。纳可，便溏，日 1 行，全身疲乏无力，伴发热，心烦急躁，口干思饮。

检查：躯干、四肢散在抓痕及色素沉着。舌尖红，质略暗，脉缓。

中医诊断：风瘙痒

西医诊断：皮肤瘙痒症

中医辨证：风湿热蕴。

治法：清心泻肝，祛风止痒佐以健脾。

方药：

黄芩 10g	蚤休 30g	黄连 6g	炒栀子 10g
牡丹皮 12g	山药 25g	赤芍 15g	白鲜皮 30g
苦参 20g	地肤子 30g	全蝎 6g	海桐皮 20g
钩藤（后下）20g			

6 剂，水煎服，每日 1 剂，早晚分服，并嘱禁搔抓，少清洗。

二诊：药后瘙痒明显减轻，但便稀，日 2~3 行，纳差，心烦急躁，口干不思饮，睡后憋气。舌尖边红，苔薄黄白，脉缓。前方去白鲜皮，加六一散 25g，全蝎改为 5g，7 剂。

临诊思路：患者平素急躁易怒，心肝火旺，郁久化热，又肝木横克脾土，致脾虚湿蕴，故见便溏、乏力。心肝火旺，湿热内蕴，外不得宣发，内不得清泄，搏于腠理，发于肌肤，故瘙痒明显。予清心泻肝，祛风止痒佐以健脾，药用黄芩、黄连、蚤休、炒栀子清热泻火；牡丹皮、赤芍清热凉血；苦参、地肤子燥湿止痒；全蝎、海桐皮、钩藤祛风止痒；山药健脾胃，补虚赢兼治其本。二诊仍便溏、心烦急躁，示心火旺盛，湿邪内蕴，故予六一散清热利湿，盖方中滑石味淡性寒，质重而滑，淡能渗湿，寒能清热，重能下降，滑能利窍，"上能利毛腠之窍，下能利精溺之窍"，除三焦内蕴之热，使热从小便而出；瘙痒减轻，故去白鲜皮、减全蝎用量。

医案 2　刘某，女，68 岁，初诊日期：1994 年 3 月 11 日

主诉：头面躯干皮肤瘙痒半年余，加重 3 个月。

现病史：半年来上述部位皮肤瘙痒，无皮疹，曾于外院口服汤药好转。3 个月前食发物后全身皮肤瘙痒明显，生气、急躁等情绪变化后加重，头面部出现皮疹。纳可，尿略黄，大便可，痒影响睡眠，心烦急躁，口干口苦，情绪较差。

检查：头面皮肤有淡红斑，有细薄鳞屑，局部略粗糙；颈、前胸皮肤有黄豆至甲片大小红斑，边缘不清，有少许鳞屑，真菌（－）。舌红，苔薄白，脉弦滑。

中医诊断：①风瘙痒；②面游风

西医诊断：①皮肤瘙痒症；②脂溢性皮炎

中医辨证：风热蕴肤，耗伤阴血，血虚风燥，肌肤失养。

治法：养血润燥，益阴清热，祛风止痒。

方药：

生地黄 18g	制首乌 20g	当归 10g	黄芩 10g
蚤休 25g	炒栀子 10g	连翘 12g	白鲜皮 30g
苦参 10g	全蝎 6g	海桐皮 20g	钩藤（后下）20g

6 剂，水煎服，每日 1 剂，早晚分服，并嘱禁搔抓。

二诊：面颈、前胸皮疹部分消失，瘙痒明显减，食后脘腹满闷，纳差，便略溏，日 2 次，口干不欲饮。舌红苔薄黄，脉弦带滑。

藿苏梗各 10g	炒白术 15g	厚朴 9g	陈皮 10g
黄芩 10g	蚤休 25g	连翘 10g	白鲜皮 30g
焦三仙各 10g	茯苓 15g	砂仁 6g	白芷 10g

6 剂，水煎服，每日 1 剂，早晚分服，并嘱禁搔抓。

三诊：服药皮损明显好转，痒减。纳可，食后胃脘不适，二便调，偶见心烦急躁。查：头面皮肤粗糙，有少许细薄鳞屑，颈、前胸皮损基本消失。舌红绛，苔薄黄，脉弦滑。前方去炒白术，加炒苍术 9g，6 剂。

临诊思路：患者素心烦急躁，口干口苦，情绪较差，均为肝气不舒，心肝火旺的表现。肝失疏泄，气机阻滞，郁而化火，心肝火盛，化热动风致皮肤瘙痒，且每情绪波动时加重。病程日久，灼伤营血，致血虚风燥肌肤失养，故瘙痒反复发作，甚至出现皮疹。故用当归、制首乌养血润燥；连翘疏风清热，黄芩、炒栀子、蚤休、生地黄清热泻火；白鲜皮、苦参清热燥湿止痒；海桐皮、钩藤、全蝎祛风止痒。二诊见脘腹胀满诸症为脾虚湿蕴、中焦气阻之证，炒白术、茯苓健脾除湿，焦三仙消食化滞；藿香、苏梗、厚朴、陈皮、砂仁化浊理气除胀；黄芩、蚤休、连翘清热解毒，白鲜皮燥湿止痒；一味白芷最为精妙，《纲目》谓："白芷，色白味辛，行手阳明；性温气厚，行足阳明……为阳明主药"，可引药入经。三诊，皮疹好转，食后胃脘不适，仍考虑湿阻中焦，改白术为苍术加强燥湿之功效。

【按语】现代医学皮肤瘙痒症，是一种没有明显原发皮损，仅瘙痒剧烈为主要表现的皮肤病，可以中医风瘙痒论治。此病名最早在隋《诸病源候论·风病诸候下》中记载："风瘙痒候，此由游风在于皮肤，逢寒则身体疼痛，遇热则瘙痒。"传统医学又称之为痒风，如清《外科证治全书·痒风》载："遍身瘙痒，并无疮疥，搔之不止"。

金起凤教授认为此病在外与风邪关系最为密切，风盛则痒，且风为百病之长，又可夹杂他邪，如热邪、湿邪为祸，侵袭肌表腠理为病。在内与心肝火旺，脾失健运相关。平素肝气不舒、心火亢盛，致肝失疏泄，心火上炎，气机阻滞，郁而化火，火热动风，导致风热内生；平素饮食不节，过食辛辣油腻，损伤脾胃或者平素肝火旺盛，肝木横克脾土，均可导致脾胃运化失常湿热内生。外有风湿热邪侵袭，内有风湿热邪浸淫，二者可单独为病或相合致病，郁于肌肤腠理，外不得疏泄，内不得调达而出现皮肤瘙痒。病程日久，损伤营血，肌肤失养，血虚风燥，可出现皮肤干燥脱屑。

治疗初期，常见风湿热邪浸淫，多以清心泻肝，祛风除湿止痒为法。若年轻人皮肤痒甚，血热偏盛，也可以用凉血消风散加减；如见暮夜痒甚、胸闷脘满、食少不香、神疲乏力、大便溏、小便短黄，舌淡红苔白腻微黄，脉弦缓，兼见脾虚湿蕴症状者可加太子参、茯苓、白术、山药、陈皮健脾除湿；如见急躁易怒、心烦着急、小便黄，舌尖红苔黄腻，脉弦滑，兼见心肝火旺症状重者可加柴胡、茵陈、莲子心、生地黄清肝泻火。

如长期搔抓，见皮肤干燥脱屑或色素沉着、瘙痒夜盛、伴咽干口燥、渴不多饮、或手足心热，舌红，少苔或中剥，脉细数，为阴血亏虚，相火偏旺，血燥生风，肤失血养。多见于老年人皮肤瘙痒症。滋阴清热，养血息风为法，地黄饮子加减。常用当归、熟地黄、白芍、制首乌等养血润燥止痒。病程日久，因搔抓剧烈，可兼生他症，亦应辨证论治，随证加减。

对阴囊、肛周、外阴的局部瘙痒证甚或者有继发湿疹样损害，伴口苦心烦、舌红苔黄腻者，金起凤教授多辨为湿热内盛，下注肝肾之经。清热利湿，凉血止痒为法。以散风苦参丸（《太平圣惠方》）（苦参、防风、龙胆草、黄芩、二术、生地黄、牡丹皮、白鲜皮、地肤子、上茯苓、酒大黄）加减治疗。

十七、药疹

医案1　赵某，女，38岁，初诊日期：1992年4月12日

主诉：全身起皮疹痒5~6天。

现病史：5~6天前因感冒发烧头痛，服用扑尔敏、扑热退痛片，5~6个小时

后，面、颈及双上肢起红色皮疹，并逐渐扩大。第三天泛发至躯干，瘙痒重，曾服用西药、中药汤剂效不佳，故来我院就诊。伴渴喜冷饮，胃纳差，二便调，睡眠佳。

检查：体温 38.3℃，面、颈、躯干、四肢有较多银元至手掌大小红斑，部分中心可见水疱。舌红尖绛，苔薄黄略腻，脉滑数。血常规：白细胞 $12.5 \times 10^9/L$，淋巴细胞百分比 19%，中性粒细胞百分比 81%。

中医诊断：中药毒

西医诊断：药疹

中医辨证：禀赋不耐，药毒外侵，化火成毒。

治法：凉血败毒，清热泄湿，息风止痒。

方药：犀角地黄汤加减

水牛角片（先煎）40g	鲜生地黄 30g	牡丹皮 15g
赤芍 15g	生石膏（先煎）30g	知母 10g
连翘 15g	白鲜皮 30g	地肤子 30g	苦参 10g
玳瑁（先煎）10g	六一散（包煎）15g	全蝎 6g

5 剂，水煎服，每日 1 剂，早晚分服。第三煎冷湿敷，并嘱禁用一切可疑药物。

二诊：皮疹颜色变浅，无新疹出现，痒轻，水疱干瘪，纳可，便调，睡眠佳，心烦急躁，口干喜饮。舌红，苔薄黄，脉弦滑。上方去玳瑁，加金银花 25g，7 剂。

三诊：药后皮疹大部分消退，可见色素沉着斑。上方继用 7 剂。

临诊思路：本病患者禀赋不耐，服用禁忌之品而发生皮疹，证属血热内蕴，外感毒邪，两邪相搏，酿成毒热，浸淫肌肤而发。血热内盛，故发热，舌尖红绛，伴渴喜冷饮。治疗用凉血败毒，清热利湿，收效较好。全方重用水牛角片，并配合生地黄、牡丹皮、赤芍，清热凉血解毒；生石膏、连翘清气分炽热，除烦止渴，石膏又能透表解肌热，使邪从肌表而出；白鲜皮、地肤子、六一散清热利湿，祛风止痒；全蝎息风止痒；方中加生玳瑁咸寒入血，加重清热解毒凉血的功效。二诊诸症减轻，热毒不盛，改玳瑁为金银花清解余毒。

医案 2　李某，女，20 岁，初诊日期 1993 年 10 月 11 日

主诉：全身起皮疹发红痒 2 天。

现病史：2 天前曾因腹痛腹泻，自行服用银黄口服液、黄连素及泻立停，腹泻有所好转。昨天晨起发现皮肤发红，痒，未引起注意，今天皮疹加重，而来我院就诊。伴畏寒身热，纳呆脘闷，心烦急躁，口渴喜饮，尿黄，大便调，痒甚。

检查：面、颈、躯干、四肢皮肤潮红，散在粟粒大小的红色丘疹，局部皮肤发热。舌红，苔黄腻，脉滑数。

中医诊断：中药毒

西医诊断：药疹

中医辨证：湿热内蕴，药毒外侵，两邪相合，壅聚肌肤。

治法：清热解毒泄湿，佐以凉血消风。

方药：

豆卷 15g	炒栀子 10g	连翘 15g	玳瑁粉（冲服）6g
白鲜皮 30g	苦参 10g	地肤子 30g	藿香 10g
厚朴 8g	黄连 6g	全蝎 6g	海桐皮 20g
赤小豆 25g	生石膏（先煎）30g		

3 剂，水煎服，每日 1 剂，早晚分服。并嘱禁用一切可疑药物。

二诊：药后热退，皮疹颜色变浅，部分皮损消失，有细微鳞屑，痒轻，纳食好转，仍口干喜饮。舌红，苔薄黄腻，脉弦小数。上方去豆卷、黄连、赤小豆、全蝎、海桐皮，加茵陈 15g、石斛 15g、茯苓 15g，4 剂。

三诊：药后皮疹消退，不痒。舌红苔黄薄。上方继用 3 剂。

临诊思路：本病患者发病前胃肠已蕴积湿热，由于服用不耐受药物，感受外毒，湿热毒邪交并为患，熏蒸肌肤而发，故症见全身皮肤发红，痒甚；由于热毒内郁，营卫失调，故畏寒身热；湿热中阻，脾失运化，则脘闷；湿热偏盛，气火上炎，则心烦易怒；热盛则内风妄动，风火相煽则痒剧。方中用豆卷疏风散热，使表热外解；生石膏、黄连清热除烦止渴；栀子、连翘清热解毒，玳瑁凉血解毒；藿香化湿，厚朴宽中，赤小豆导热利湿；苦参、白鲜皮、地肤子清热泄湿止痒；全蝎息风止痒。二诊热退疹轻痒减，故去豆卷、黄连、赤小豆、全蝎、海桐皮，予茵陈清解湿热；恐热后气阴两伤，故加石斛、茯苓益气养阴。三诊诸症消退，守前方巩固疗效。

医案 3　李某，男，46 岁，初诊日期：1983 年 9 月 13 日

主诉：全身起皮疹伴瘙痒半月。

现病史：患者于半月前，因牙龈肿疼，口服复方新诺明片，翌日突然发现胸背部起数片红斑，随后迅速扩大，4~5 天即延及全身，周身皮肤潮红，恶寒身热，瘙痒颇甚，曾去某医院诊为红皮病，经治旬日不效。诊见：全身皮肤潮红肿胀，灼热痒甚，伴畏寒身热，渴喜凉饮，心中烦热，溲黄赤。

检查：躯干、四肢弥漫皮肤水肿性潮红斑，触之灼热。苔腻薄黄，舌红绛，脉洪数。

中医诊断：中药毒

西医诊断：药疹

中医辨证：毒热外侵，熏灼气营，致气血两燔，浸淫营血。

治法：凉营清热，败毒化斑。

方药：清瘟败毒饮加减

水牛角片 30g	鲜生地黄 30g	牡丹皮 15g	赤芍 15g
生石膏（先煎）30g	知母 12g	黄连 9g	连翘 15g
金银花 20g	玄参 15g	茯苓 20g	白鲜皮 30g

7 剂，水煎服，每日 1 剂，早晚分服。并嘱禁用一切可疑药物。

二诊：药后身热已解，全身皮肤潮红肿胀好转，渴饮烦热亦瘥，仅瘙痒不减，舌脉同前。前方去黄连，加地肤子，后按上方随证稍予加减，又服药 20 余剂而告愈。

临诊思路： 此证缘于毒热内侵，熏灼气营，致气血两燔，浸淫营血，营卫失和，治以清热败毒，且急当凉血护阴。药用水牛角片、鲜生地黄、牡丹皮、赤芍凉营化斑；生石膏、知母清热解肌，除烦止渴；黄连、连翘、金银花清热解毒；玄参益阴润燥；白鲜皮祛湿止痒；赤茯苓清利湿热。二诊热减轻，故减黄连以防苦寒伤胃；瘙痒明显，予地肤子清热利湿、祛风止痒。治疗此型药疹须峻剂而力专，顾护营阴，以防失治误治，毒热炽盛，伤阴耗液，而内伤脏腑甚或发生厥证。

【按语】 现代医学的药疹，可以按中医药毒疹辨治，又称中药毒。以用药后皮肤或黏膜突然出现颜色鲜红、形态多形的皮疹；泛发全身或者局限于局部，自觉瘙痒灼热为主症的病证。重症者皮疹泛发，憎寒壮热、呕恶等伴发全身症状，内伤脏腑甚或发生厥证。

金起凤教授认为本病的发生多为先天禀赋不耐，外感风湿热毒侵袭，毒热蕴结，外发肌肤，内攻脏腑。强调毒邪贯穿始终。他认为毒邪的来源一般分为两类，一类是外来毒邪，即从各种途径进入人体的药物；另一类是内生之毒，即素体脏腑功能紊乱，气血运行失常，受风湿热邪侵袭，郁结而化毒。毒邪致病的特点具有起病急骤、善于传变、易损害脏腑致多脏器损害病情危重，常常从损伤卫气轻症迅速到损伤营血的重症，甚至直入营血，所以纵使病情初始轻浅亦不能轻视，以免失治误治。临证以实证和虚实夹杂证为主要分证。患者素有禀性不耐，食入致敏药物，毒邪内侵所致。或由风热外侵，与药毒激转化火，外发肌肤所致；或由内蕴湿热，复又感毒，湿热毒邪互郁，浸淫肌腠而成；或系素体内蕴血热，又受药毒，致血热内盛，薰蒸肌肤为患；或因毒热炽盛，气火亢炽，燔灼营血，内攻脏腑，血热妄行，斑发体外。迫至后期，由于毒热久羁，伤阴耗液，致气阴两伤。

治疗强调首先停用一切可疑致敏药物。因毒邪常具有火热之性，故临床常见皮损色红、灼热肿痛，甚至出现发热等全身症状，故在散风、泄湿、凉血之法的基础上不忘清热解毒，轻可用金银花、连翘，进可用龙胆草、蚤休、黄芩，重可用水牛角、羚羊角、生地黄。因毒邪火热，易灼伤营阴，致营血亏虚，出现阴虚火旺或气阴两伤之证，故治疗过程中还应注意病情变化，酌加养阴清热、益气生津之品。其临证辨治如下：

1. 如见发病迅速，皮疹多发于面、颈、胸背及上肢等部位，出现散在或密集丘疹、红斑、风团，焮热痒甚，伴恶寒身热，口渴喜冷饮。舌尖红，苔薄黄，脉浮数。属风热型者，治以辛凉宣散、清热解毒，予消风散加减，方药：

荆芥 10g	牛蒡子 10g	薄荷（后下）6g	黄芩 10g
蚤休 25g	生石膏（先煎）30g	连翘 12g	
金银花 15g	白鲜皮 30g	苦参 10g	僵蚕 10g

加减：伴发热、头痛、鼻塞、咳嗽等风热表证者，可加连翘15g、淡竹叶10g，疏风清热解表；瘙痒剧烈，加地肤子30g、蝉衣8g疏风清热燥湿止痒；风团色鲜红灼热明显，渴喜凉饮，热较重，加赤芍15g、牡丹皮15g。

2. 如见皮肤潮红肿胀，部分可见水疱，搔抓后容易糜烂渗出，皮疹以下半身为多，瘙痒明显，伴胃纳欠佳，神疲乏力，大便黏腻，小溲短黄。舌红，苔黄腻，脉弦数。属湿热型者，治以清热泄湿、凉血解毒，予龙蚤清渗汤加减，方药：

龙胆草 10g	蚤休 30g	盐黄柏 12g	炒栀子 10g
牡丹皮 15g	生地黄 20~30g	赤芍 15g	苦参 12g
六一散（包）18g		地肤子 30g	全蝎 6g

加减：水疱、糜烂渗出明显，加马齿苋30g、生地黄15g；皮肤肿胀、潮红明显，加冬瓜皮30g、茯苓皮30g利水消肿；胃纳欠佳，神疲乏力，大便黏腻明显，加茯苓30g、苍术15g、陈皮10g健脾燥湿。

3. 如见皮肤或黏膜起圆形片红斑，色鲜红，甚至有血疱、水疱，或口腔、阴部糜烂，痒痛兼作，伴口干喜凉饮，溲赤或便干，苔腻薄黄舌红赤，脉弦滑数。属血热型者，治以凉血解毒、清热泄湿，予犀角地黄汤合黄连解毒汤加减，方药：

水牛角片 30g	板蓝根 25g	黄芩 10g	黄连 6~9g
牡丹皮 15g	生地黄 25g	金银花 20g	赤芍 15g
白鲜皮 30g	苦参 10g	地肤子 25g	赤小豆 30g

加减：如渴喜凉饮、脉滑数加生石膏 30g、知母 15g；瘙痒剧烈加白鲜皮 30g、海桐皮 15g；苔黄舌绛，血热偏盛加玳瑁 15g；大便干结加生大黄 6g。

4. 如见皮肤大片潮红肿胀，斑疹全身泛发，色鲜红或紫红，或见松弛大疱及表皮松解坏死，瘙痒较甚；常伴有恶寒高热，渴饮烦热，小溲黄赤，苔黄腻舌红绛，脉洪数或滑数大等。甚至可出现神昏谵语，尿血等症状。属毒热型者，治以凉血护阴、清热败毒，予清瘟败毒饮合清营汤加减，方药：

犀角粉（冲）0.9g	生石膏（先煎）30~90g		知母 12g
玄参 20g	黄连 6~10g	栀子 10g	连翘 15g
金银花 20~30g	鲜生地黄 30g	赤芍 15g	白鲜皮 30g
赤芍 18g			

加减法：犀角粉现用水牛角片 30g 或者羚羊角粉 3g 代替。如毒热内陷、出现神昏谵语者，加紫雪丹 0.9g 分吞；有尿血者加小蓟 20g、侧柏叶 15g、琥珀粉 2.5g 分冲；瘙痒剧烈者加全蝎 6g、地肤子 30g；苔黄燥而渴饮者，上方去黄连，加鲜沙参 30g、鲜石斛 15g。

5. 如见严重药疹后期大片脱屑，黏膜剥脱，高烧后仍持续低热，掌热心烦，口干咽燥，神疲乏力，气短，舌红苔花剥，脉细数。属气阴两伤型者，治以养阴清热、调营益气生津，予黄芪鳖甲散合大补阴丸加减，方药：

炙黄芪 15g	炙鳖甲 15g	银柴胡 10g	青蒿 18g
炙龟甲 15g	盐黄柏 10g	知母 10g	北沙参 30g
生麦冬 12g	石斛 20g	生地黄 20~30g	炒白芍 12g
白薇 15g			

加减：神疲乏力，气短明显，加太子参 15g 或西洋参 15g、五味子 10g；低热者加地骨皮 10g；口干口渴、咽痛明显，舌光绛如镜面者加玄参 20g、玉竹 10g、沙参 15g。

十八、玫瑰糠疹

医案1 史某，女，19 岁，初诊日期：1993 年 11 月 25 日

主诉：躯干、四肢近端起皮疹痒 3 个月。

现病史：3 个月来上述部位起皮疹，有脱屑，伴瘙痒，曾在外院诊治，涂药水未效（具体不详）。纳可，便调，口稍干不多饮，喜凉。经有腹痛、腹胀。

检查：躯干、下肢近端有指甲盖大小暗红色斑片，有细碎鳞屑，皮损长轴与皮纹方向一致。面部有毛囊性丘疹。舌红，苔薄腻略黄，脉弦滑。

中医诊断：风热疮

西医诊断：玫瑰糠疹

中医辨证：血热内蕴，外感风邪，发于肌肤。

治法：清热凉血，祛风止痒。

方药：自拟凉血祛风汤加减

防风 10g	黄芩 10g	蚤休 25g	连翘 10g
赤芍 15g	丹参 20g	牡丹皮 12g	白鲜皮 30g
苦参 10g	全蝎 5g	海桐皮 20g	地肤子 25g

6剂，水煎服，每日1剂，早晚分服。并嘱禁刺激性外用药。

二诊：未愈，夜痒。上方去丹参、牡丹皮，加金银花15g、桃仁10g、当归10g、荆芥10g。6剂，每日1剂，水煎2次分服。

三诊：皮疹大部分消退，较微痒。口不干，不思饮，纳可，便调，痛经。痤疮多年。检查：躯干有淡红色斑片。面部可见毛囊性丘疹。舌红，苔中心花剥，薄黄，脉弦缓。首诊方去连翘、丹参、牡丹皮、地肤子，加金银花20g、紫花地丁30g、桃仁10g、红花12g、皂角刺12g，7剂。

临诊思路：患者口干喜凉，体内素有血热，复感风邪，内外相合，郁于肌肤，闭着腠理而发皮疹，病程日久，邪阻经络，致瘀滞，故皮损色暗红，治疗上以清热凉血，疏风止痒为主，酌加丹参活血化瘀。二诊瘙痒仍甚，加荆芥祛风止痒；金银花疏风清热解毒；桃仁、当归加重活血养血之功。三诊皮疹基本消退，因面部起痤疮随证加减治疗。

病案2. 谢某，男，38岁，初诊日期：1985年10月15日。

主诉：躯干、四肢起皮疹伴瘙痒20天，加重6天。

现病史：患者从事地下室工作，20天前左颈先起红斑一片，6天前，全身散发，逐渐增多，瘙痒殊盛，曾在外院诊治无效。诊见：躯干、四肢皮疹，有脱屑，瘙痒剧烈，暮夜明显，影响睡眠，伴渴饮，烦热，溲赤便干。

检查：面颈、胸背、腹臀及四肢泛布大小不等椭圆形稠密鲜红斑，部分上覆糠状细屑，长轴与皮纹一致。舌红绛，苔薄黄，脉滑数有力。

中医诊断：风热疮

西医诊断：玫瑰糠疹

中医辨证：血热毒盛，气火偏旺，内蕴湿热，热盛生风，壅转肌肤。

治法：凉血解毒、清热息风、通腑利湿。

方药：犀角地黄汤加减

水牛角片（先煎）30g	生地黄 30g	赤芍 20g
生槐花 30g	生石膏（先煎）30g	蚤休 30g

玄参 18g	白鲜皮 30g	土茯苓 30g	苦参 12g
全蝎 6g	蕲蛇 10g	僵蚕 15g	

7剂，水煎服，每日1剂，早晚分服。并嘱外用炉甘石洗剂日2次。

二诊：疗后，痒剧稍差，疹红稍淡，渴饮、烦热未减，大便较干，舌脉同前。上方去生槐花、僵蚕，加知母10g，紫草30g，生大黄后下6g，6剂。

三诊：药后便虽不干，仍有不畅之意，剧痒略差，但面颈斑仍鲜红而灼热，后手背又起散在新疹，瘙痒夜甚，渴饮，烦热如故。舌脉同前，方药：

水牛角片（先煎）30g		生石膏（先煎）60g	
知母 12g	玳瑁（先煎）10g	紫草 30g	生地黄 30g
炒栀子 10g	赤芍 20g	白鲜皮 30g	苦参 15g
全蝎 6g	白花蛇一条	生甘草 9g	玄参 15g

7剂，水煎服，每日1剂，早晚分服。并嘱将药渣煎汤待冷，取口罩浸透药汁冷湿敷于面颈部。

四诊：药后全身斑疹迅即消退近半，瘙痒、渴饮显减。舌红苔薄，脉弦滑。前方去白花蛇、生甘草，生石膏、紫草量各减半，又服5剂而愈，随访10个月未复发。

临诊思路：患者渴饮，烦热，溲赤便干，舌红绛，苔薄黄，脉滑数有力，均为血热毒盛，气火偏旺，热盛生风的表现，治疗以凉血清热为主。方中水牛角咸寒入血，清热凉血解毒，生地黄甘苦寒凉血滋阴生津，赤芍清热凉血、活血散瘀，共奏清热凉血解毒之功为君药；蚤休清热泻火、生槐花清热凉血、生石膏清热除烦共为臣药；佐以白鲜皮、土茯苓、苦参清热燥湿止痒，全蝎、蕲蛇、僵蚕祛风止痒，玄参清热滋阴润燥。二诊病由毒热壅盛，气火偏旺未戢，再宗前方增损，加知母、紫草，清气分、血分之热，生大黄泄脏腑实热。三诊新起少量斑片，腑行仍有不畅之意，口渴引饮，心胸烦热如故，舌脉同前。缘由毒热壅盛，气火亢炽未减，致气血两燔，病势鸱张，尚有阴途之际，亢则害，承乃制，师前法予重剂以消息之，故加重石膏用量，并加玳瑁、紫草清热凉血泻火。四诊烦热已除，病势已缓，毒热渐清，故药量减半，继以收工。

【按语】风热疮，中医古代又有风癣、顽癣等称呼，现代医学的玫瑰糠疹属于其范畴。临床表现为肤起红斑，色如玫瑰，有细碎鳞屑如糠粃，明《外科正宗·顽癣》描述其为"风癣如云朵，皮肤娇嫩，抓之则起白屑"。对于风热疮的病因病机，隋《诸病源候论·风癣候》认为"是恶风冷气客于皮，折于血气所生"。明《外科启玄》认为"风热疮……乃肺受风热，故皮毛间有此症也"，并给出了宜防风通圣散治疗的方法。清《洞天奥旨》认为"乃肺经内热而外感风寒、寒热相激而皮毛受之，故成此症也"，并予三圣地肤汤外用。

金起凤教授认为本病多由嗜食辛辣肥甘厚腻之品，或七情内伤，五志化火导致体内素有血热内蕴，外感风邪，致风热客于肌肤，腠理闭塞，风热相搏，营卫失和而发病，故皮肤出现红斑、丘疹、自觉瘙痒；热盛伤津化燥，营血亏虚，血虚风燥，肌肤失养，故可见鳞屑。本病初期为血热风盛，后期多表现为血虚风燥。治疗上初期主要以祛风凉血为主，自拟凉血祛风汤并随证加减，血热重症予犀角地黄汤加减，后期以血虚风燥为主，可酌加当归、熟地黄等养血润燥之品或以当归饮子加减。凉血祛风汤方药：

防风 10g	黄芩 10g	蚤休 25g	连翘 10g
赤芍 15g	丹参 20g	牡丹皮 12g	白鲜皮 30g
苦参 10g	全蝎 5g	海桐皮 20g	地肤子 25g

如渴喜冷饮，心烦发热，脉滑数，加生石膏、知母清气分炽热，以除烦止渴。如疹色鲜红、苔黄舌绛，血热炽盛者，加水牛角、生玳瑁以加强凉血解毒之功；如大便溏薄加山药；如食后腹胀加炒鸡内金、砂仁。

十九、夏季皮炎

医案 1　齐某，女，40 岁，初诊日期：1993 年 6 月 8 日

主诉：四肢每到夏季起皮疹伴瘙痒 13 年，复发 1 周。

现病史：患者近 10 余年来每到夏季四肢起皮疹，瘙痒严重，曾多次诊治服用中西药效果不理想，每年 9 月份后好转。近 1 周来又起皮疹，瘙痒剧，纳差，口干、苦、心烦、发热、急躁，下肢酸楚，大便干、2~3 天一行，小便黄。

检查：四肢可见较密集的丘疹，斑丘疹，有抓痕，上肢以伸则为主，下肢以屈则为重，局部皮疹发红。舌质红苔黄腻，脉弦缓。

中医诊断：暑热疮

西医诊断：夏季皮炎

中医辨证：禀赋不耐，复感夏季湿热，湿热蕴结。

治法：泻湿清热。

方药：

炒苍术 10g	黄芩 12g	蚤休 30g	黄连 6g
炒栀子 10g	藿香 10g	赤芍 15g	白鲜皮 30g
苦参 12g	地肤子 30g	海桐皮 20g	钩藤 25g
全蝎 8g			

7 剂，水煎服，每日 1 剂，早晚分服。外用炉甘石洗剂，每日 2~3 次。

　　医嘱：避免阳光直晒，穿长袖衣服。

　　二诊：服药后皮疹大部分消退，痒减。仍有纳呆，心烦急躁，舌尖红苔薄黄腻，脉弦滑小数。宗上法去苍术，加木香 8g，全蝎改为 6g，苦参改为 10g，水煎服继服 7 剂。

　　三诊：服药后皮疹消退，自述昨天手背又有新疹出现，伴痒。仍纳差，心烦急躁有所改善，大便日 1 行，舌尖红苔薄黄白，脉弦滑。效不更方，原方去全蝎、苦参，加陈皮 9g，继服 7 剂。3 周后上肢有少许皮疹出现，随证加减服用 12 剂后痊愈。随访 3 年未见复发。

　　临诊思路：患者素体禀赋不耐，腠理不密，失去其防卫功能，不能耐受夏季强烈的日光照射，热毒之邪郁于肌肤，不得外泄而致发疹；又逢夏季，湿热盛行，复感湿热之邪，毒热夹湿，互相蕴结，蕴蒸肌肤，故出现四肢较为密集的红色丘疹、斑丘疹；湿热之邪滞留中焦影响脾胃功能，故见纳差，口干苦，舌苔黄腻，脉弦缓；热扰心神故见心烦发热急躁；湿热下注则下肢酸楚，小便黄。故用泻湿清热法治疗，方中用苍术苦温燥湿以祛湿浊，辛香健脾以和脾胃；伍藿香化湿醒脾祛暑湿；伍黄芩、黄连、苦参、蚤休、栀子泻湿清热；赤芍凉血清热；白鲜皮、地肤子、海桐皮祛风除湿止痒；全蝎解毒祛风止痒。二诊皮疹大部分消退，去苍术之温燥，减量苦参之苦寒，加木香芳香醒脾、行脾胃之滞气。皮疹基本消退。三诊虽有少量新疹，但瘙痒等诸症均减轻，仍宗原方旨，减苦寒之苦参，加陈皮以加强理气健脾之功。

　　【按语】夏季皮炎是发生于夏季的一种时令病，多由禀赋不耐，酷暑湿热侵及肌肤，皮毛腠理被阻，致使湿热不得疏泄而发。祖国文献没有确切的病名。夏令主气为暑，本病属暑病、暑热疮的范畴。

　　金起凤教授认为此病总不离夏季暑（湿）热，或湿重、或暑热重。对此病重在泄湿清热，祛风止痒。湿重多用苍术、厚朴、藿香、佩兰醒脾化湿，暑热重多用黄芩、黄连、栀子解郁结之热。金起凤教授常说湿热阻滞，很难速愈，不宜操之过急。因湿为阴邪，热为阳邪，湿热合邪，热蕴湿中，湿遏热伏，如油裹面，难解难分。临床上往往因湿邪、热邪的偏盛不同而异。湿邪为病黏腻，热邪为患暴戾。热得湿则愈炽，湿得热则更横。湿热合邪，若早清热则湿乃留，单祛湿则热愈炽，唯祛湿清热并举，分清其势，收效始捷。

　　金起凤教授非常重视季节致病，强调整体观，要顺应自然界的气候，根据季节气候的变化而用药，对暑湿之气侵及肌肤者常以藿香、佩兰芳香化湿。认为暑湿之邪常滞留中焦，影响脾胃气机，对此病的治疗非常重视调理中焦脾胃气机，常以木香、陈皮、枳壳等醒脾行气调枢机。同时夏季皮炎常常瘙痒严重，对各种顽固性皮肤病瘙痒剧烈者，金起凤教授除常用疗风疮疥癣之白鲜皮、地肤子，更擅用全蝎、海桐皮祛风除湿止痒。

二十、痤疮

医案1　何某，女，26岁，初诊日期：1994年2月14日

主诉：面部皮疹3年余。

现病史：自诉3、4年来面部时起小疙瘩，兼有脓头，每次经前加重，皮疹增多。曾多次诊治服用西药及外用药，效果欠佳。自觉肤热胀痛，偶见黑头粉刺，伴口渴喜饮，大便稍干。

检查：前额、面颊、口周、颌部散在或密集的粟粒大小的毛囊性丘疹，色红，部分有小脓头，舌红有瘀斑，苔薄黄，脉滑数。

中医诊断：肺风粉刺

西医诊断：痤疮

中医辨证：肺胃火旺，内蕴血热，热灼成瘀，郁于肌肤。

治法：清热解毒，化瘀散结。

方药：

金银花25g	紫花地丁30g	枇杷叶15g	黄芩12g
生石膏（先煎）30g	赤芍15g	桃仁12g	红花10g
浙贝母10g	夏枯草15g	皂角刺12g	

7剂，水煎服，每日1剂，早晚分服。

外用：紫金锭压面，茶水调后外敷。

二诊：药后红色丘疹减少，脓头消失。病已见效，上方再服7剂。

三诊：部分皮疹消失，其余变小，色红变淡，渴饮减轻，舌同上，脉弦滑，热毒渐轻，再宗前法，按上方随证稍予加减继服30剂，面部皮疹全消而告愈。

临诊思路：本例患者由于肺胃火旺，内蕴血热，蕴阻气机，阻痹脉络，热灼成痰，致痰热互结为患；面部系肺胃之分野，肺胃火旺则循经而上逆，致病发于面部，故证现颜面分布散在或群集红色丘疹，部分有小脓疱，且觉皮肤发热胀痛，伴有口渴喜饮，大便稍干，舌红有瘀斑，苔薄黄，脉滑数之候。故方用枇杷叶、黄芩、生石膏清肺胃之热为主；辅以金银花、紫花地丁清热解毒；舌有瘀斑，为血瘀之征，故用赤芍、桃仁、红花以活血化瘀，使络通瘀化以消疹；夏枯草、浙贝母、皂角刺清热软坚散结。服药14剂，部分皮疹消失，余者渐轻，病已见效，继按前方略予加减再服药1个月而获愈。

医案 2　邓某，女，22 岁，初珍日期：1991 年 6 月 12 日

主诉：面部皮疹 4 年。

现病史：四年来面部起红疹、痒，在外院治疗诊为痤疮，经服四环素、归参丸，外涂氯柳酊仍不断起新疹。口干饮多，喜凉食，大便燥结，经前腹痛。

检查：面部油腻，多发与毛囊一致状如绿豆大暗红丘疹，有的表面有脓头及少数结节，舌红赤，苔薄黄，脉滑数。

中医诊断：肺风粉刺

西医诊断：痤疮

中医辨证：肺胃火旺，血热偏盛，灼血成瘀，郁滞肌肤。

治法：清热凉血，化瘀散结。

方药：

黄芩 10g	蒲公英 30g	白花蛇舌草 30g	紫花地丁 30g
金银花 15g	白鲜皮 30g	生地黄 20g	皂角刺 12g
桃仁 15g	益母草 20g	酒大黄 6g	夏枯草 10g

20 剂，经服本方随证加减，皮疹全部消退。

临诊思路： 本例患者由于肺胃火旺，内蕴血热，气火偏旺，致灼血成瘀，郁搏于肌肤，肺经热盛，熏蒸面部，故见颜面分布多发丘疹，部分有小脓疱；局部血热蕴阻，气血瘀滞故见结节、丘疹暗红，经前腹痛亦为内有血瘀，经血下行不畅所致。胃热炽盛故见口干喜饮，喜凉食，大便燥结，舌红赤，苔薄黄，脉滑数。故方用黄芩、蒲公英清肺胃之热为主；臣以金银花、白花蛇舌草、紫花地丁清热解毒；辅以生地黄清热凉血，桃仁、益母草活血化瘀、通经止痛，夏枯草、皂角刺软坚散结；佐以白鲜皮清热燥湿止痒，酒大黄通腑泻热。

医案 3　薛某，女，26，初诊日期：1992 年 1 月 24 日

主诉：面部起皮疹 2 年。

现病史：近 2 年来面部反复起皮疹，伴有脓头，痒痛，曾多次服用西药，效果不明显。伴口干思饮，月经色暗，有血块，食欲可，二便调。

检查：面部出油较多，前额、两颊、下颏有毛囊性炎性丘疹，并呈暗色，偶见脓头，两颊有点状疤痕及色素沉着。

中医诊断：肺风粉刺

西医诊断：痤疮

中医辨证：肺胃积热，上蒸于面。

治法：清解肺胃之热，佐以活血散瘀。

方药：

枇杷叶 15g	黄芩 10g	白花蛇舌草 30g	金银花 15g
地丁 15g	赤芍 15g	益母草 20g	红花 10g
当归 10g	夏枯草 20g	皂角刺 12g	

7剂，水煎服，每日1剂，早晚分服。

二诊：药后无新疹出现，色仍暗红，余症同前。方药：上方去益母草，加桃仁10g。继服7剂。

三诊：皮疹明显消退，有色素沉着，月经色变红。上方加板蓝根25g，继服7剂。

四诊：无新疹出现，仍有暗红色，伴心烦，口干。上方去白花蛇舌草，加黄连6g、芦根20g，继服7剂，皮疹未复发。

临诊思路：本例患者由于肺胃积热，上蒸于面，局部血热蕴阻，气血瘀滞而发病。肺经蕴热，熏蒸面部，故见颜面丘疹，有小脓疱；局部气血瘀滞故见结节、丘疹暗红，有点状疤痕及色素沉着；胃火炽盛故见口干思饮，皮疹痒痛；月经色暗有血块为内有血瘀之象。故方用黄芩、枇杷叶清肺胃之热为主；臣以金银花、白花蛇舌草、紫花地丁清热解毒；辅以赤芍清热凉血活血，当归、红花、益母草活血调经，佐以夏枯草、皂角刺软坚散结。二诊已无新皮疹出现，效不更方，去益母草，加桃仁以增加活血化瘀之力。三诊见皮疹明显消退，月经色变红，仍有色素沉着，故上方加板蓝根以加重清热凉血解毒之力。四诊无新疹出现，仍有暗红色素沉着，伴心烦，口干，故去白花蛇舌草，加黄连、芦根以清心除烦，滋阴增液。

【**按语**】痤疮中医称肺风粉刺，又称面疱，是一种毛囊、皮脂腺的慢性炎症性疾病，临床上以颜面及胸背出现与毛囊一致的丘疹，可挤出淡黄色脂栓，伴皮肤油腻为特点。《诸病源候论》记载："面疱者，谓面上有风热气生疱，头如米大，亦如谷大，白色者是。"《医宗金鉴》"肺风粉刺"记载："此证由肺经血热而成。每发于面鼻，起碎疙瘩，形如黍屑，色赤肿痛，破出白粉汁。日久皆成白屑，形如黍米白屑。宜内服枇杷清肺饮，外用颠倒散，缓缓自收功也。"明·陈实功《外科正宗》认为痤疮为"血热郁滞不散"而为之。

金起风教授认为痤疮多由饮食不节，过食肥甘厚味，积久化生火热，或青年人生机旺盛，血气方刚，素体阳热偏盛，肺胃积热，循经上蒸，血随热行，上壅于颜面，日久气血瘀滞，蕴热成毒所致。以清热解毒、凉血化瘀为法，自拟枇芩消痤汤加减治疗。枇芩消痤汤为枇杷清肺饮化裁而成，方由枇杷叶、黄芩、公英、金银花、紫花地丁、赤芍、桃仁、红花、皂角刺、夏枯草组成。方中枇杷叶味苦，性凉，入肺胃二经，能泄降肺热，又能清除胃热，为清肃肺胃之品；黄芩苦寒归肺经，尤长于清泄肺与大肠之火，又能燥湿，二药合用清肺胃湿热。蒲公英、金银花、紫花地丁凉血解毒。紫花地丁性寒味苦，有清热解毒凉血消肿之功，金银花善散肺经邪热又可清解心胃之热毒，为散热解毒之良药。赤芍、桃仁、红花活血化瘀以散血热瘀滞。夏枯草、皂角刺清热软坚散结。若病人口干喜饮，大便干结，则加酒大黄以荡涤肠胃，通腑泻热。肺与大肠相表里，大肠腑气通，肺热则自清，且酒大黄对血热郁滞有行瘀破积之功。

如纳谷不馨或食后作胀，则加砂仁、鸡内金健脾导滞，理气和胃。若兼有囊肿，为痰热互结所致，则去蒲公英、桃仁、皂角刺，加半夏、浙贝母为化坚二陈汤之意，具有燥湿清热，理气化痰的功效，加昆布、海藻味咸性寒之品以化痰散结。临床除此证型之外，金起凤教授还认为，痤疮一病和肝郁气滞、胃肠湿热两证相关。若肝郁气滞明显，月经失调，胸胁苦满、情绪抑郁，失眠口苦等症，可用柴胡疏肝散加减，并可合并益母草、泽兰、升降散、血府逐瘀汤等应用；若面部出油较多、毛孔粗大、布满黄色脓疱，舌苔黄腻厚，脉滑数，可以除湿胃苓汤及茵陈蒿汤加减，如大便溏稀，不成型，肛门灼热，可以葛根、黄连等药物涤除湿热，如大便秘结难下，可合调胃承气汤、小承气汤。

二十一、玫瑰痤疮

医案1　张某，女，36岁，初诊日期：1994年4月12日

主诉：面部起红色皮疹伴痒10年。

现病史：十年来面部起皮疹，发红，伴瘙痒，曾在北京多家中医、西医医院诊治，给予各种药物（具体药物不详），效果不明显。既往外用激素药膏好转，但仍反复发作。纳可，大便调，小便黄，心烦急躁易怒，月经前后不定期，量可，色暗，有血块，时伴有腹痛。

检查：面部皮肤发红，可见毛细血管扩张，并有较多的丘疹，色红，颈部也有少许丘疹。毛囊虫（＋）。舌红苔薄黄，脉弦滑。

中医诊断：酒齄鼻

西医诊断：玫瑰痤疮

中医辨证：肺胃积热，外感风邪，血瘀凝结。

治法：清热凉血，活血化瘀。

方药：

黄芩 10g	生石膏（先煎）25g	蚤休 30g	黄连 9g
连翘 12g	赤芍 15g	桃仁 10g	白鲜皮 30g

| 苦参 10g | 六一散（包）18g | 全蝎 6g | 海桐皮 20g |

钩藤（后下）20g

6剂，水煎服，每日1剂，早晚分服。

二诊：药后皮损颜色较前变淡，无新疹。纳可，大便调，心烦急躁易怒，舌尖红苔薄黄。上方去生石膏、全蝎、海桐皮，黄连改6g，加金银花25g，山药20g，红花10g，赤小豆20g，7剂。

临诊思路：《医宗金鉴》中记载酒齄鼻："此证生于鼻准头及鼻两边，由胃火熏肺，更因风寒外束，血瘀凝结。故先红后紫，久变为黑，最为缠绵。"本例患者皮疹色红，较多丘疹，舌红苔薄黄，脉弦滑，为肺胃积热上蒸，外感风邪，血瘀凝结而成。治疗以黄芩、生石膏清肺胃热，蚤休、黄连、连翘清热解毒，苦参、白鲜皮、海桐皮、六一散清热祛湿止痒，赤芍、桃仁活血化瘀，钩藤、全蝎祛风散邪。二诊皮损颜色变浅，无新疹出现，舌尖红苔薄黄，故减去生石膏、全蝎、海桐皮，加金银花疏风清热散邪，红花增加活血化瘀之力；加山药、赤小豆健脾祛湿，并防寒凉伤脾败胃。

医案2 轩某，男，34岁，初诊日期：1994年3月14日

主诉：面部起皮疹半年。

现病史：半年来面部发红，并起丘疹，偶痒，曾在外院诊治，外用硅霜未效，而来我科就诊。纳可，便溏，日2~3行，时有面部发热，口干苦，时有胃部发热。

检查：面部潮红，有毛细血管扩张，并可见红色丘疹，毛囊虫（+）。舌暗红苔薄黄，脉缓。

中医诊断：酒齄鼻

西医诊断：玫瑰痤疮

中医辨证：肺热上蒸，复感风邪，血瘀凝结。

治法：清热凉血，活血化瘀。

方药：

黄芩 10g	蚤休 25g	黄连 6g	连翘 15g
金银花 20g	白芍 25g	赤芍 15g	丹参 30g
白鲜皮 30g	苦参 10g	全蝎 5g	海桐皮 20g

6剂，水煎服，每日1剂，早晚分服。

医嘱：禁食辛辣发物、糖、油腻食物。

二诊（3月21日）：药后无明显变化。纳可，但不香，大便溏，日2~3行，小便正常，睡眠一般。舌尖红质略暗，苔薄白，脉弦滑。

方药：

炒苍术 10g	厚朴 9g	生石膏（先煎）25g	黄芩 10g
黄连 6g	连翘 12g	金银花 20g	山药 20g
白鲜皮 30g	皂角刺 12g	赤芍 15g	丹参 30g
防风 10g			

6剂，水煎服，每日1剂，早晚分服。

三诊（3月27日）：药后，自觉皮疹减轻，痒较前重，夜甚。近来起少数红丘疹，面潮红，时而热，脉滑。方药：上方去苍术、厚朴、皂角刺、防风，加蚤休25g、苦参10g、全蝎6g、海桐皮20g、山药改25g。6剂，水煎服，每日1剂，早晚分服。

四诊：症状好转，皮疹药后痒减。方药：前方（3月27日）去石膏，加防风10g，山药改为20g，6剂，水煎服，每日1剂，早晚分服。

五诊：皮疹变平，色较前淡，痒减。前方减防风，加炮山甲6g、蜈蚣2条，6剂。

临诊思路： 本例患者辨证属肺热上蒸，复感风邪，血瘀凝结，治疗用黄芩清肺胃热为君药，蚤休、黄连、金银花、连翘清热解毒为臣药，苦参、白鲜皮、海桐皮清热祛湿，赤白芍、丹参凉血活血共为佐药，全蝎祛风散邪为使。二诊患者皮损无明显变化，故去蚤休、白芍、全蝎、海桐皮加生石膏增加清肺胃热之力，并加苍术、厚朴以增加祛湿之力，加山药健脾益气，皂角刺、防风祛风为使。患者皮疹减轻后，三诊继用首诊方剂加生石膏增加清热之力，加山药增加健脾之功。四诊症状继续好转，故去石膏以避免苦寒伤脾，加防风增加祛风止痒之力，五诊时皮疹变平，痒减，故去防风，加炮山甲、蜈蚣活血通络、软坚散结。

【按语】 玫瑰痤疮，中医称之为酒齄鼻，临床上以初期鼻部潮红，继而发生丘疹、脓疱伴毛细血管扩张，日久形成鼻赘为特点。中医对本病早有记载，如《素问·热论》说："脾热病者，鼻先赤"。《诸病源候论·酒齄候》中说："此由饮酒，热势冲面而遇风冷之气相搏所生，故令鼻面生齄，赤疱匝匝然也"。清《外科大成·酒齄鼻》中说："酒齄鼻者，先由肺经血热内蕴，次遇风寒外束，血瘀凝结而成，故先紫而后黑也。治须宣肺气，化滞血，使荣卫疏通，以滋新血，乃可得愈"。

金起凤教授认为本病多因肺热上蒸，复感风邪，血瘀凝结而发，临证多以肺胃积热、血热内盛、血瘀证论治。若见鼻部油腻光亮，鼻准、鼻翼两侧皮肤渐红，或在红斑上出现散在丘疹及小脓疱，伴口渴喜饮，苔薄黄，舌质红，脉弦滑者，辨为肺热偏盛，上熏于肺，导致肺胃热甚，熏蒸于鼻。治宜清泄肺胃积热，佐以枇杷清肺饮或凉血清肺饮加减治疗。若见鼻端及两侧鼻翼斑色红赤，血丝暴露，斑上丘疹较初起稍大（为高粱米大），并时起红丘疹及小脓疱，自觉胀疼，伴心烦发热、口干、尿黄或便干，苔腻薄黄舌红绛，脉滑数或弦数者，辨证为血热内盛，肺胃火炽，上熏肺窍。治宜凉血解毒，清火消斑，以黄连解毒汤合五味消毒饮加减。若见鼻部暗红或紫红，逐渐肥厚变大，红丝缭绕显著，或结节增生如瘤状，面色晦暗，舌质暗红或有瘀斑，脉象弦涩者，辨为病久不愈，经络阻隔，气滞血瘀。治宜活血破瘀，清热通络，以通窍活血汤加减。

二十二、脂溢性皮炎

医案 1　刘某，女，21 岁，初诊日期：1992 年 2 月 27 日

主诉：面部起皮疹伴痒 2 年。

现病史：2 年来面部起淡红色斑，有丘疹，痒，曾自行外用药膏，效果不明显。伴口干思饮，纳可，便干，月经后错，有血块。

检查：面部泛发淡红色斑、丘疹，干燥，边界不清。舌红，苔薄黄腻，脉濡滑。

中医诊断：面游风

西医诊断：脂溢性皮炎

中医辨证：血热风盛，兼有湿热。

治法：清火利湿，凉血祛风。

方药：

野菊花 15g	黄芩 10g	蚤休 25g	金银花 15g
牡丹皮 15g	赤芍 12g	白鲜皮 30g	苦参 10g
茵陈 30g	生薏苡仁 20g	赤小豆 20g	

6 剂，水煎服，每日 1 剂，早晚分服。

二诊：面部红斑消失，有时发热。方药：上方去赤小豆，加夏枯草 20g、鸡冠花 12g、赤芍改 15g，6 剂。

三诊：部分皮损消退，已不热。方药：2 月 27 日首诊方去蚤休、苦参、赤小豆，加桑白皮 10g、生地黄 20g、鸡冠花 12g，14 剂。

2 周后复诊皮损基本消退，不痒。前方减鸡冠花继服 7 剂。

临诊思路： 本例患者证属血热风盛，兼有湿热，治以清火利湿、凉血祛风，用黄芩、金银花、野菊花、蚤休清热泻火，牡丹皮、赤芍清热凉血，苦参、白鲜皮祛风止痒，茵陈、生薏苡仁、赤小豆祛湿健脾。二诊皮疹减轻，面部发热，故去赤小豆，加鸡冠花、夏枯草并增大赤芍用量，以增加清热凉血之力。之后皮损继续好转，故去苦参、蚤休，加桑白皮以清泻肺热，生地黄以凉血清热，共服药1个月即获显著疗效。

医案2 王某，女，25岁，初诊日期：1992年12月17日

主诉：后枕部起皮疹、痒5个月。

现病史：后枕部起皮疹，脱屑，伴痒，曾多次诊治，外用多种药水及药膏效果不明显。近日来食欲可，二便调，无任何不适。

检查：后枕部及后发际缘有淡红色斑及少许鳞屑，有抓痕，颈部有数个粟粒大小的丘疹。舌红体胖有齿痕，苔薄黄，脉濡滑。

中医诊断：白屑风

西医诊断：脂溢性皮炎

中医辨证：风热湿热，蕴阻肌肤。

治法：祛风清热除湿。

方药：

黄芩12g	蚤休15g	连翘20g	金银花18g
生地黄15g	当归12g	赤芍12g	白鲜皮30g
苦参10g	白芷10g	海桐皮15g	白蒺藜20g

7剂，水煎服，每日1剂，早晚分服。

二诊：皮损红色好转，痒减。舌红体胖有齿痕，苔薄白。方药：上方去生地黄、白蒺藜，加生槐花10g、全蝎5g，7剂。

三诊：皮损已不痒，局部发红，便溏，日1次。方药：上方加山药，继服7剂。1周后复诊皮疹已基本消退。

临诊思路：本例患者证属风湿热蕴，治以祛风清热除湿，方用黄芩、金银花、连翘、蚤休清热解毒，生地黄、当归、赤芍清热凉血，白鲜皮、苦参、海桐皮、白蒺藜、白芷祛风除湿。二诊瘙痒减轻，去生地黄、白蒺藜，加生槐花、全蝎增加祛风清热之力。三诊时皮损已不痒，伴有便溏，故加用山药补脾肺，又可养阴，防祛风燥湿药伤阴。治疗方法得当，临床疗效显著，共用药3周皮损得愈。

【按语】脂溢性皮炎与中医文献记载的白屑风、面游风等疾病类似，是发生在皮脂溢出部位的慢性炎症性皮肤病，临证常以干性和湿性型分而论之。金起凤教授认为干性者多由肺热血燥或血虚风燥所致，湿性型多属湿热内蕴所致。其辨治思路如下：

1.颜面、耳前后、胸背外布散在或密集红斑，上覆微黄色油腻性鳞屑和结痂，或腋窝、腹股沟处有擦烂性损害、暮夜痒甚；伴口干口苦，心烦烘热，小便短黄，舌质红，苔黄腻，脉弦赤等。为湿热内盛、淫郁肌肤，治以清热泄湿，凉血止痒。方用龙蚤清渗汤加减，方药：

龙胆草 10g	黄芩 12g	蚤休 30g	栀子 10g
牡丹皮 15g	生地黄 30g	赤芍 12g	白鲜皮 30g
赤茯苓 15g	苦参 10g	六一散（包）15g	海桐皮 15g

加减：舌红绛，血热偏盛者，去栀子，加金银花 15g、紫花地丁 30g；口渴引饮者，去栀子，加生石膏 30g、知母 10g。

2.皮肤潮红、干燥脱屑，颜面、耳颈散发大小不一红斑，瘙痒夜甚；伴口干喜饮，苔薄黄舌质红，脉弦滑。为血热风燥，治以凉血清热消风。方用消风散加减，方药：

荆芥 10g	薄荷 6g	黄芩 12g	生石膏 30g
蚤休 30g	连翘 12g	生地黄 30g	当归 10g
白鲜皮 30g	苦参 10g	海桐皮 15g	

3.病久不愈，延至后期，症见颜面、耳、颈皮肤色紫暗褐，干燥肥厚脱屑，反复发作，时轻时重，瘙痒夜重，抓破溢血，咽干口燥，舌红少苔，脉象细数。为阴虚血燥，治以滋阴清热，润燥息风。方用地黄饮子合养血润肤饮，方药：

生地黄 20~30g	天麦冬各 10g	玄参 18g	制首乌 20g
当归 10g	白鲜皮 30g	桃仁 10g	苦参 10g
全蝎 6g	牡丹皮 15g	白蒺藜 20g	

二十三、黄褐斑

医案1 顾某，女，40岁，初诊日期：1991年11月13日

主诉：面部色斑 4 年。

现病史：4 年前发现两侧额颊部起褐色斑各一片，无不适，未予注意，未及 1 年，双侧颊部斑片较前扩大，同时双侧眼眶周围、鼻梁、上唇、下颏部亦起同样斑片，平素月经延后，量少色淡，月经期少腹有冷感，夜寐欠佳，多梦，曾去几所医院诊为黄褐斑、月经后期，经服中药 1 年余疗效不显，伴神疲体乏，腰酸膝软，纳谷尚可。

检查：双侧眶、颧颊部、鼻梁、上唇、下颏有大小不等深褐色斑，面目轻度浮肿，舌质淡，苔薄白，脉弦细。

中医诊断：黧黑斑

西医诊断：黄褐斑

中医辨证：肾阳虚衰，冲任受损，血瘀肤络。

治法：温补肾阳，填充冲任，化瘀消斑。

方药：

仙灵脾 15g	菟丝子 20g	熟地黄 20g	炙黄芪 25g
当归 12g	白芍 10g	吴茱萸 6g	桃仁 2g
红花 12g	生杜仲 15g	川断 20g	木香 6g
僵蚕 10g			

14剂，水煎服，每日1剂，早晚分服。

二诊：面部深褐斑变浅，1周前汛至，少腹冷感显减，腰膝疲软好转，上方去吴茱萸、木香，加巴戟天10g、紫河车9g。

三诊：服前方20剂后，颜面部分褐斑消失，其余显淡，面目浮肿已无，体乏、腰疲明显好转，观之面有华色，精神振作，舌红润，苔薄白，脉弦缓。嘱继服前方。

按前方继服20余剂后，面部褐斑已全部消退，诸症消失，月经亦恢复正常。随访1年半未复发。

临诊思路：本案症见月经愆后，量少色淡，经期间少腹有冷感，兼之面目虚浮，神疲体乏，腰疲膝酸，舌淡苔白，脉弦细等。属于肾阳虚型，缘由素体肾阳亏虚，冲任受损，精血不能上荣于面，兼之血瘀肌络而成。方用仙灵脾辛甘性温，功能补肾壮阳，菟丝子辛甘性平，擅于补肾益精，甄权称其久服去面黯，悦颜色。两药合用，共奏生精赞育之功。熟地黄、当归、白芍具补肝肾、益营血、调冲任之长，使肝肾精血充盈、冲任调畅，则血络自有载药上荣之效；气为血帅，气沛自能生血，故用炙黄芪伍当归、白芍以补气益血；肾主骨，腰、膝为肾之府，故投杜仲、川断以补肾壮骨；桃仁、红花功擅活血化瘀，为攻瘀之润剂，施活血剂以化颜面之斑；吴茱萸、木香温宫散寒，疏通气滞，僵蚕祛风化痰，善搜络邪而走头面，《本经》载其能"灭黑黯，令人面色好"。药后面部褐斑变淡，少腹冷感基消，诸症亦减，原方去吴茱萸、木香之温燥，加巴戟天、紫河车温肾暖宫，大补营血。三诊时，见面部浅褐斑部分消失，变淡，面目虚浮消退，诸症显著好转，精神得振，面有华色，说明肝肾精血渐见增长，体力已有好转，嘱继服前方。先后共服前方50余剂，不仅颜面褐斑全部消退，月经亦恢复正常而向愈。

医案2 马某，女，39岁，初诊日期1993年3月21日

主诉：面部色斑2年余。

现病史：前额、双颊、下颏部各出现一片浅褐色斑，上唇褐斑较密，已2年余。2年来经行超前，量多色淡，腰酸肢楚，眠差多梦。曾去各医院诊治。经用多次针剂及中、西药物治疗，效果不显。据述经水一般超前6~10天，量颇多。

今日经水刚来，伴神疲乏力，心烦易躁，口干思饮，腰酸寐少。

检查：双颊部、前额、下颌各有一片浅褐色斑，唇上方色稍深呈褐斑。慢性病容，面黄不华，颧部稍有淡红。舌质红，苔薄黄，脉细而数。

中医诊断：黧黑斑

西医诊断：黄褐斑

中医辨证：肝肾阴虚，冲任失职。

治法：养阴清热，调摄冲任。

方药：

生熟地各 15g	白芍 12g	阿胶 10g	玄参 15g
菟丝子 18g	女贞子 15g	炙黄芪 25g	白术 10g
丹参 20g	红花 10g	生杜仲 15g	青蒿 12g
地骨皮 15g			

14 剂，水煎服，每日 1 剂，早晚分服。

二诊：药后经血减少，前额、双颊斑色稍淡，心烦口干见轻，上方去丹参、青蒿，加桃仁 10g、僵蚕 10g，14 剂。

三诊：4 月 14 日又汛至，经期超早 6 天，药后经量显少，血色亦较前红，稍有血块，颜面浅褐斑明显变淡，诸症立瘥减，舌红苔薄白，脉弦缓。前方去地骨皮，加当归 10g。继服 20 余剂后，面部褐斑全部消失，月经亦恢复正常。

临诊思路：经行超前，古人每归之于热，朱丹溪说："经水不及期而来者，血热也。"因为血热则迫血妄行，经水也就超早而来。本例源由肾水不足，阴虚火旺，冲任蓄溢失常，精血不能上荣于面而罹患。月经先期一般经量都少，而本例经量反多，盖久病后，血虚而气亦亏，气不摄血，因之经量多见色不红。故症见经行超前，量多色淡，神疲体乏，心烦易燥，口干欲饮，腰酸寐少，舌红、苔薄黄，脉虚细而数。以清经散加减，方用生熟地、白芍、玄参、菟丝子、女贞子滋肝肾补营血养阴清热；阿胶育阴敛血，能制止经量；气为血帅，故用炙黄芪、白术补气以摄血；青蒿、地骨皮清虚热；腰为肾之府，用杜仲以补肾健腰；病久易瘀，因血瘀肤络，致面部生斑，故伍丹参、红花活血化瘀。药后经量减少，面部斑色变淡，虚热见轻，原方去丹参、青蒿，加桃仁以增化瘀之力，入僵蚕祛风化痰，善搜络邪而消面斑。第三次来诊，见颜面浅褐斑显淡，范围缩小，经量显少，色渐变红，诸症亦瘥，嘱继服前方，先后共治疗 2 个月余而获愈，不仅面斑全消，经水亦复常。

医案 3 李某，女，34 岁，初诊日期：1993 年 12 月 3 日

主诉：面部色斑 7 年余，加重半年。

现病史：7 年前怀孕 4 个月后发现面部起淡黄褐斑，分娩后未消。曾服用六味地黄丸 2~3 个月无明显改变。近半年来面部黄褐色皮损加深而来就诊。伴腰酸腿软，心烦，头晕，耳鸣，易盗汗，月经前期，量多，色红。

检查：两颊、下颌有黄褐色斑，边缘不清。舌红苔薄少，脉细数。

中医诊断：黧黑斑

西医诊断：黄褐斑

中医辨证：肾阴不足，阴虚火旺。

治法：滋阴清热，降火荣颜。

方药：

菟丝子 20g	生熟地各 15g	女贞子 15g	墨旱莲 15g
枸杞子 20g	天冬 20g	玄参 15g	当归 15g
川芎 10g	阿胶（烊化）10g	紫河车 10g	

14 剂，水煎服，每日 1 剂，早晚分服。

二诊：颜色略变浅，心烦、发热盗汗有所好转。余症同上。首诊方去川芎，加白芍 12g、麦冬 15g，继服 14 剂。

三诊：药后颜色变浅，伴体乏无力。上方加党参 15g 继服 6 剂。

四诊：病人自觉效佳，自己按原方服用 14 剂，心烦发热、盗汗、气短乏力有所改善。舌红苔薄白，脉小数。嘱病人服三诊方并配制成丸药服之。

五诊：病人因虫咬皮炎来诊，面部皮损基本消退，为巩固疗效仍在服用之。

临诊思路：女子属阴，而血属阴，故女子以血为本。本例病人因平素肝肾阴虚，孕后血聚养胎，更使阴血虚损，不能上荣颜面，而出现一系列症候。治以滋阴清热为法。用药除给予滋阴的药物如：生熟地、菟丝子、女贞子、枸杞子等并重用阿胶、紫河车，本例患者阴血虚时日已久，非一般草木之物所能奏效，须用此血肉之品方能补肾益精，经治疗 1 月余即见到色斑消退，临床疗效甚佳。

【按语】黄黑斑中医称黧黑斑，古代文献又称面尘、面䵩等，临证以肾阳虚、肾阴虚、肝郁血瘀、脾虚等证论治。

金起凤教授认为临床上以肾虚型属多。盖冲任蓄泄，阴阳盈虚失常，源由肾气不足，肝肾精血衰惫所致。肾阳虚衰，冲任受损，精血不能上荣于面而发面部色斑。对肾阳不足伴有月经失调者，金起凤教授常用仙灵脾辛甘性温，温肾壮阳；川断、杜仲补肾壮骨，同时补肝肾调经血，以补为主，以通为用，使月经调而色斑得以消。肾阴不足者常伴头晕耳鸣、五心烦热、舌红少苔等症，常以六味地黄丸或知柏地黄丸加减。若伴性情急躁、月经失调、两胁不适等肝郁血瘀证，常以丹栀逍遥散合通窍活血汤加减。若伴体倦气短、腹胀纳差、或痰饮内停、两足肿胀，为脾阳不振，土不制水，脾虚不能生化气血，气血不能上荣于面而发。治疗以温阳化湿，健脾益气养血为法，常以苓桂术甘汤加减。

二十四、白癜风

医案 1　赵某，男，15 岁，初诊日期 1984 年 2 月 21 日

主诉：左耳前后、左颈部起白斑 2 月。

现病史：2 个月前，左耳前后突然出现白斑 3 片，后左颈又起白斑 2 片，曾在某医院诊为白癜风，经治多次无效（具体不详）。述及白斑初起稍痒，间有痒感。

检查：左耳前后及左颈豆大至蚕豆大 5 片白斑，境界清。舌暗红苔薄白，脉弦缓。

中医诊断：白驳风

西医诊断：白癜风

中医辨证：风湿外侵，气血瘀滞。

治法：散风祛湿，活血化瘀。

方药：

秦艽 12g	浮萍 30g	苍耳草 15g	赤芍 10g
川芎 10g	桔梗 10g	桃仁 10g	红花 10g
红枣 7 枚	葱白头（切碎）6g	人造麝香 0.3g 冲服	

黄酒 20~30g 后兑入

7 剂，水煎服，每日 1 剂，早晚分服。

另用乌脂酊轻轻揉擦白斑处，日 2 次。

后按上方随证稍予加减共服药 50 余剂而告愈。随访 1 年未复发。

临诊思路：本例患者证由风湿外侵，积久不散，搏于血脉，致气血瘀滞，肤失所养而发。治当散风祛湿，通络化瘀。以通窍活血汤加祛风除湿药，方用秦艽、浮萍、苍耳草散风祛湿；桔梗宣肺肃降；葱白通阳达表，外散风寒；赤芍、川芎、桃仁、红花活血化瘀；红枣滋脾益血；麝香性味辛温，擅于开窍通络，能引导诸药深入病所，共奏驱邪活血之功，用黄酒者，取其性味辛热，以行药势，有助于肤表气血畅通，使风湿外解。

医案 2　陈某，女，33 岁，初诊日期 1981 年 9 月 5 日

主诉：躯干及双上臂白斑 1 年余。

现病史：躯干及双上臂起白斑 8 片，无痒感，已 1 年余，曾去几所医院治疗未见效。平时性情急躁，经期超前，色紫暗，伴口干口苦。

检查：胸背、两上臂对称分布甲盖大至李大白斑8块，境界清。舌暗紫苔薄黄，脉弦滑。

中医诊断：白驳风

西医诊断：白癜风

中医辨证：肝郁血瘀、兼挟风邪。

治法：疏肝清热，活血化瘀，佐以祛风。

方药：

当归15g	赤芍12g	郁金10g	八月扎15~30g
丹参25g	益母草20g	蚤休30g	磁石（先煎）30g
地龙10g	自然铜12g	白蒺藜30g	栀子10g
牡丹皮12g			

7剂，水煎服，每日1剂，早晚分服。

外用密陀僧散，以鲜生姜蘸药外擦白斑处，日2次。并配合梅花针叩打白斑处（微出血为度），隔日1次。

后按上方随证稍予加减间断服药共90剂，叩打梅花针1个月余，历时5个月，除右背一片未消外，其余白斑均消失。随访1年半未复发。

临诊思路：本例患者平时性情急躁，肝气郁结，气机失畅，兼受风邪，搏于血脉，郁久化热，致络阻血瘀而发肌肤白斑。舌暗紫苔薄黄，经色紫暗为肝郁血瘀之象。治宜疏肝清热，活血化瘀，佐以祛风。方用郁金、八月扎、蚤休、栀子疏肝清热，理气解郁；当归、赤芍、牡丹皮、丹参、益母草活血化瘀；磁石为补肾益精、平肝潜阳、重镇安神之品，故用治肾虚不能养肝等症有良效；地龙擅于通络祛风；白蒺藜性善祛风，又能疏肝理气；自然铜功能活血化瘀，可促进黑色素形成，有利于皮损恢复。

医案3 郭某，女，38岁，初诊日期1986年7月21日

主诉：面颈部白斑半年余。

现病史：上鼻梁左侧起一白斑，偶痒，已半年余，颈部及锁骨窝部先后出现六片白斑，曾去某医院诊为白癜风，经治多次不效。伴面色萎黄，体倦乏力，腰酸梦多（询问病前即有上述诸症），口干思饮。

检查：上鼻梁左侧有一蚕豆大小白斑，颈两侧及锁骨窝部有黄豆至杏子大白斑六片，均边界清楚，舌红苔薄脉弦细滑。

中医诊断：白驳风

西医诊断：白癜风

中医辨证：肝肾阴虚，气血两亏，外受风邪，肤失濡养。

治法：滋阴清热，益气养血，佐以祛风。

方药：

枸杞子 15g	墨旱莲 15g	生杜仲 15g	夜交藤 25g
生地黄 30g	玄参 15g	紫草 15g	炙黄芪 25g
制首乌 25g	当归 12g	蝉衣 6g	白蒺藜 25g

另用补骨脂酊少量外涂白斑处，日 2 次。

二诊：上方服用 40 剂后，诸症减轻，面色略见红润，颈、锁窝部三处小白斑已消失。其余色斑色变浅，红。伴口干喜冷饮，舌红少苔脉弦细滑。系阴虚未复，虚火偏旺，拟育阴潜阳清热，前方去炙黄芪、紫草、生杜仲、蝉衣、白蒺藜，加炙龟甲 15g、盐黄柏 10g、知母 10g、炒白芍 15g、炙女贞子 20g。

三诊：服 20 剂后口干喜饮症状减轻，舌红略淡，锁窝部一白斑又消退，其余三片见缩小。后按前方随证予以加减，又服药 40 余剂，鼻梁、锁窝白斑已全部消退，诸症获愈，身体康复。随访 1 年未复发。

临诊思路： 患者病前已有气血亏衰，肝肾阴虚之症。因气虚则肤腠开，为风邪所乘，致气血不和；肝肾阴虚，则精血衰少，精血失于上荣致肌肤发白斑，故症见面色萎黄，体倦乏力，腰酸梦多，口舌红，脉弦细滑。治宜滋阴清热，益气养血，佐以祛风。方用制首乌、枸杞子、墨旱莲、杜仲、夜交藤滋肾柔肝；生地黄、玄参、紫草益阴清热；炙黄芪、当归补气养血；蝉衣、白蒺藜祛风通窍。服药 40 剂，诸症减轻，颈部三小片白斑消失，余者稍见缩小。二诊时觉口干喜凉饮，舌红少苔，系阴虚未复，虚火偏旺，拟育阴潜阳清热为主，故在前方基础上去炙黄芪、生杜仲、白蒺藜等甘辛微温之品，加炙龟甲、知母、盐黄柏、白芍、炙女贞子以育阴潜阳清降。服药 20 剂，肾阴渐复，虚火得降，而见舌红略淡，口干喜饮显减。后按上方随证加减又服药 40 余剂，白斑全部消退。诸症悉除而愈。

本案精血衰少是本，寒热、风邪是标。精血虚则生内热，肾藏精，肝藏血，肝肾同源，脏腑失于精血供养，所以出现上述诸症，故以滋肾柔肝，养阴清热为主，药服百剂，经治 4 月余而获白斑全消，诸症悉除而痊愈。

医案 4　张某，女，4 岁，初诊日期 1991 年 11 月 4 日

主诉：颈部皮肤色素脱失斑半年余。

病史：半年前发现颈部有一指甲大小的色素脱失斑，无自觉症状，未经治疗，近 3 个月颈部又有 3 块同样的皮损，而来求治。

既往：体健，无家族史，无药物过敏史。

检查：颈部见 5 块指甲大小的色素脱失斑，周围正常皮肤较其他正常皮肤色加深。右眼内眦皮肤色素脱失。舌质红，苔薄黄白，脉浮数。

中医诊断：白驳风

西医诊断：白癜风

中医辨证：风邪袭腠，气血失和。

治则：养血祛风，调和气血。

方药：白癜风丸每次 20 丸，一日 2 次

二诊：用药 3 周后自觉颜色有所好转。继服前药。

临诊思路：本例患者年龄幼小，发病时间不长，但病情发展迅速，皮损主要发生于面颈部。隋代《诸病源候论·白癜候》曰："白癜者，面及颈项身体皮肉色变白，与肉色不同，亦不痒痛，谓之白癜。此亦是风邪搏于皮肤，血气不和所生也。"故本例患者辨证先天肝肾不足，风邪袭腠，气血失和。白癜风丸为东直门院内制剂，主要由当归、赤芍、川芎、鸡血藤、制首乌、丹参、墨旱莲、生地黄、玄参、炙黄芪、白蒺藜、防风等药物组成，全方共奏滋补肝肾、调和气血、固表祛风之效。本病治疗时间较长，患者年龄较小，故予丸药口服更有利于患者坚持服药。

【按语】白癜风是一种局限性色素脱失性皮肤病。中医文献中有白癜、白驳、白驳、斑白、斑驳等名称。可发生于任何部位、任何年龄，慢性过程，无自觉症状。中医认为本病总由风邪侵扰，气血失和、脉络瘀阻所致。

金起凤教授认为外受风邪是引起本病的主要因素。早期曾研制了白癜 1 号和 2 号丸用于治疗白癜风。白癜 1 号丸（白蒺藜、制首乌、墨旱莲、当归、丹参、制白附子、苍耳草、羌活、生甘草）养血活血、表散风淫，适用于白癜风营虚风淫型。患者气血失调，外受风淫，内不得通，外不得泄，致局部经络不通，气血瘀滞，郁闭不宣，肤失所养而变白，临床症见斑发前曾觉瘙痒，白斑散发，点片相杂，苔薄白或腻，脉缓或弦细者。白癜 2 号丸（当归、白芍、郁金、牡丹皮、蚤休、丹参、川芎、益母草、自然铜、地龙、木瓜、茯苓、浮萍）解郁通络、活血化瘀，适用于白癜风气郁血瘀型。多因郁致病或因病致郁，肝气郁结，肝失疏泄，血行不畅，复又外受风邪，搏于血脉，致经脉阻塞，络阻血瘀，使肤失濡养而发病。患者常素性急躁、善抑郁，或精神创伤，夜寐梦扰，渴不欲饮，或胸胁胀痛，乳房结块，以及痛经，月经不调等症，舌红质暗或有瘀点、瘀斑，脉弦滑或细涩等。再者，由于部分患者禀体虚弱，病前已有肝肾亏虚、气血不足的征象，因气虚则肤腠开，易为风邪所乘，致气血不和；肝肾亏虚，则精血衰少，致精血不能荣养肌肤而成病，故在临床上常见白斑处毛发也变白。

临证治疗中金起凤教授认为以肝肾阴虚证疗效较佳，肾阳不足证则疗效较

差。局限型和散发型疗效较好，泛发型与单侧型疗效较差。其辨治思路如下：

1.皮损为斑点或斑片状，白斑出现前后每觉皮肤稍痒。皮损或局限于身体的某一部分，或散发于头面、颈项、躯干及双上肢，舌苔薄白，舌质暗或有瘀点，脉弦缓等。辨为风湿外侵，气血瘀滞证。治以散风祛湿、通络化瘀。处方以白癜1号丸加减：

秦艽12g，浮萍30g，苍耳草15g，桔梗、赤芍、川芎各10g，桃仁10g，红花10g，葱白头（切碎）6g，红枣7枚，麝香0.1g（或代用人造麝香0.3g）冲服，黄酒20~30g后兑入。每日1剂，2次分服。

加减法：如口干口苦，苔薄黄，舌质暗红，脉弦细滑者，去葱白头、黄酒，加桑叶、黄芩各10g，蚤休15g；如皮损发于面、颈部，稍痒，苔白不渴，脉缓软者加白附子4g。如本型无舌质暗、瘀点等血瘀征象者，当宗"治风先治血，血行风自灭"之旨，治以养血祛风，用四物汤加祛散风湿药以取效。

2.皮损为散在分布大小不一白斑，常外布于面、颈与躯干或四肢，无痒感；兼有性情忧郁，急躁易怒，口苦梦多，或胸胁胀痛，或月经不调。苔薄黄，舌质暗紫或有瘀斑，脉弦滑或弦涩等。辨为肝郁血瘀，兼挟风邪证，治以疏肝清热、活血化瘀、佐以祛风。处方以白癜2号丸加减：

当归15g，赤芍12g，郁金10g，八月扎15~30g，丹参25g，益母草20g，蚤休、磁石（先煎）各30g，自然铜12g，地龙10g，白蒺藜30g。每日1剂，2次分服。

加减法：如心烦易怒，口苦口干，苔黄，脉弦数者，加栀子10g，牡丹皮15g；胸胁胀痛明显者加炒青皮9g，川楝子、元胡各12g。

3.皮损散在分布或泛发全身，斑色洁白，面积较大，呈不规则形，也有少数病例为局限形。患者体质较弱，常兼有其他慢性病；伴腰酸腿软，体乏无力，寐少梦多，或大便干，苔薄白舌质淡红，脉弦细等。辨为肝肾不足，血虚受风证。治以调补肝肾，益气养血，佐以祛风。处方以院内制剂白癜风丸加减：

生熟地各15g，制首乌、炙黄芪各25g，当归15g，赤白芍各10g，枸杞子、补骨脂各15g，女贞子20g，黑芝麻15~20g，白蒺藜30g，蝉衣9g。

加减法：失眠梦多者，加茯神12g，珍珠母、夜交藤各25g；如症见心烦口苦，掌心发热，舌红少苔，脉细数，属肝肾阴虚者，去赤芍、补骨脂，加炙龟甲15g，盐知柏各10g，白薇15g；如症见体倦畏冷，手足欠温，舌质淡苔白润，脉沉细，属肾阳不足者，去生地黄、女贞、黑芝麻、白蒺藜、蝉衣，加党参、仙灵脾各15g，巴戟天12g，肉桂4g，炮附子9g（先煎）。

在辅助治疗方面，金起凤教授认为梅花针叩打白斑处，既能使局部气血通畅，又能防止白斑的继续扩大，尤对面颈部皮损效果较好。配合日晒疗法，开始时间宜短，20 分钟即可，每日 1 次，待适应后，日晒时间可适当延长以至痊愈。如晒后有轻度发红与瘙痒，可在短时间内消失；如出现皮疹而痒剧者，当停止日晒。

二十五、扁平苔藓

医案 1 王某，女，45 岁，初诊日期：1994 年 9 月 26 日

主诉：右腿起皮疹伴痒 3 个月，泛发双下肢 1 月。

病史：3 个月前发现右臀大腿部起紫色扁平丘疹，以后向下发展至右足跟部，痒，曾在中医院诊治，给予外用药（药物不详），效果不明显，近 1 月来发展到双下肢，痒甚。伴心烦急躁易怒，口干且苦思饮，时有疲乏无力，气短。

既往史：去年行子宫肌瘤切除手术，无药物过敏史。

检查：双下肢散在指甲大小及黄豆大小的紫色斑块，局部苔藓化，右臀、大腿、小腿后内侧至足跟呈带状分布的紫红色苔藓化皮损，偶见抓痕。舌暗淡苔薄黄，脉弦细滑，略沉。

中医诊断：紫癜风

西医诊断：扁平苔藓

中医辨证：风湿热阻，气血郁滞，发于肌肤。

治法：清热祛风，活血泄湿。

方药：

炒黄柏 10g	蚤休 25g	生槐花 25g	牡丹皮 15g
赤芍 15g	丹参 25g	苦参 12g	地肤子 30g
全蝎 5g	海桐皮 20g	皂角刺 12g	

7 剂，水煎服，每日 1 剂，早晚分服。

同时行病理活检，并嘱患者保持情绪稳定。

二诊：病理诊断为扁平苔藓。药后颜色变浅，部分变薄，不痒。纳可，大便干，2 日 1 行，心烦急躁，口干苦。舌尖边红苔薄黄，脉沉细滑。

方药：神皮 I 号合化瘀丸。每次各 6g，每日 2 次。（均为本院院内制剂）

临诊思路： 患者起病较急，皮疹瘙痒，属风湿热邪，客于肌表，蕴结不散，阻于肌腠，气滞血瘀，外发肌肤所致。治疗当以清热祛风，活血泄湿。方中黄柏、蚤休，泻实火、除湿热，生槐花、牡丹皮、赤芍、丹参凉血活血，苦参、地肤子、海桐皮清热燥湿止痒，全蝎、皂角刺散结止痒。复诊皮疹变薄，瘙痒好转，继予院内制剂神皮 I 号、化瘀丸口服，其中神皮 I 号源自金起凤教授的经验

方龙蚤清渗汤，由黄芩、重楼、龙胆草、栀子、赤芍、海桐皮、地肤子等中药组成，具有清热解毒利湿，凉血消风止痒之功效。化瘀丸由丹参、鸡血藤、当归、党参、益母草、桃仁等药物组成，具有活血化瘀，益气通络的功效，两药合用，共奏清热利湿、活血化瘀之功，故对本例患者疗效显著。

【按语】扁平苔藓是一种原因未明的炎症性皮肤病。本病病程慢性，有自限性，大多数可自然消退。中医称本病为紫癜风。金起凤教授认为本病多系风、湿、热蕴阻，煎熬成瘀或肝肾阴虚、虚火上炎所致。

对皮疹初起泛发者，多为风湿外侵，积久化热，蕴郁肌腠，外发肌表而致。以风湿热蕴论治，祛风清热、除湿止痒为法，方选消风散加减。药用：荆芥、防风、生石膏、炒栀子、连翘、生地黄、赤芍、白鲜皮、苦参、地肤子、全蝎、海桐皮。中成药可加服青黛丸。若病程较长，皮疹浸润增厚，融合成片，成暗紫或灰暗，表面粗糙，瘙痒剧烈，舌暗红有瘀斑，脉沉弦者，多为病久不愈，湿热入络，阻痹经脉，气血瘀滞所致。以化瘀通络、清热搜风为法，乌蛇祛风汤加减。药用：乌蛇、黄芩、蚤休、牡丹皮、赤芍、水蛭、莪术、白鲜皮、苦参、地肤子、防风、蛇床子。中成药可服大黄蛰虫丸。口腔、唇部扁平苔藓，常伴头晕、咽干舌燥、口渴，舌红少苔，脉沉细数者，多为肝肾亏虚、阴虚火旺，以养阴生津、益肾清火为法，知柏地黄丸合益胃汤加减。药用：生地黄、山药、天冬、麦冬、玄参、牡丹皮、盐黄柏、知母、枸杞子、女贞子、金莲花、猪苓、荷叶。中成药可服知柏地黄丸。若体倦气短，加生黄芪25g、当归12g；瘙痒剧烈者，加全蝎6g；腰膝酸痛者，加生牡蛎12g、川断20g；如唇部糜烂较重疼痛者，加锦灯笼10g、马蔺子10g清上焦湿热蕴毒。

二十六、连续性肢端皮炎

医案1 董某，女，69岁，初诊日期：1994年9月29日

主诉：双手足指趾末端起皮疹半年余。

现病史：曾多次诊治效不佳。口干苦，便略溏。纳可，二便调，心烦急躁，双胁肋发胀，背疼，胸闷气短，睡眠差。

检查：双手指除左手食指外，干燥、角化，脱屑较多，并可见脓疱，基底红，有糜烂，指甲高低不平，部分甲床甲板分离，双手大鱼际有同样皮损，双足拇趾、左小趾也有同样的皮损，双手指肿胀明显。舌尖红有瘀斑，苔薄黄，脉弦滑。

中医诊断：镟指疳

西医诊断：连续性肢端皮炎

中医辨证：脾虚湿热。

治法：清热解毒，健脾祛湿。

方药：

黄芩 10g	蚤休 30g	连翘 12g	金银花 25g
牡丹皮 15g	炒白术 18g	赤芍 15g	白鲜皮 30g
苦参 12g	土茯苓 30g	全蝎 5g	海桐皮 20g
茯苓皮 20g			

6 剂，水煎服，每日 1 剂，早晚分服。

外用药：黄连膏，青黛散外用。

二诊（1994 年 10 月 6 日）药后局部痂皮明显减少，无脓疱，皮肤干燥，指甲无变化。纳可，便调，仍心烦急躁，胁肋发胀，睡眠差，梦多。胸闷气短，背疼痛，待查。舌尖红，体胖有齿痕，苔白，脉弦滑，左侧细。

方药：

生黄芪 25g	香附 10g	元胡 15g	炒枳壳 10g
黄芩 10g	蚤休 30g	连翘 12g	金银花 25g
牡丹皮 15g	白鲜皮 30g	苦参 12g	土茯苓 30g
茯苓皮 20g			

4 剂，水煎服，每日 1 剂，早晚分服。

三诊（1994 年 10 月 11 日）药后指端皮肤较滋润，有痂皮，未见到脓头。纳可，便调，心烦急躁，胸胁胀满及气短较前好转，仍梦多。舌尖红，质略暗，苔黄白，脉弦滑。

方药：

黄芩 10g	蚤休 30g	金银花 25g	连翘 12g
牡丹皮 15g	生槐花 25g	龙葵 25g	赤芍 15g
白鲜皮 30g	苦参 12g	土茯苓 30g	茯苓皮 20g

6 剂，水煎服，每日 1 剂，早晚分服。

四诊（1994 年 10 月 18 日）药后较前滋润，变软，肿消，未见到脓头。纳可，便调，心烦急躁，胸胁胀满好转，肩背疼痛。检查：双手指端发红，脱屑，指甲高低不平，甲下部分也脱屑，双手掌有红斑，脱屑。舌体略胖有齿痕，舌质暗红可见瘀斑，苔薄白，脉弦滑，左侧略弱。

方药：

羌活 10g	红花 30g	黄芩 10g	蚤休 30g
金银花 25g	海桐皮 20g	生槐花 25g	赤芍 15g

| 白鲜皮 30g | 苦参 12g | 土茯苓 30g | 茯苓皮 20g |

6 剂，水煎服，每日 1 剂，早晚分服。

临诊思路：患者脾失健运，湿浊内生，郁久化热，湿热内蕴，化热成毒，外发肌肤，故见指趾末端脓疱、糜烂，手指肿胀。治疗当以清热解毒，健脾祛湿为法。方用黄芩、蚤休清热祛湿解毒为君药，金银花、连翘清热解毒，牡丹皮、赤芍清热凉血共为臣药，苦参、土茯苓、白鲜皮、海桐皮清热祛湿，炒白术、茯苓皮健脾祛湿为佐药，由于热盛生风，湿热与内风相合，故加全蝎镇肝息风为使药。二诊皮损局部痂皮明显减少，已无脓疱，皮肤干燥，伴胁肋发胀，背疼痛，胸闷气短，舌胖有齿痕，考虑湿阻气机，脾虚气滞，故去全蝎、赤芍、海桐皮，加香附、元胡、枳壳理气止痛，黄芪益气健脾。三诊胸胁胀满及气短较前好转，故以首诊方剂去炒白术、海桐皮、全蝎，加生槐花、龙葵以增加凉血解毒之力。四诊皮损较前滋润、变软，肿消，已无脓疱，皮损主要见双手掌红斑、脱屑，故以首诊方去连翘、牡丹皮、全蝎，加生槐花、红花以凉血活血，并加羌活为上肢引经药。

【按语】连续性肢端皮炎是一种病因不明的慢性、复发性、无菌性脓疱性皮肤病，好发于指、趾末端，主要表现为指、趾两侧及甲周群集小脓疱，干燥后形成黄色痂皮，脱落后为红色糜烂面或红斑，常反复发作，逐渐扩大，类似于中医文献中的镟指疳、甲疳等。诸湿肿满皆属于脾，金起凤教授对于皮肤出现水疱、脓疱、渗出肿胀者，多从脾论治，脾主运化水湿，脾不化湿，湿郁化热，郁于肌肤则变生脓疱。同时心与脾关系密切，脾为燥土，过食辛辣油腻，运化失司，湿热内盛，心为火脏，主神明，五志过极也可化火，湿热火毒蕴结于肌肤，则发皮疹色红、脓疱、渗出。临证以脾经湿热蕴毒、浸淫四末；或素有湿热内蕴，外感热毒论治。治疗当以清热解毒，健脾祛湿，并配合清心火药物，常用药物黄芩、蚤休、金银花、连翘、牡丹皮、赤芍、苦参、土茯苓、白鲜皮、海桐皮、炒白术、茯苓皮等。

二十七、皮肤淀粉样变性

医案 1　顾某，男，46 岁，初诊日期：1994 年 6 月 13 日

主诉：双肘、双腿起皮疹伴痒反复发作 18 年。

现病史：双肘、双小腿起皮疹 18 年，无明显诱因，瘙痒，时轻时重。曾外用皮炎平、硅霜、去炎松，效果不明显，洗温泉后略好转，2 年前复发加重。纳可，口干思饮，便时干。

检查：双小腿伸侧大片密集半球形丘疹，伴色素脱失斑，双肘有少许同样皮疹。舌暗尖红，苔薄白微黄有瘀斑，脉弦滑。

中医诊断：顽癣

西医诊断：皮肤淀粉样变

中医辨证：湿热血瘀。

治法：清热祛湿，活血化瘀，祛风止痒。

方药：

炒黄柏 10g	蚤休 25g	金银花 25g	牡丹皮 15g
生地黄 18g	赤芍 15g	白鲜皮 30g	苦参 12g
地肤子 30g	生薏苡仁 20g	全蝎 6g	海桐皮 20g

6 剂，水煎服，每日 1 剂，早晚分服。

二诊：用药后皮疹范围缩小，痒减，纳可，口干思饮减，便溏，日 2 次。舌暗嫩尖红，脉滑。上方去生地黄、白鲜皮，加山药 25g、三棱 18g，6 剂。

三诊：皮肤淀粉样变已平，皮损变薄痒减，舌暗尖红少苔，脉弦细。前方去生薏苡仁，加威灵仙 20g，全蝎改为 5g，6 剂。

四诊：药后皮损变薄，部分已变平，痒减，口干减，纳可，便不成形，日 2~3 次，时胸闷。舌暗嫩，尖红苔薄白，脉弦缓。检查：双大腿大片褐色斑片及色素减退已好，表面光滑。舌暗尖红苔薄腻，脉缓弦。上方去海桐皮，加党参 15g、炒白术 18g、防风 10g、山药改为 30g，12 剂。

五诊：药后大部分已退、变平，未退皮疹仍痒。1 周来血压高。口干减，纳可，便溏。检查：双小腿内侧有密集小片苔藓化皮疹，余皮疹为色素沉着斑片。舌暗红边有齿痕，苔薄白，脉缓。前方加丹参 25g，6 剂。

六诊：双小腿皮疹已不痒，皮疹大部分已平，有大片色素沉着斑，小部分苔藓化皮疹。口干减，纳可，便溏减。舌暗嫩苔薄白浅黄，脉弦细。

方药：

炒黄柏 10g	蚤休 25g	金银花 25g	牡丹皮 12g
山药 30g	炙黄芪 25g	当归 10g	丹参 25g
桑寄生 30g	威灵仙 15g	皂角刺 12g	

6 剂，水煎服，每日 1 剂，早晚分服。

七诊：双小腿皮疹已平滑，留有色沉斑，略痒。伴咽干，鼻孔发干，纳可，便溏好转，饮多。舌暗嫩，苔薄白，脉弦带滑。方药：6 月 13 日初诊方去黄柏、牡丹皮、生薏苡仁、海桐皮，加黄芩 10g、天花粉 30g、山药 25g、防风 10g，全蝎改为 5g。6 剂，水煎服。

后又随证加减，1 个月后复诊，皮损基本消退。胫前可见色素沉着及脱失斑，小片苔藓样皮损。

临诊思路：本例患者四肢起皮疹伴痒反复发作 18 年，病程日久，皮疹顽固不消，辨证属湿热血瘀，舌尖红苔薄白微黄、脉弦滑为湿热之象，舌暗有瘀斑为血瘀之象，故治法为清热祛湿、活血化瘀、祛风止痒。方用黄柏、蚤休、金银花清热祛湿解毒，生地黄、牡丹皮、赤芍凉血清热活血，白鲜皮、苦参、地肤子、海桐皮、生薏苡仁清热除湿止痒，全蝎祛风止痒。二诊皮疹范围缩小，痒减，出现便溏，考虑有脾虚，故去生地黄、白鲜皮，加山药健脾，加三棱增加破血逐瘀之力。三、四诊时皮损变薄、痒减，为湿邪已轻，脾虚之本显著，故去生薏苡仁、海桐皮，加党参、炒白术健脾益气，威灵仙、防风祛风除湿。五、六诊时皮疹大部分已平，仍痒，以治本为主，故去防风、三棱，加丹参、黄芪、桑寄生益气活血。再复诊时双小腿皮疹已平滑，留有色沉斑，略痒，伴咽干，鼻孔发干，考虑上焦有热，故调整上方，以初诊方去黄柏、牡丹皮、生薏苡仁、海桐皮，加黄芩、天花粉清肺胃热，山药健脾，防风祛风止痒。本例从湿瘀治疗而收功。

【按语】皮肤淀粉样变是一种淀粉样蛋白沉积于皮肤中，引起的代谢障碍性皮肤病。主要表现为皮肤上出现质硬且粗糙的丘疹，密集成片，剧烈瘙痒。本病病因不明，顽固难愈，中医学没有确切的记载。因其后期皮肤顽固增厚，后代医家把其归为顽癣之类。近代医家赵炳南先生认为本病素有蕴湿，气血失和，凝滞肌肤，肌肤失养而致。故治疗常采用祛风除湿、养血活血等方法。

对于斑块、结节、瘰疬等皮肤病，金起风教授临床常用益气健脾、化瘀散结法。以党参、山药、白术健脾益气，脾胃功能健旺则湿浊自消，再入牡丹皮、赤芍、丹参等活血化瘀。而本病皮疹缠绵难愈，与湿邪有关，湿为粘腻之邪，与热瘀互结则难以分解，故治疗本病还需加以清热祛湿之法，常用黄柏、黄芩、苦参、白鲜皮、海桐皮等药物。

二十八、多形红斑

医案 1　李某，女，34 岁，初诊日期：1991 年 7 月 16 日

主诉：周身反复起皮疹伴瘙痒反复发作 10 年，加重 2 个月。

现病史：10 年前开始，每于夏季潮湿季节，周身易起红色皮疹，瘙痒，尤以屈侧及压迫部位为重，2 个月前复发。纳可，便调，口干渴，痒夜甚。

检查：双乳、双臂、腹部、腘窝可见浮肿性红斑，边界清，个别皮损呈猫眼状。舌红苔黄腻，脉滑。

中医诊断：猫眼疮

西医诊断：多形红斑

中医辨证：湿热内盛，发于肌肤。

治法：清热泄湿止痒。

方药：

龙胆草 12g	炒黄柏 12g	蚤休 30g	金银花 30g
牡丹皮 20g	赤芍 15g	白鲜皮 30g	苦参 15g
地肤子 30g	赤小豆 25g	全蝎 6g	海桐皮 12g

6 剂，水煎服，每日 1 剂，早晚分服。

二诊：皮损部分消失，痒减，口干苦。方药：上方去赤小豆、海桐皮，加蛇床子 12g，6 剂。

三诊：皮损已愈，仍口干。舌红苔薄黄，脉弦滑。方药：前方苦参改为 10g，加天花粉 15g、竹叶 10g。继服 7 剂。

临诊思路：本例患者周身皮疹伴痒反复发作 10 年，每于夏季潮湿季节发作，长夏湿气最盛，故长夏多湿病。湿性黏滞，故皮损反复发作，缠绵难愈。皮损见浮肿性红斑，尤以屈侧及压迫部位为重，舌红苔黄腻脉滑亦为湿热内蕴之象，故辨证属湿热内盛，治以清热泄湿止痒。用龙胆草、黄柏清热泻火祛湿，蚤休、金银花清热解毒，牡丹皮、赤芍清热凉血，苦参、白鲜皮、地肤子、海桐皮祛湿止痒，赤小豆祛湿健脾，全蝎祛风止痒。二诊皮疹已愈，仍口干，故去赤小豆；三诊仍口干，患者体内热未尽除而阴已伤，故减苦参用量；痒减去海桐皮并加天花粉、竹叶以养阴清热，防祛湿太过而伤阴。

【按语】多形红斑中医称为猫眼疮、雁疮等，是由多种原因所致的一种急性炎症性皮肤病。临床表现常见皮损为红斑、丘疹、水疱等多形性损害，常累及黏膜。本病病机证候多端，辨证应首辨寒热，属风寒者，寒冷季节多发，斑色紫暗，遇暖好转；属风热者，皮损多为红色丘疹、淡红斑，伴有瘙痒；属湿热者，以水肿性红斑、水疱、黏膜糜烂、渗出等表现为主；严重者见火毒证，可见广泛性红斑、大疱、血疱、糜烂、渗出，黏膜损害重，伴有高热、畏寒等。治疗上多以祛邪为主，或祛风散寒，或清热祛风，或清热泄湿，或泻火解毒。金起凤教授常用清热泄湿消风法治疗湿热内蕴，外受风邪所导致的皮肤病，常用药有龙胆草、蚤休、黄柏、金银花、苦参、白鲜皮、地肤子、海桐皮、全蝎等，用于治疗多形红斑的湿热证效果显著。

二十九、结节性红斑

医案 1　周某，男，46 岁，初诊日期：1992 年 9 月 12 日

主诉：双小腿反复起皮疹疼痛 12 年。

现病史：双小腿起皮疹疼痛已 12 年，结节时增时减，久治不愈。曾去多家医院诊为结节性红斑。近 1 个月来两小腿皮疹增多，疼痛难忍，站行更甚，伴口干且苦，小溲短黄。

检查：双小腿胫骨两侧可见指甲盖至蚕豆大黯红色结节共 10 余枚，质坚硬拒按，疼痛，腿踝部略肿胀。舌暗紫边有齿痕、苔薄黄腻，脉弦。

中医诊断：瓜藤缠

西医诊断：结节性红斑

中医辨证：湿热下注，络阻血瘀。

治法：清热利湿，活血破瘀，通络散结。

方药：

萆薢 20g	炒黄柏 10g	金银花 15g	牡丹皮 15g
赤芍 15g	木瓜 12g	桃仁 12g	苏木 10g
红花 10g	防己 10g	川牛膝 15g	冬瓜皮 30

7 剂，水煎服，每日 1 剂，早晚分服。并嘱将药渣煎汤熏洗患处，日 2 次。

二诊：下肢疼痛肿胀好转，结节坚硬，仍有新疹。改处方如下：

萆薢 20g	炒黄柏 10g	防己 10g	牡丹皮 15g
红花 10g	槟榔 10g	水蛭 6g	土鳖虫 10g
三棱 15g	莪术 15g	川怀牛膝各 15g	酒桑枝 30g

7 剂。每日 1 剂，水煎 2 次分服，并嘱将药渣煎汤熏洗患处，日 2 次。

三诊：两小腿结节稍软，疼痛减轻，已能缓行，但觉体倦乏力，仍宗上方，去红花、槟榔，加生黄芪 30g，当归 15g。7 剂。

四诊：药后体倦乏力好转，两下肢结节疼痛显减，约三分之一皮疹已消退，余者均缩小，步行微感疼痛，舌淡略紫、苔薄白，脉弦细。

生黄芪 30g	党参 12g	酒桑枝 30g	生薏苡仁 20g
莪术 15g	牡丹皮 15g	川牛膝 15g	当归 15g
防己 10g	水蛭 6g	土鳖虫 10g	

先后宗前方随证加减共服药 30 余剂而获愈，随访 1 年未复发。

临诊思路：患者罹病多年，反复发作，久治不消，使络道闭塞益甚，致新瘀变成宿瘀，故结节难消，病久不愈。其舌苔薄黄腻、口干且苦，系兼挟湿热。初起以萆薢渗湿汤合桃红四物汤，皮疹略有减轻但变化不大。因此二诊考虑本例宿瘀凝络胶涸不化，非一般活血化瘀药所能奏效，急需投以破血散瘀通络、佐以清利之剂，使瘀化络通，结节消散，气血通畅。以自拟散瘀清化汤加减治疗。方中萆薢祛风除湿，通络止痛；盐黄柏苦寒燥湿，偏走下焦。防己善祛风通络，以泄经络湿邪为其特长。以水蛭、三棱、莪术破血化坚；土鳖虫性善走窜，具有较强的破血逐瘀，消积通经之功；红花活血化瘀；槟榔理气行滞，增强破瘀之效；川牛膝、酒桑枝开痹通络散结。三诊两小腿结节明显变软缩小，压痛显减，部分结节已消退，仍觉体倦乏力，此乃结节血瘀渐化，病久气虚未复，故以益气活血、通络逐瘀为法，加黄芪、当归益气活血。四诊气虚渐复，结节宿瘀明显化消，再拟活血散瘀，益气泄湿为法。加党参、生薏苡仁益气健脾除湿。又服药 30 余剂结节全部消退而告愈. 随访 1 年未复发。此例顽疾，盖宿瘀涸络，非草木之味所能化消，必假虫药搜络开痹，则积久之宿瘀庶可化消，顽疾得愈。

医案 2　某女，43 岁，初诊日期：1992 年 9 月

主诉：两小腿患结节性红斑反复发作 4 年。

现病史：两小腿结节长期不消，时轻时重，每当劳累，病即加重，多方求治，疗效不佳。伴体倦乏力，形寒畏冷，大便溏，腿胕浮肿，肢端发凉，

检查：查双小腿胫部有蚕豆大结节 15~16 枚，色微黯，痛胀不甚。舌淡紫、苔薄白根腻，脉沉缓无力。

中医诊断：瓜藤缠

西医诊断：结节性红斑

中医辨证：寒湿瘀滞证。

治法：温阳化湿，活血通络。

方药：防己黄芪汤合当归四逆汤加减

生黄芪 40g	防己 12g	生白术 15g	当归 15g
怀牛膝 15g	赤芍 15g	苏木 10g	炮附子（先煎）10g
桂枝 10g	细辛 3g	丹参 30g	茯苓皮 30g

7 剂，水煎服，每日 1 剂，早晚分服。

外治：另用紫色消肿膏外敷，每日 1 次。

二诊：两小腿结节变软，痛胀略减，形寒畏冷消失，便溏、体倦好转，腿胕浮肿减轻，药已见效，再宗上方去桂枝，7 剂。

三诊：两小腿结节已消退 6~7 枚，余者均缩小，痛胀轻微，体倦腿肿显减，按前方随证稍予加减又服药 15 剂，结节全部消退而痊愈。随访 1 年半未见复发

临诊思路：患者下肢结节皮色不变或微红，反复发作，经久不治，自觉胀痛不甚，并兼有足胕浮肿，下肢沉重，肢端发凉，舌质淡苔薄白或腻，脉沉迟或缓等。证属脾阳不足，水湿内生，温运无权，寒湿下注，流窜经络，络阻血凝，结节丛生。《素问·调经论》曰："气血者，喜温恶寒，寒则泣不能流，温则消而去之"，血宜温，温则通。故治以温阳健脾化湿，活血化瘀。方用防己黄芪汤合当归四逆汤加减。方中生黄芪、白术、防己益气健脾利湿；桂枝、炮附子伍白术温

补脾阳以散寒；细辛合桂枝、当归合用取当归四逆汤之意，温中散寒且可使阳气下达肢末，助活血消瘀之力；当归、赤芍、丹参、苏木活血通络止痛。二诊皮疹减轻、阳虚诸症好转，效不更方，减桂枝继服。三诊续服基本痊愈。诸药合用，可使阳气充沛，脾健湿化，络通瘀消而愈。

医案3 沈某，女，51 岁，河南人，初诊日期：1991 年 12 月 12 日

主诉：双小腿皮疹伴胀痛 10 年。

现病史：双下肢反复皮疹 10 年余，近 2 个月来加重，疼痛难忍。伴腰酸腿软，体疲乏力，曾去太原、南京、上海等医院诊治，诊断为结节性红斑，长期内服多种中药未见减轻，时有反复。双下肢见许多大小不等结节，自觉痛胀，走路稍多即觉痛胀明显，伴腰酸腿软，体乏无力，胃纳欠佳，口干且苦，手足心热。

检查：双小腿及大腿遍布 30~40 枚结节，大者如杏，小者如枣核，多数色不变，小部分呈微暗红色，压之大者较痛、小者不疼，舌红略暗、苔薄浅黄，脉细。

中医诊断：瓜藤缠

西医诊断：结节性红斑

中医辨证：脾肾不足，湿热下注，络阻血瘀。

治法：清热利湿、活血化瘀佐以益肾。

方药：

萆薢 20g	炒黄柏 10g	生薏苡仁 20g	金银花 15g
牡丹皮 15g	赤芍药 15g	桃仁 10g	红花 10g
苏木 10g	川断 20g	桑寄生 30g	

7 剂，水煎服，每日 1 剂，早晚分服。

二诊：服药 7 剂以后，部分结节稍缩小，压痛稍减，余症同前。改处方滋肾益气，养阴清热，化痰散瘀为法，处方：

黄芪 30g	桑寄生 30g	生鳖甲（先煎）25g	当归 15g
生地黄 15g	熟地黄 15g	生牡蛎（先煎）30g	莪术 15g
盐黄柏 10g	知母 10g	土鳖虫 10g	砂仁 6g
川续断 20g	昆布 18g	海藻 18g	

7 剂，水煎服，每日 1 剂，早晚分服。

三诊：药后部分结节明显缩小，压痛减轻，步行疼痛、胀立瘥，胃纳好转，余症同前，继服上方 7 剂。

四诊：小结节已消 10 余枚，大结节均见缩小，压痛显减，腰酸腿软、体乏好转，口已不觉苦，仍略干，舌淡红、苔薄白，脉弦缓。气阴渐复，浊痰血瘀渐

化，再宗前方进退。前方减莪术、黄柏、知母、土鳖虫、砂仁、川续断，加玉竹、王不留行、丹参。

先后宗前方随证加减共服药 40 余剂，两下肢结节全部消退而获愈。随访 1 年余未复发。

临诊思路：患者形瘦体弱，素禀肾气不足，脾失健运，痰湿内生，气血凝滞，郁久化热，初以清热利湿、活血化瘀佐以益肾，初起以散瘀清化汤加减治疗。复诊虽略有减轻，诸症无明显改善。考虑患者病久伤阴耗气，致气阴两亏，阴虚有热，灼液成痰，浊痰凝络，以致下肢出现结节累累，其病机乃属气阴两亏，痰瘀凝络而成。二诊以滋肾益气，化痰散瘀为法，痰瘀同治。方用生牡蛎、生鳖甲、盐黄柏、知母养阴清热，软坚散结；气为血帅，气行则血行，故用黄芪益气扶正，推动血运；熟地黄、川断、桑寄生滋肾壮骨通络，当归、土鳖虫、莪术活血化瘀；昆布、海藻化痰软坚散结。服药 20 剂，四诊时近三分之一结节已消退，其余亦见缩小，体乏等诸症好转。考虑气阴渐复，浊痰血瘀渐化，宗前方进退又服药 20 剂，结节全部消退而获愈。

【按语】现代医学的结节性红斑，与中医学记载的瓜藤缠相类似。《医宗金鉴》记载："湿毒流注，此证生于腿胫，流行不定，或发一二处，疮顶形似牛眼，根脚漫肿，……若绕胫而发即名瓜藤缠，结核数枚，日久肿痛"。古代文献曾把此病列入丹门，如梅核火丹、室火丹等。《诸病源候论·室火丹候》载："室火丹初发时必在腓肠如指大，色赤而热"。此病好发于小腿胫骨两侧，多因湿热或寒湿下注于血脉经络之中，致气血运行不畅，络阻血瘀，结节丛生。亦有脾肾交亏，积湿生痰而瘀滞者。根据本病痛有定处、压痛明显这一共同临床表现，金起凤教授认为络阻血瘀是瓜藤缠的主要病机；治疗本病当以散瘀通络，利湿清热为基本治法，再结合病证辨证施治，使瘀化核消、血运通畅而向愈。本病临床以湿热瘀阻型居多，寒湿瘀滞型次之，瘀痰互凝型较少见。因此金起凤教授创散瘀清化汤加减治疗。

方药：

萆薢 18g	炒黄柏 10g	金银花 15g	牡丹皮 15g
薏苡仁 15g	防己 10g	土鳖虫 10g	莪术 15g
水蛭 6g	川牛膝 15g	冬瓜皮 30g	木瓜 12g

加减：如结节色红灼热、兼腿跗浮肿，湿热偏盛者，可以萆薢渗湿汤合三妙丸加减治疗；兼关节酸痛，加秦艽 10g、威灵仙 10g、独活 10g 以祛风胜湿；结节较硬、日久不消者，加浙贝母 10g、昆布 15g、穿山甲 10g 以化痰软坚散结。如兼体乏气短者，加生黄芪 30g、党参 15g 以补益中气，又可加强活血散瘀之功。对

于久病者，症见结节坚硬、色暗，酸痛明显，伴舌质紫黯，有瘀斑，为络脉闭塞较重，新瘀已变为宿瘀，宿瘀凝络胶涸不化，故结节难消。金起凤教授认为宿瘀凝络胶涸不化，非一般草木之味所能宣通，必须假以虫药搜络开痹，故决络中积久宿瘀，用水蛭、土鳖虫深入经络攻逐宿瘀，再配合莪术活血化瘀，收效甚佳。

外治法，如结节红斑胀痛明显者，用金黄膏外敷，每日 1 次，如结节较多，可用金黄散茶水调敷，每日 3~4 次。也可将药渣煎汤待温湿敷于患处，每次 20 分钟，日 2 次，清热消肿，通络活血。若结节色黯红或暗紫，疼痛显著者，用紫金锭（市售成药）压破，醋调外敷，每日 3~4 次。若结节微红或色不变，用紫色消肿膏外敷，每日 1 次。对气血瘀滞型或寒湿型也可用川草乌、苏木、桃仁、红花、桑枝、葱白煎汤熏洗或热敷。

三十、过敏性紫癜

医案 1　刘某，女，10 岁，初诊日期：1994 年 10 月 18 日

主诉：双下肢起紫斑 1 个半月。

现病史：1 个半月前感冒，用西药治疗后感冒好转，6 日后双下肢起紫斑，伴肢体疼痛，在当地医院用激素及中药治疗后病情好转。现咳嗽，痰少，纳可，二便调，无药物过敏史。

检查：双下肢偶见指头大小的浅紫红色斑点，伴有鳞屑。舌尖红，舌体略胖，苔薄黄，脉弦细滑。白细胞计数：13.7×10^9/L 升高，中性粒细胞比率正常，嗜酸性粒细胞比率：20% 升高，血小板计数：234×10^9/L 正常。

中医诊断：葡萄疫

西医诊断：过敏性紫癜

中医辨证：风热内侵，血热妄行证。

治法：清热祛风，益气活血。

方药：

生黄芪 20g	炒白术 15g	黄芩 10g	杏仁 6g
枇杷叶 15g	金银花 20g	牡丹皮 12g	丹参 20g
赤芍 12g	秦艽 10g	鸡血藤 30g	羌活 6g

6 剂，水煎服，每日 1 剂，早晚分服。

二诊：服药后第 4 天双下肢新发少许绿豆大小紫红斑点，伴有瘙痒，咳嗽好转，余症同前。舌尖红，舌体胖，伴有齿痕，苔薄黄，脉滑。

方药：

炒白术 15g	金银花 25g	牡丹皮 15g	丹参 20g
生地黄 15g	仙鹤草 15g	生山楂 15g	茜草 10g
生薏苡仁 20g	地肤子 30g	茯苓 15g	

6 剂，水煎服，每日 1 剂，早晚分服。后按上方随证加减继服，1 个月后皮疹基本消退，随访 1 年，病情稳定，未见复发。

临诊思路：患者 1 个半月前曾感冒，时值夏秋交替，因外感风热而致，风热之邪炽于血分，血热妄行，血不循经，溢于脉外，凝滞成斑，故而双下肢起紫斑。风热外袭，体内余热未清，可见留有咳嗽，舌尖红，苔薄黄，脉滑。舌体略胖为患者素体脾虚。治以清热祛风，益气活血为法。故方用黄芩清热燥湿、泻火解毒，杏仁降气止咳平喘，枇杷叶清肺止咳，金银花清热解毒、疏散风热，四药合用能清热疏风止咳；秦艽祛风湿、清湿热、止痹痛，羌活解表散寒、祛风除湿，合用能祛风除湿通下肢血络；再配伍牡丹皮、赤芍凉血化瘀；丹参、鸡血藤养血活血；佐以生黄芪补气升阳固表，炒白术益气健脾。药后肺热得清，郁热得散，新发少量细小紫癜，改凉血止血，健脾益气为法。故减枇杷叶、杏仁、黄芩清解肺热之品，减羌活、秦艽祛风通络之品，加重凉血力量而收功。

医案 2　虞某，女，22 岁，初诊日期：1992 年 4 月 6 日

主诉：双臂、双小腿起紫斑 1 个月。

现病史：1 个月来双臂、双小腿起芝麻大小至绿豆大紫红斑点，伴关节略疼，双腿沉重感，在外院治疗诊为过敏性紫癜，经用克敏嗪、维生素 C、安络血内服半月，并服汤药 10 余剂，皮疹仍继续增多。无腹痛等不适。

检查：双臂散在稀疏芝麻大小紫红斑点，双小腿泛发密集芝麻至绿豆大小紫红色斑点，压之不退色。舌质淡嫩，苔薄白，脉软。血常规：血小板计数：132×10^9/L 正常；尿常规：红细胞 1~2/ul，正常范围。

中医诊断：葡萄疫

西医诊断：过敏性紫癜

中医辨证：脾气虚弱，气不摄血证。

治法：益气摄血，养血活血。

方药：

炙黄芪 20g	党参 10g	白术 10g	茯苓 20g
当归 10g	赤白芍各 10g	泽兰 10g	木香 6g
甘草 6g	大枣 7 枚		

7 剂，水煎服，每日 1 剂，早晚分服。

二诊：服药后未再发新疹，原皮疹大部分暗淡，又服归脾丸、化瘀丸早晚各1丸。1个月后皮疹全部消退，留有色沉，查尿常规正常而痊愈。随访1年，病情稳定，未见复发。

临诊思路： 患者虽下肢皮疹紫红为血热征象，但患者舌淡嫩，脉软，考虑此为脾气虚弱，运化失职，脾虚不能统血，血不归经，外溢络脉而发。血溢脉外，久则成瘀，壅塞气道，阻滞生机，治疗应以益气健脾以扶正摄血，养血活血以化瘀生新，方以归脾汤加减，方中炙黄芪益气补中，党参补脾益肺、养血生津，白术益气健脾、燥湿利水，茯苓利水渗湿、健脾，甘草补脾益气，大枣补中益气、养血安神，合用能补中益气、健脾养血，以图扶正摄血；当归补血活血，白芍养血柔肝；泽兰、赤芍活血祛瘀，以图邪去正安；加木香以理气活血而奏效；诸药配伍，达到益气摄血，活血生新，健脾统血而摄血归经。

【按语】 过敏性紫癜是指血管壁渗透性增高所致的皮肤及黏膜下毛细血管出血，一般血液系统无疾病。过敏性紫癜是西医病名，与中医葡萄疫类似，《外科心法要诀·葡萄疫》载："此证多因婴儿感受疠疫之气，郁于皮肤，凝结而成。大小青紫斑点，色状若葡萄，发于遍身，惟腿胫居多"。本病多见于男性儿童及青年，好发于春季。其特点为皮肤出现紫红色斑点、斑片，常伴有关节肿痛、腹痛，或有肾损害。

金起凤教授认为本病多由于外感风热，郁久化火，侵及营血；或因恣食厚味辛辣，蕴积热毒，燔灼营血，致血热妄行；或素体阴虚，胆善燥烦，致水亏木旺，虚火内灼，热伤血络，血不循经，溢出孙络而成。也有思虑过度或饮食伤脾，或劳倦伤气，致脾气亏虚不能统血，而血溢络外；或因脾肾阳虚，命门火衰，火不煦土，而运化失职，致脾虚统血无权，血不归经而外溢。

金教授认为过敏性紫癜临证以风热伤营、热毒内盛、阴虚火旺、气血亏损、脾肾阳虚多见，治疗时应当分型论治，以摄血止血为要，具体辨证思路如下：

1. 风热伤营型： 斑色初起鲜红，后渐变紫，分布较密，甚于下肢，瘙痒不甚，伴口渴喜饮或咽痛，或有关节肿痛，苔薄黄舌红，脉浮数。证属风热外侵，郁久化火，侵及营血，致血溢孙络，治宜祛风清热、凉血活血。方用化斑解毒汤加减。方药：

牛蒡子10g	桔梗9g	生石膏（先煎）30g	黄连6g
知母10g	连翘15g	玄参15g	茜草12g
赤芍15g	生甘草6g		

2. 热毒内盛型： 发病急速，常高热不退，皮疹泛发，但以下肢为多，瘀点或瘀斑密集成片，斑色深紫，成批出现，伴渴饮烦热，大便干结，小溲黄赤，舌红

赤苔黄厚，脉洪数或滑数有力。可兼有衄血、腹痛或便血等。证属血热内盛，气火亢炽，热伤血络，血溢络外。治宜凉血清热解毒，佐以止血化瘀。方用犀角地黄汤合白虎汤加减。方药：

生地黄 30~60g	仙鹤草 30g	生山楂 30g	白芍（或赤芍）15g
龙胆草 10g	炒栀子 10g	丹皮 15g	金银花 15~30g
生石膏（先煎）60~120g	生甘草 6g	赤茯苓 15g	

3. 阴虚火旺型： 皮肤紫红斑色不鲜，时发时止，伴口干咽燥，心烦冒热，手足心热，或低热头昏，舌红少苔或花剥，脉象细数。证属肝肾阴虚，虚火内炽，热伤血络，血不循径，溢于络外。治宜滋阴降火，凉血止血，方用大补阴丸加味。方药：

生熟地各 15g	炙龟甲 15g	知母 10g	盐黄柏 10g
阿胶（烊化）10g	麦冬 12g	炙鳖甲 15g	地骨皮 10g
茜草炭 10g	地榆炭 10g	三七粉（二次冲服）3g	

4. 气血亏损型： 起病较缓，瘀点或瘀斑色较淡，分布较稀，时消时发，病程较长，伴面色不华，体乏气短，便溏纳少，或头昏心悸，唇舌淡红，脉细弱。证属脾气亏虚，中气不足，脾虚不能统血，气虚不能摄血，方用归脾汤加减。方药：

炙黄芪 20~30g	炒白术 12g	党参 15g	炙甘草 6g
熟地黄 15~20g	当归 12g	炒白芍 10g	阿胶（烊化）12g
炙艾叶 3g	木香 9g	茯神 12g	

5. 脾肾阳虚型： 病程较长易反复发作，斑色淡紫，抚之欠温，遇寒加重，常伴有面色苍白或晦暗，形寒肢冷，腰膝酸软，纳少便溏，或头晕耳鸣，腹痛便血，舌质淡或暗紫，脉沉迟或细软。系脾肾阳虚，命门火衰，土失温煦，运化失司，致脾虚不能统血，血不循经，而溢于脉外。治宜固肾健脾，温阳摄血，方选黄土汤加减。方药：

生地黄 12g	阿胶（烊化）12g	黄芩 6g
炒白术 15g	炮姜 9g	炮附子（先煎）10g
炙甘草 6g	炙艾叶 3g	党参 15g　墨旱莲 20g
三七粉（分冲）3g	灶心土（煮汤代水煎药）30g	

加减法：如一二型出现便血，加地榆炭、炒槐花、三七粉；见尿血、蛋白尿加小蓟、茅根、玉米须；腹痛加川楝子、元胡、木香；恶心呕吐加黄连、姜半夏、竹茹、伏龙肝；脘胀纳呆加砂仁、焦三仙、炒鸡内金；关节肿痛加秦艽、片姜黄、蚕砂、络石藤；气虚明显加党参、黄芪、升麻以益气升阳；斑色瘀紫，舌

暗有瘀斑加三七粉或云南白药；如壮热、神昏，则加服紫雪丹或牛黄清热。

三十一、紫癜样皮炎

医案 1 邹某，男，56 岁，初诊日期：1994 年 2 月 21 日

主诉：臀部、双腿部起紫斑，痒 2 月。

现病史：2 个月来臀部、双腿部起紫斑，皮损部位瘙痒，曾服用西药（药名不详）治疗，未见明显好转，故来本院求治。现口干思饮，纳可，便溏不成形数年，一日一行。

检查：臀部，双下肢泛发紫红色瘀点，部分融合成片，压之不褪色，患处皮肤干燥。舌暗红，有瘀斑，脉弦滑。

中医诊断：血疳

西医诊断：紫癜样皮炎

中医辨证：湿热内蕴，热伤营血，血溢成斑。

治法：化瘀清热，解毒除湿，祛风止痒。

方药：

仙鹤草 15g	牡丹皮 12g	蚤休 30g	金银花 20g
炒黄柏 10g	炒白术 15g	山药 20g	三棱 15g
莪术 15g	地肤子 30g	全蝎 6g	海桐皮 20g
鸡血藤 50g			

7 剂，水煎服，每日 1 剂，早晚分服。

二诊：服药后皮疹颜色变暗，除臀部稍痒，其他部位瘙痒减轻，部分皮疹消退，口干思饮好转，仍有便溏。舌红，苔薄白，脉弦滑。药中病机，更续前法，上方去全蝎，加茯苓 15g，继服 7 剂。

三诊：双臀、下肢皮损有所变薄，颜色变浅，留有指甲大小的色素沉着斑，少许黄豆大小的红色皮损，仅余臀部稍有痒感，余症同前。继用前法，稍予加减，上方去白术、茯苓，加紫花地丁 20g、土茯苓 30g、当归 12g，牡丹皮加至 15g，7 剂。

继用前法，随症加减，服药半年，直至皮疹全部消退，随访半年，症情稳定，未见复发。

临诊思路： 患者脾胃素虚，便溏不成形数年；脾气不健，运湿无力，致水湿积聚，蕴久化热，热伤营血，使血热妄行，加之脾统血无权，不能摄血，故血不循经，溢于脉外，凝滞成瘀，发为出血性紫斑，融合成片；血瘀阻滞脉络，肌肤失养日久则干燥、瘙痒；加之热灼营阴，伴见口干思饮。故用清热利湿，活血止血法治疗，方中黄柏清热除湿，蚤休、金银花解毒清热，牡丹皮清热凉血、活血化瘀，合用增强清热凉血之用；三棱、莪术逐瘀通经、破血行气，海桐皮祛风湿通经络，全蝎息风通络散结，鸡血藤补血活血通络，仙鹤草收敛止血，合用能活血化瘀止血；炒白术、山药燥湿健脾益气、助脾摄血；地肤子清热利湿祛风止痒，全方合奏化瘀清热，健脾利湿，祛风止痒之功。二诊瘙痒明显减轻而仍有便溏，减息风通络之全蝎，加茯苓增强利水渗湿健脾之功。三诊继以前法，加紫花地丁、土茯苓增强解毒除湿功效，瘀久络道受阻，营血不得宣通，肌肤失养而干燥，以当归合鸡血藤养血活血而润燥。

医案 2　栾某，女，53 岁，初诊日期：1993 年 6 月 15 日

主诉：双下肢起皮疹 5 个月。

现病史：5 个月前双小腿起皮疹，不痒，外院治疗效不佳。30 年前双下肢类似皮疹，曾在某研究所就诊，治疗后好转。伴口干喜冷饮，体倦乏力，气短。

检查：双臀、双下肢以小腿为重，泛发绿豆至钱币大小的淡红色斑点，伴点状出血，未见毛细血管扩张。舌红暗，苔薄浅黄，有瘀斑，脉左弦细滑，右细弱。尿常规：尿葡萄糖（+）；血常规：白细胞计数：6.3×10^9/L 正常，中性细胞比率：77% 升高，淋巴细胞比率：23% 正常，嗜酸性粒细胞计数：0.132×10^9/L 正常。

中医诊断：血疳

西医诊断：进行性色素性紫癜性皮病

中医辨证：瘀热夹湿，气阴两伤证。

治法：凉血化瘀止血，益气养阴利湿。

方药：

生黄芪 25g	生地黄 20g	山药 20g	仙鹤草 30g
生山楂 30g	盐黄柏 10g	知母 10g	牡丹皮 15g
茜草 15g	赤白芍各 12g	丹参 30g	赤小豆 30g

7 剂，水煎服，每日 1 剂，早晚分服。

二诊：服药后皮疹颜色变浅，药后不思饮食，腹胀脘满，排气较多，疲乏无力，便溏，每日 2~3 次。舌尖红苔薄白，有瘀斑，脉左弦滑，右细弱。拟用下方。

方药：

生黄芪 20g	党参 15g	山药 20g	炒白术 20g
厚朴 9g	陈皮 10g	炒栀子 10g	茯苓 15g
侧柏叶 15g	茜草 12g	仙鹤草 15g	丹参 25g
牡丹皮 15g	赤芍 25g		

7 剂，水煎服，每日 1 剂，早晚分服。

继用前法，随症加减，服药半年，直至皮疹全部消退，随访半年，症情稳定，未见复发。

临诊思路：患者尿糖阳性，本为脏腑燥热，阴虚火旺，灼耗气阴，症见口干、多饮；气阴亏虚，故见倦怠乏力；阴亏津液不荣肌肤，气虚不能行血，气血瘀滞，亦可郁久化热。加之患者脾气不健，运湿无力，蕴久化热，湿热下注与气血相搏，血热络损而见下肢发斑。离经之血凝滞成瘀，故而皮疹为片状，舌暗有瘀斑；血瘀日久，凝滞血络，亦可更致血虚阴亏。此证属瘀热夹湿、气阴两伤证，治宜凉血化瘀、益气养阴，辅以健脾利湿。方中生黄芪补气升阳固表，山药补脾养胃生津，合用能补中益气；生地黄清热凉血养阴生津，知母清热滋阴润燥，白芍养血柔肝，合用能清热养阴；牡丹皮、赤芍凉血活血化瘀；仙鹤草、茜草凉血止血；黄柏清热燥湿，赤小豆利水消肿，合用增强利湿之效；诸药合奏凉血化瘀止血，益气养阴利湿之效。二诊皮疹颜色变浅，但觉不思饮食，腹胀脘满，排气较多，疲乏无力，便溏。考虑为湿邪渐轻，阴液渐复，脾虚气弱著显。故减知母、黄柏、赤小豆、生地黄，加重益气健脾之功，以党参健脾养血，白术、茯苓燥湿利水健脾；厚朴、陈皮理气健脾；炒栀子清热利湿凉血，侧柏叶凉血止血，合用增强凉血止血之功。

医案 3　王某，男，44 岁，初诊日期：1993 年 1 月 15 日

主诉：右下肢出现紫斑、不痒 2 个月。

病史：2~3 年来右下肢部有静脉曲张，伴见下肢沉重，未经诊疗；近 2 个月来小腿出现紫斑，并逐渐增多，腿部酸胀，未经治疗。现食欲欠佳，胃脘满闷，口干饮多，体倦乏力，大便溏，日 3~4 次，尿黄，睡眠差，易醒。

检查：右小腿静脉曲张，可见一片钱币大小的黄褐色紫癜，色暗红，伴少许点状皮损。舌体胖，质暗，有齿痕，苔薄白，脉弦滑。

中医诊断：血疳

西医诊断：色素性紫癜性苔藓样皮炎

中医辨证：脾虚湿蕴，气血瘀滞，伤及脉络。

治法：健脾除湿，益气活血。

方药：

炒苍术 10g	厚朴 9g	陈皮 12g	石斛 20g
天花粉 30g	生黄芪 20g	炒白术 12g	防己 12g
当归 15g	丹参 25g	生薏苡仁 20g	冬瓜皮 20g

7 剂，水煎服，每日 1 剂，早晚分服。

二诊：服药第 6 日，自觉皮疹颜色略变浅，不痒，食欲欠佳，便溏好转，睡眠差。舌暗红，苔薄白，脉弦滑。

方药：

生地黄 20g	仙鹤草 20g	生山楂 30g	生黄芪 30g
白术 15g	防己 12g	金银花 15g	牡丹皮 15g
当归 15g	丹参 30g	桃仁 10g	芦根 30g

三七粉（冲服）3g

三诊：皮疹颜色明显变浅，肿胀减轻，舌脉同前，1 月 15 日首诊处方去石斛、天花粉、加生地黄 20g、仙鹤草 20g、生山楂 10g 继服，以后随证加减服用 20 剂紫斑消退。

临诊思路：患者食欲欠佳，胃脘满闷，大便溏，一派脾虚不能运化水谷之象；脾虚不能运湿，水湿内蕴，积久化热，热伤血络，外溢肌肤，故见小腿紫斑；脾虚湿热困着，阻滞气机，可见下肢酸胀、体倦乏力；日久热伤津液，故见口干饮多；血不归经，日久成瘀，瘀血阻络，凝滞于肌肤，故见斑色暗红；血不归经，不能濡养心神，心神失养，故见寐差易醒；舌质暗，脉弦滑，均为湿热瘀血内生之象。故辨为脾虚湿蕴，热伤血络，气血凝滞之证，以健脾除湿，清热凉血，活血化瘀为法。方以平胃散之苍术燥湿健脾，厚朴燥湿消痰，陈皮理气健脾、燥湿化痰，炒白术健脾益气、燥湿利水，四药合用燥湿消痰健脾；生黄芪补气升阳；石斛益胃生津、滋阴清热，天花粉清热泻火、生津止渴，合用能增强清热滋阴之力；丹参活血祛瘀，当归补血活血，合用增强活血之效；生薏苡仁利水渗湿健脾，冬瓜皮利尿消肿，防己利水消肿，三药合用能消下肢肿胀；全方合奏健脾除湿，清热凉血，活血化瘀之效。服药后脾运得健，血瘀渐散，酌减燥湿健脾之品，加强凉血止血消斑之力。加生地黄清热凉血、养阴生津，芦根清热泻火生津，金银花清热解毒，牡丹皮清热凉血、活血化瘀，增清热凉血之力；生山楂行气散瘀，桃仁活血祛瘀，三七散瘀止血，仙鹤草收敛止血，又添活血祛瘀止血之功，以壮消斑之用。

【按语】紫癜样皮炎，包括进行性色素性紫癜性皮肤病、色素性紫癜性苔藓样皮炎及毛细血管扩张性环状紫癜，与中医文献中记载血疳类似，又称血瘙。《医宗金鉴·外科心法要诀》载："血疳，此证由风热闭塞腠理而成。形如紫疥，痒痛时作，血燥多热。"《外科大成·不分部位小疵》载："血疳，形如紫疥，痒痛多血，由风热闭塞腠理也，宜清肌渗湿汤。"临床表现以双小腿对称性细小紫癜及色素沉着斑为特征，病程较长，可反复发作，发病前常有长期站立或静脉曲张史。

金起凤教授认为本病常因血分蕴热，损伤血络，血溢脉外或湿邪内蕴化热，湿热内盛，阻于血络，血溢脉外而致，常伴有脾运不健，气不摄血，致血不循经，溢于脉外；或因血溢脉外，日久结瘀，阻滞脉络，气血不得通行或病久耗伤阴血，以致肌肤失养。故而临证治疗时常用清热凉血，化瘀止血，佐以健脾之法治疗，常用牡丹皮、丹参、赤芍、生地黄、金银花、茜草、仙鹤草、生黄芪、白术、山药等药治疗。其中生地黄、金银花、牡丹皮、丹参、茜草、赤芍清热凉血，牡丹皮、丹参、赤芍、茜草又能活血化瘀祛瘀，茜草、仙鹤草收敛止血，合用能清热凉血、化瘀止血；生黄芪、白术、山药能健脾燥湿益气，助摄血之功。若兼有脾湿不运，可加炒苍术、厚朴、陈皮、茯苓燥湿健脾；若湿重夹热，可加黄柏、蚤休清热解毒除湿；若病程日久，血瘀较重，可加三棱、莪术逐瘀通经；若日久伤阴耗血，可加盐黄柏、知母、白芍、石斛滋阴增液润燥；若兼有血虚失养，可加当归、鸡血藤补血活血通络；若伴有瘙痒，可加全蝎、海桐皮息风止痒。本病虽由血热所致，但不宜过用寒凉，适量增减，以防寒凉伤脾。

除治疗外，应避免长时间站立、行走，忌食辛辣发物，避免搔抓，及时治疗静脉曲张等血管疾病。

三十二、颜面粟粒样狼疮

医案 1 史某，男，17 岁，初诊日期：1994 年 1 月 20 日

主诉：面部起皮疹 4 个月。

现病史：面部起皮疹 4 个月，不痒不痛，曾到多家医院诊治。曾先后口服强的松、四环素、链霉素，外用硫黄软膏等药物，效果均不明显，而来我院诊治。现皮疹不痒不痛，纳可，便调，口干渴，体倦乏力。8~9 年前患纵隔结核，此前胸透血沉均正常。

检查：眉间、鼻梁、左下眼睑、上唇有群集对称分布的米粒大小的结节，色淡红，略硬，下眼睑皮损呈堤状，不痛痒。玻片压后呈苹果酱色。舌暗红，苔薄白，脉缓。

中医诊断：鸦啗疮

西医诊断：颜面播散性粟粒性狼疮

中医辨证：气血不足，外感毒邪，痰瘀凝滞证。

治法：益气养血，软坚化痰。

方药：

生黄芪 20g	制鳖甲 15g	板蓝根 25g	黄芩 10g
土贝母 10g	赤芍 15g	桃仁 10g	红花 10g

夏枯草 15g　　　　　昆布 15g　　　　　海藻 15g　　　　　皂角刺 12g

6 剂，水煎服，每日 1 剂，早晚分服。

二诊：服药后自觉皮疹有所变平，颜色未变，余症同前，舌红有瘀斑，苔薄黄，脉弦细，药已见效，宗上方去板蓝根、赤芍、桃仁、皂角刺、生黄芪，加生地黄 20g、当归 15g、水蛭粉（冲服）6g、莪术 15g、生牡蛎 30g、炙黄芪 30g，6 剂。

三诊：皮损基本变平，颜色变暗，双颊、前额留有色素沉着斑，伴少许针头大小暗红色结节，乏力减轻，仍觉口干，多饮，按前方随症加减又服药 2 个月余而愈，随访 1 年未复发。

临诊思路：本例病人口干乏力，脉细缓，属气血不足，正气亏虚，外感毒邪，又兼水湿不运，蕴湿成痰，痰阻日久，气血运行不畅，日久成瘀，痰瘀互结发于肌表，属本虚标实之证。湿郁日久，热从中生，但湿重于热，故见皮损色淡红；湿浊久郁，阻碍气血，故见舌暗红。治当益气养血以治本复正气，软坚化痰以治标攻邪实，兼以清热化瘀，则正气得复，湿痰得散，毒邪尽出。方中用甘温之黄芪补气升阳以复其本，咸寒之鳖甲软坚散结以攻其标，共为君药；夏枯草泻火散结消肿，昆布、海藻消痰软坚散结、利水消肿，皂角刺、土贝母解毒散结消肿，共为臣药，共奏消肿散结之效；黄芩、板蓝根清热解毒，赤芍凉血散瘀，桃仁、红花活血祛瘀，共为佐药。二诊皮疹变平，舌红有瘀斑，考虑药已见效，但力量不足，延前法，予炙黄芪加重补中益气，佐以生地黄养阴生津，当归补血活血，共奏益气养血补虚扶正之功；同时予软坚散结之生牡蛎、逐瘀消癥之水蛭粉、行气消积之莪术，加强散结通络之效。

【按语】颜面播散性粟粒性狼疮，又称颜面粟粒性狼疮，在中医属于鸦啗疮，又称之为流皮漏。明代《疮疡经验全书》卷二记载："鸦啗者，久中邪热，脏腑虚寒，血气衰少，腠理不密，发于皮肤之上，生如钱窍。后烂似鸦啗，日久将来，损伤难治。"清代《外科大成》卷三亦记载："初生如黍，后烂如鸦啗之状，名鸦啗疮。"本病常始发于青少年，在临床中较为少见，病程慢性，皮损多见于颜面、颈部等处，病程长久，往往可数年不愈。皮损常表现为粟粒大至绿豆大小的丘疹、结节，对称的发生于颜面，特别是眼睑、颊部及鼻两侧等处。

金起凤教授认为百病多由痰作祟，《丹溪心法》指出"痰之为物，随气升降，无处不到"，痰湿互结，流于肌肤，凝聚成病，痰凝日久生热成瘀，形成湿热、痰瘀之证，经久难愈。痰饮的产生机理错综复杂，《素问》详细描述了痰饮在体内的代谢过程："饮入于胃，游溢精气，上输于脾，脾气散精，上归于肺，通调水道，下输膀胱，水精四布，五经并行。"可见其代谢与脾、胃、肺、三焦、肾、膀胱等脏腑关系密切，有赖脏腑功能的正常运行，其中与脾、肺、肾关系最为密切，盖"脾为生痰之源，肺为储痰之气"，"肾为先天之本，脾为后天之本"，因此治疗此类疾病不能单纯化痰散结治标，"善治者，治其生痰之源，则不消痰而痰自消"，应合健脾、清肺、温肾兼顾以治其本，标本兼治才能药到病除。其中又以健脾燥湿为第一要务，因脾胃强健，则水谷皆成气血津液，输布全身脏腑器官，脾气虚弱，水湿不化，湿痰内生。常用黄芪、茯苓、炒白术、党参健脾益气，脾胃功能健旺，则痰无所生；陈皮、半夏理气化痰，气顺而痰自消；川贝母、黄芩、炒杏仁、枇杷叶、桑白皮清肺化痰；肉桂、仙茅、仙灵脾温肾化痰；制鳖甲、生牡蛎、昆布、海藻、皂角刺消痰软坚，以散肌表之结。病情日久生热成瘀，可加当归、赤芍、水蛭、莪术行气破血，消积逐瘀；连翘、夏枯草、紫花地丁、野菊花清热解毒。总之治疗此类疾病，应分清标本缓急，寒热虚实，重视治疗生痰之源，辨别兼夹症状，针对具体证情而选用适当的治疗方法。

三十三、副银屑病、蕈样肉芽肿

医案 1　陈某，男，6 岁，初诊日期：1994 年 3 月 18 日

主诉：躯干四肢起红色皮损 3 年，痒不重。

现病史：从 3 岁开始前胸起红色皮疹，到某中医院诊治，给予中药汤剂服用，明显好转，1992 年皮疹基本消退。1993 年 5~6 月份服用鱼虾后腹部又新起少许皮疹，类似以前皮疹，不痒，8 月份去北戴河吃蟹后皮损加重，面积扩大，曾到某医院服用制银灵片 2 个月无效。3 个月前开始吃北芪菇，有所好转，但春节后又复发加重，遂来我院诊治。目前口干思饮，余无异常。

检查：躯干、四肢、臀部有大量淡红色斑，细薄鳞屑，以臀部及双大腿为重，未见点状出血。舌质暗红苔薄白，脉滑。

中医诊断：逸风疮

西医诊断：副银屑病

中医辨证：血热内蕴，外感风邪，内外合邪，热毒蕴结。

治法：清热凉血解毒，祛风消斑。

方药：

水牛角（先煎）30g	牡丹皮 12g	赤芍 15g	金银花 20g
蚤休 20g	板蓝根 15g	龙葵 20g	白鲜皮 30g
土茯苓 30g	鸡血藤 30g	女贞子 15g	蝉蜕 12g

6 剂，水煎服，每日 1 剂，早晚分服。

二诊：大部分呈色素脱失斑，部分皮损变暗。方药：上方去牡丹皮、白鲜皮，加玄参 15g，生地黄 15g，6 剂。

三诊：皮损基本同上，并可见点状鳞屑痂皮。方药：3.18 方去板蓝根、白鲜皮，加炒白术 15g，墨旱莲 12g，6 剂。

四诊：皮损减退，有色素脱失斑，部分有痂皮。近日来咳嗽无痰。舌尖红苔薄黄。方药：3.18 方去板蓝根、白鲜皮、蝉蜕，加芦根 20g，墨旱莲 12g，生甘草 6g，6 剂。

临诊思路： 本例患者为 6 岁男童，三岁开始出现皮疹，反复发作。小儿为阳盛之体，易实易热，外感时邪，多化火热。小儿又有稚阳未充之特性，脾胃娇嫩，饮食不节、误食海鲜、腥发动血之品，脾胃损伤、运化失职，脾湿不运，湿蕴化火。火热之邪伤于血分，血热蕴毒，熏蒸肌肤而发为红斑；血热风盛、日久肌肤失养则见脱屑；热灼津液可见口干思饮。治以凉血解毒、清热祛风为法。方以水牛角、牡丹皮、赤芍清热凉血以消斑；板蓝根、蚤休、金银花、龙葵清热解毒；土茯苓解毒除湿；白鲜皮、蝉蜕清热疏风；鸡血藤、女贞子养血滋阴。首诊而效，二诊皮疹减轻，瘙痒、色红减退，考虑小儿稚阴稚阳之体，阴常不足，去牡丹皮、白鲜皮，加玄参 15g，生地黄 15g 滋阴清热。三诊更加炒白术顾护脾胃，墨旱莲合女贞子滋补肝肾而固本。先后服药近 20 剂，3 年顽疾收功。四诊患者外感咳嗽而加疏肺清表之芦根，解毒止咳之甘草随证治之。

医案 2　陈某，男，39 岁，初诊：1993 年 3 月 4 日

主诉：身上起皮疹瘙痒 10 余年。

现病史：10 余年前在周身起皮疹，先在某医院治疗诊为副牛皮癣，经外涂肤轻松、皮康霜等皮疹仍加重，近 5 年来右胸皮疹发展为大片红斑，发硬，痒甚；在北京某三甲医院病理诊为蕈样肉芽，经用转移因子肌注，内服雷公藤多甙；外涂恩肤霜、去炎松尿素，皮疹未减，现右胸皮疹干燥不适，痒甚，伴口燥咽干，心中烦热，饮多，手中心热。

检查：右胸乳部为大片暗紫褐色轻度浸润斑片，呈皮肤异色症样改变，头顶后部、双腋下、下腹部、四肢伸侧散在十几片掌心大鲜红斑片，边缘清，其上有细薄鳞屑；舌红赤花剥，脉弦细。

中医诊断：疙疸

西医诊断：蕈样肉芽肿

中医辨证：阴虚火旺，余毒未尽。

治法：养阴顾胃，凉血解毒。

方药：

| 生地黄 30g | 女贞子 15g | 生鳖甲 30g | 南北沙参各 30g |
| 玄参 15g | 石斛 20g | 天花粉 30g | 水牛角片 30g |

板蓝根 30g　　　　　牡丹皮 15g　　　　　赤芍 15g　　　　　虎杖 15g

全蝎 6g

14剂，水煎服，每日1剂，早晚分服。

二诊：用上方后右胸皮疹略软，略平，痒减，余皮疹明显好转；仍咽干饮多，手足心热，舌脉同前。上方去虎杖、全蝎加天冬、麦冬各10g。

三诊：又用上方40余剂，右胸浸润斑片已平已软，余皮疹全部消退。诊见：左胸为大片暗红色沉斑片，取病理为轻度炎性改变。余皮疹留有轻度色素沉着斑片。随访半年病情稳定。

临诊思路： 本医案旷日时久又经多种方法而治疗效果均不满意，实属疑难病例。本例虽症见口渴喜饮，心中烦热，显示热毒偏盛，但有咽干、舌燥、手足心热，舌苔花剥，脉弦细滑，乃属胃津已耗，胃阴受损之象征。此热毒蓄久，加之前医滥用苦寒，克伐津液，致津亏液耗，肌肤失养，则病久不愈，经云："壮水之主，以制阳光"。若阴虚火旺，阴阳失调，病势难消。以生地黄养阴生津，生鳖甲滋阴潜阳，女贞子滋补肝肾，三药均能滋补肾阴；天花粉生津止渴，南北沙参养阴清肺、益胃生津，玄参、石斛滋阴清热、益胃生津，上药合用养阴生津，壮水而制火为主药，用水牛角片、赤芍、牡丹皮凉血清热；板蓝根、虎杖清热解毒，丹参凉血活血化瘀，全蝎通经络，上药合伍，益阴顾胃，凉血解毒而获效。二诊热毒瘀滞明显减轻，故皮疹红斑变平变软，但热毒伤阴，可见口渴多饮，手足心热，故减虎杖、全蝎，加滋阴之品天冬、麦冬。服此方药40余剂，诸症俱减，热毒得清，阴平阳秘。本案以攻补兼施，扶正祛邪，养阴顾胃，清热解毒法治疗而获效。

【按语】 现代医学的点滴状或苔藓样副银屑病，临床以红斑、丘疹、浸润、脱屑而无自觉症状或轻微瘙痒为其特征。早期皮疹类似于中医逸风疮，中医记载最早可见于隋代《诸病源候论》："逸风疮，生则遍体，状如癣疥而痒，此由风气散逸于皮肤，因名逸风疮也"。《外科大成·卷四》亦记载："逸风疮，生则遍身作痒，状如瘙疥，此由风气逸于皮肤也。治宜汗之。久之恐变风癞风癣"。斑块、肿瘤期的蕈样肉芽肿，类似于中医"疙疸"之患，是一种以肤生肿块，高低不平，日久破溃出血为特征的皮肤肿瘤。陈士铎《石室秘录》卷四亦记载："如人遍身生疙疸，或内如核块，或外似蘑菇、香蕈、木耳之状者，乃湿热而生也，数年之后，必然破孔出血而死。"部分患者可由久病正虚，气血亏损，正虚邪实，或染毒成脓而亡。

金起风教授认为，本病按疾病发病过程，病期先后，早期多因风热外侵，以致营卫不和、风热郁于肌腠而成；或因平时内蕴血热，又喜食辛辣、炙煿，酿成热毒，郁于肌肤而发；后期多由热邪蓄久，伤阴耗气，致阴虚血燥，气血瘀阻，肤失濡养所致。

金教授认为将银屑病主要分为风热型、热毒型、气阴两虚型三类，其辨证思路主要如下：

1. 风热型： 浸润斑疹，多散发于躯干与上肢，下肢较少，色淡红或红褐，稍痒；多伴有口干喜饮，间有怕冷发热，苔薄白或薄黄，脉浮数。证属风热外袭，郁阻肌肤。治以祛风清热，和营活血，方用金鉴消风散加减。方药：

荆芥 10g	牛蒡子 10g	黄芩 10g	连翘 10g
金银花 15g	生地黄 20g	当归 12g	赤芍 15g
白鲜皮 25g	蝉衣 8g		

加减法：上焦热盛者，加金银花、紫花地丁、虎杖等清热解毒。

2. 热毒型： 本型相当于脓疱样型急性期。躯干、腋部及上肢屈侧突然出现很多丘疹、丘疱疹或小脓疱，色红瘙痒；伴渴喜凉饮、口苦，或恶寒身热，小便黄赤，苔腻黄舌红赤，脉弦滑数等。证属热毒内盛，侵及营血，搏于肌肤而发。治宜清热败毒、凉血泄湿，方用犀角地黄汤合芩连解毒汤加减。方药：

水牛角 30g	黄芩 12g	黄连 6g	知母 10g
连翘 15g	金银花 18g	生地黄 25g	赤芍 20g
白鲜皮 30g	土茯苓 30g	赤小豆 20g	

加减法：如有恶寒身热无汗者，加豆豉 10g、薄荷 6g。

3. 气阴两虚型： 多伴有形体消瘦，体乏气短，咽干口燥，或兼头晕，舌红苔薄或中剥，边有瘀斑，脉弦细数。证属热毒蓄久，伤阴耗气，致阴虚血燥，气损血瘀，肤失濡养。治宜益气养阴润燥，清热化瘀。方用地黄饮子合当归补血汤加减。方药：

黄芪 20~30g	北沙参 30g	天冬 12g	麦冬 12g
玄参 15g	金银花 15g	紫花地丁 30g	生地黄 20g
当归 12g	赤芍 15g	丹参 30g	生甘草 6g

加减法：若口干多饮，病久伤阴，胃阴不足，合用益胃汤，加天麦冬、天花粉、石斛等滋养胃阴；若手足心热，腰膝酸软，耳鸣等症，为肾阴亏虚，元阴枯竭，加女贞子、知母、阿胶、鳖甲等滋养肾阴；若皮疹斑块紫黯肥厚重可加生龙骨、生牡蛎、珍珠母等软坚散结，丹参、鸡血藤等活血化瘀，全蝎、钩藤等通络止痒息风。

三十四、硬皮病

医案1　李某，女，43岁，初诊日期：1992年3月7日

主诉：面颈部、四肢皮疹萎缩变硬2年余。

现病史：1991年2月中旬，发现面部、颈后侧及前臂的皮肤出现轻度肿胀，以后渐加重，继而延及双下肢，4个月后皮肤逐渐出现绷紧发硬，手腕关节屈伸不利。曾去多个医院诊治，疗效欠佳，仍不能控制发展。1991年11月去某院住院治疗，取皮肤病理确诊为硬皮病。经用各种中西药物治疗3个月后，仍未能控制其进展，故来求治。伴畏寒怕冷，体倦乏力，腰膝酸软，饮食欠佳。

检查：慢性病面容，面部肿胀光亮，右颈、双前臂及双下肢皮肤呈羊皮纸样，质地硬，蜡样光泽，不易捏起，肤色浅褐，舌质淡苔薄白，脉细。

中医诊断：皮痹

西医诊断：系统性硬皮病

中医辨证：脾肾阳虚，气血凝滞。

治法：温肾助阳，健脾益气，活血通络。

方药：

炙黄芪30g	桂枝10g	当归12g	川芎12g
炮附子（先煎）10g		仙灵脾15g	土鳖虫10g
赤芍12g	丹参25g	巴戟天10g	生白术20g
炒鸡内金12g	乌梢蛇15g		

30剂，水煎服，每日1剂，早晚分服。

二诊：服上方30剂后，面、颈、四肢皮肤发硬稍软，皮肤褐色稍淡，形寒肢冷减轻，纳差有所好转，舌脉同上，上方去炮附子，加熟地黄20g。

三诊：上方随证稍予加减继服2个月，面颈、四肢皮肤发硬明显变软，肤色略变淡，蜡样光泽消失，皮肤可稍提捏起，手指及腕关节活动较前灵活，嘱继服前方。

四诊：前方又服4个月后，面部、四肢皮肤发硬显著变软，且缩小，右颈皮肤发硬基本消失，食欲改善，体倦明显好转，半月来已能上班，做些轻工作。嘱每周继服前方3剂，以资巩固，避免反复。

临诊思路：本例证属脾肾阳虚，气血不足，卫外不固，风寒乘虚侵入，经脉痹阻，寒凝瘀滞，肌肤失养而发。正气亏虚，肾阳不足为皮痹之本，外邪侵袭系诱因，故其临床见证除面、颈、四肢皮肤肿胀发硬外，还常伴有畏寒肢冷、腰膝酸软、体倦纳少、舌淡苔白、脉沉细等肾阳虚衰、脾失运化、气血不足之证。因此在治疗上，温肾壮阳，益气养血，健脾化湿是治疗的主要着眼点，故方用桂枝助阳化气，炮附子补火助阳，加强仙灵脾、巴戟天补肾壮阳之力；炙黄芪益气补中，当归、川芎补血活血；生白术、炒鸡内金健脾化湿；炒鸡内金除健脾外，还能行滞化瘀，使补药补而不滞，且可加强活血化瘀之效。由于营气逆从，气滞血瘀，络脉痹阻，肌肤肿胀发硬，故又选用丹参活血祛瘀，赤芍凉血散瘀，土鳖虫破血逐瘀，加以通络之乌梢蛇，能活血化瘀，疏通脉络。药服 30 剂，皮肤肿胀发硬稍软，形寒肢冷减轻，阳虚见轻，故方去炮附子，加熟地黄以滋阴填髓。后按此方加减又服药 6 个月，皮肤发硬显著变薄且缩小，诸症消失，病情稳定，按原方继服一段时间以资巩固。

医案 2　沈某，女，37 岁，初诊日期：1991 年 11 月 13 日

主诉：面部、手指肿胀变硬 1 年余。

现病史：患者于 1990 年 4 月开始出现低烧乏力，随后面部及四肢出现肿胀，3 个月后皮肤逐渐变硬，双手指关节胀疼。1990 年底在某医院皮科确诊为硬皮病，经用强的松等西药治疗，仍不能控制病情发展。近 1 年先后多家医院诊治，长期内服中药治疗，但病情仍继续发展，皮肤发硬，范围继续扩大，并觉心悸、眠差、饮食不佳，在某医院病理诊断为系统性硬皮病，由于病情未能控制发展，故来求治。伴体倦乏力，胃呆纳少，手足心热，时现低烧，月经量多，腰背酸痛，咽干口燥。

检查：慢性病容，面部及四肢皮肤绷紧发硬，呈浅棕色，有蜡样光泽，皮肤不能捏起，双下肢、手部呈部分肌肉萎缩，双手指关节呈轻度强直、肿痛，心尖区有收缩期杂音。舌嫩红，舌体瘦，苔薄黄，脉细数无力。

中医诊断：皮痹

西医诊断：系统性硬皮病

中医辨证：肝肾阴虚，脾气亏虚，气滞血瘀。

治法：滋阴清热，健脾益气，活血通络。

方药：

生熟地各 15g	炙龟甲 15g	盐黄柏 10g	知母 10g
北沙参 20g	鲜石斛 12g	茯苓 15g	太子参 20g
炙鳖甲 20g	赤白芍各 12g	丹参 25g	地骨皮 15g
炒鸡内金 10g			

30 剂，水煎服，每日 1 剂，早晚分服。

二诊：服上方 1 个月后，面、四肢皮肤发硬稍软，肤棕色稍淡，咽干、掌热减轻，无低热，舌脉同上，上方去鲜石斛、太子参、赤白芍、地骨皮，加川石斛

20g、炙黄芪 25g、当归 12g、枸杞子 12g、谷芽 12g。

三诊：上方继用 2 个月后，面及四肢皮肤发硬明显变软，肤色变淡，双手指关节强直肿痛瘥减，咽干口燥显减，体倦纳谷好转，舌嫩红、苔薄白、脉弦细。

四诊：前方又服 3 个多月后，面部、四肢皮肤发硬显著变软，四肢皮损缩小明显，下肢肌肉萎缩好转，皮损处已能捻起，体倦轻微，食欲增加，嘱继服 3 个月，按前方隔日服 1 剂，以资巩固。

临诊思路：从本例患者的临床表现来看，主要损及肺、脾、肾三脏。肺主皮毛，肺之气阴亏损，失却"熏肤充身泽毛，若雾露之溉"的作用，故皮肤失其柔润；脾主肌肉、四肢，脾气亏虚失其运化，则气血生化无源，失却水谷精微养，故肌肉萎缩，四肢活动困难；肾主骨，病已二载余，所谓病久及肾，肾阴亏损，故髓受害，冲任失调。因此，本例证应属肝肾阴虚，损气耗液，脾失运化，冲任失调，致阴虚火旺，虚热内灼，加之营气不和，气血凝滞所致。故临床症见除面部、四肢皮肤绷紧发硬外，常伴有咽干口燥，时现低烧，手足心热、体惫纳少，舌嫩红，体瘦，苔薄黄，脉细数无力等肺肾阴虚、虚热内灼、脾失运化、气血不足之证。在治疗上养阴清热、滋肾软坚、健脾益气为主要要点。故方中大补阴丸加生地黄清热凉血、养阴生津，鳖甲滋阴潜阳，白芍养血柔肝，地骨皮凉血除蒸，以上四药以养阴血；北沙参、鲜石斛养胃清肺生津以清润；太子参、茯苓、炒鸡内金健脾益气，同时鸡内金兼能行滞化瘀，使方中滋腻之补味，补而不滞，利以增强药效，由于营气逆从，气血瘀滞，络道阻塞，皮肤发硬，故又用丹参、赤芍以化瘀通络。服药 1 个月后，皮肤发硬稍软，低烧已除，咽干、掌热减轻，但体疲纳呆如故，故方去鲜石斛、太子参、赤白芍、地骨皮，加川石斛稍减滋阴之效，炙黄芪益气补中，当归补血活血，枸杞滋补肝肾，谷芽健脾和中，以增强益气养血、滋肾醒脾之效，后按前方又服药 5 月余，皮肤发硬，显著变薄，并且缩小，肌肉萎缩明显好转，诸症基本消失，病情稳定。

【按语】硬皮病，包括局限性硬皮病和系统性硬皮病，类似中医的皮痹。皮痹病名最早见于《素问·痹论》"以冬遇此者为骨痹，以春遇此者为筋痹，以夏遇此者为脉痹，以至阴遇此者为肌痹，以秋遇此者为皮痹。""皮痹不已，复感于邪，内舍于肺"。本病的特点早期可有皮肤水肿，后发展为肢端硬化、躯干四肢的弥漫性硬化，晚期皮肤萎缩，并累及肺部、食道、肾等内脏系统。

金起凤教授认为，皮痹之为病，先起于皮毛，因卫外失固，风寒湿邪侵犯肌表，阻滞气机，气滞血瘀，肌肤失养，则麻木不仁，出现痹症。邪气久留或疏于诊治，邪气入内，影响脏腑功能，风邪上受，首先犯肺，风为阳邪，易损肺阴，肺阴亏损，失却"熏肤充身泽毛，若雾露之溉"的作用，故皮肤失其柔润而发病；

湿邪缠绵难愈，由表入里，困阻脾胃，致脾失健运，气血生化乏源，肌肤、肌肉失于濡养而发病，且脾虚运化无权，水湿内生，内湿外湿合邪致病情加重缠绵难愈；寒邪入里，凝结于经络、肌腠或血脉之间，气血凝滞闭塞不通，营卫失和而发病。病情日久，邪气损伤筋骨，肾主骨，病久及肾，肾阴亏损，不能生骨益髓，骨髓失充，关节僵直，活动障碍。因此本病多系肺、脾、肾阴阳两虚，卫外不固，复感风寒湿浊之邪，蕴结于肌肤、腠理、骨髓，以致经络闭阻，气血凝滞而成。

金教授临床常将硬皮病辨为阳虚寒瘀型、脾肾虚寒型、肝肾阴虚型、阴虚血瘀型4型，具体思路如下：

1. 阳虚寒瘀型：胸前、四肢皮肤呈斑片状或条索状发硬或萎缩色素加深或脱失，伴关节酸疼，舌质淡，苔薄白，脉沉迟或沉缓。本证由寒邪外袭，蕴积肌肤，阻痹经络，气血瘀滞所致，应予以温经散寒，活血化瘀，疏风通络。方用阳和汤加减。方药：

净麻黄 6~9g	桂枝 10g	熟地黄 15g	制川乌（先煎）9g
鹿角霜 10g 或鹿角胶（烊化）9g		羌活 10g	威灵仙 15g
生黄芪 20~30g	当归 15g	赤芍 15g	丹参 30g

加减法：如肾阳不足，腰酸肢软，加巴戟天 10g，仙灵脾 15g；月经紊乱，上方去丹参，加益母草 15g；腹胀便溏者，加乌药 12g、山药 20g；如蛋白尿明显者，加玉米须 10g、小蓟 20g。

2. 脾肾虚寒型：面、颈、四肢或躯干皮肤发硬、干燥，张口困难肢体活动受限，或兼低烧、关节痛、休克等证。舌质淡暗，苔薄白，脉细数无力。此证属脾肾阳虚，气血并亏，脾失统血，阳不摄阴。治疗当以散寒开腠，回阳通脉，温补脾肾。方用四逆汤合十全大补汤加减。方药：

炮附子（先煎）10g	干姜 6g	生黄芪 30g	白术 12g
肉桂 5g	穿心莲 20g	党参 15g	桂枝 9g
当归 15g	白芍 12g	生甘草 6g	

3. 肝肾阴虚型：属系统性硬化期及萎缩期，面、颈、肩及四肢皮肤发硬，蜡样光泽，肤呈棕色，闭汗，苔薄黄，舌嫩红而瘦，伸舌不过齿，脉细寸弱。可兼有收缩期杂音，关节痛，骨质缺钙，头骨凹凸不平，月经不调，量多。本病也可累及心、肝、脾。此证由肝肾阴虚，水不涵木，兼之气血两亏，气不摄血所致，应治以填肾育阴，益气养血，活血散结，方用杞菊地黄汤加减，方药：

生熟地各 15g	山萸肉 10g	山药 15g	丹皮 15g
茯苓 15g	枸杞子 12g	白芍 10g	阿胶（烊化）12g

| 炙黄芪 20g | 党参 15g | 当归 12g | 丹参 15g |

焦麦芽 15g

平时也可间隔炖服吉林参须或高丽参汤，或时常炖服白糖参。总以养阴益气以主治。本型属中医虚损症。症见舌质嫩红而瘦短，脉细、二寸弱。肺主皮毛，肺之气阴亏损，失却"熏肤充身泽毛，若雾露之溉"的作用，故皮肤失其柔润；脾主肌肉及四肢，脾气虚弱，健运失职，气血生化乏源，气血衰少，不能濡养肌肤，故肌肉萎缩，四肢活动困难；肾主骨，病已数载，所谓病之"势必及肾，肾阴亏损，故骨质受害"。符合中医所谓虚损之重症。

4. 阴虚血瘀型：颜面、胸前及四肢皮肤发硬，部分呈萎缩，皮损处闭汗，伴低热、心烦易躁，夜晚久佳，间有下肢抽筋，舌质暗尖红，苔薄微黄，脉细数无力。此证由阴血并亏，寒热内生，烁液成瘀，重挟浊痰所致，治疗时应滋阴清热，养血化瘀，软坚消痰。方用牡蛎鳖甲汤加减，方药：

生牡蛎（先煎）30g		醋炙鳖甲（先煎）15~30g	
昆布 15g	海藻 15g	钩藤（后下）30g	白芍 15g
当归 12g	丹参 25g	元胡 12g	盐黄柏 10g

知母 10g

加减法：虚热明显加青蒿 15g，地骨皮 12g；兼贫血者，加炙黄芪 20g，熟地黄 15g。

硬皮病也可选用相应中成药治疗，如阴阳两虚者，用保元丸，每次 6g，日 2次；阴虚火旺者用知柏地黄丸，每次 9g，日 2次；丹参注射液肌注，每次 4ml，日 1次；5% 当归注射液肌注，每次 2ml，每日 1次。

外用治疗主要用于皮肤硬化的局部治疗，选药如下：①透骨草 30g，桂枝 15g，红花 10g，水煎外洗。②川楝子 60g，花椒 30g，食盐炒后，布包乘热外敷。③虎骨酒加温，按摩患处。

三十五、红斑狼疮

医案 1　胡某，女，43 岁，初诊日期：1992 年（具体不详）

主诉：面部起红斑，伴发热反复发作 1 年余。

现病史：患者 1 年前，因外出劳累、暴晒阳光，突发高热，继之面颊出现蝶形红斑，去某医院给予内服强的松及中药治疗月余后，症状好转。2 个月前，病情又复发，高热持续不退，面部红斑增多，手足掌跖亦起大小不等红斑，兼关节酸痛，即去某医院住院治疗，确诊为系统性红斑狼疮。经内服激素及中药等综合治疗 2 个月后，体温下降，面部红斑略少，关节酸痛减轻，但低烧仍持续不退，故来我院求治。症见发热，体倦乏力，气短食少，手足心热，咽干口燥，腰酸膝软，关节酸楚。目前服用强的松每日 30mg。

检查：持续低热（37.4~37.9℃）。鼻梁和两颊的红斑融合成蝶形，下颌、耳缘见数片红斑，手掌、足跖亦有散在暗红斑。舌红少苔，脉细数。实验室检查抗核抗体阳性，血沉 40mm/h。

中医诊断：红蝴蝶疮

西医诊断：系统性红斑狼疮

中医辨证：肝肾不足，水亏火旺，胃津亏耗。

治法：滋肾养阴清热、益气养胃生津。

方药：

银柴胡 10g	生鳖甲 10g	青蒿 15g	地骨皮 12g
太子参 20g	麦冬 15g	鲜石斛 12g	干生地黄 15g
炒白芍 12g	炙龟甲 15g	盐黄柏 10g	盐知母 10g

25 剂，水煎服，每日 1 剂，早晚分服。强的松维持原量，每日 30mg，顿服。

二诊：服上方 25 剂后，低烧已退，体温恢复正常。未找到狼疮细胞，抗核抗体阴性，血沉 20mm/h。颜面及手足红斑减少，诸症均觉减轻，唯体倦气短如故，纳谷欠佳。上方去银柴胡、生鳖甲、青蒿、地骨皮、鲜石斛，加川石斛、炙黄芪各 20g，当归 10g，丹参 15g，白薇、炒稻芽各 12g。21 剂，水煎服，每日 1 剂，早晚分服。强的松减至 25mg，顿服。

三诊：面部及手足红斑基本消退，病情缓解。强的松逐渐减到维持量。

随访半年，症情稳定，体力恢复，能坚持轻工作。

临诊思路：患者先天禀赋不足，肝肾阴虚，感染光毒入内，热郁营血而发为面部红斑，全身高热，热久耗伤阴血，而发展为反复低热、手足心热、咽干口燥、舌红苔光；热久伤精耗气，故见体倦乏力，气短食少；腰酸膝软，关节酸楚亦为肝肾不足之证。因此证为肝肾阴虚，水亏火旺，脾肺气虚，胃津枯耗。治宜滋阴清热，益气生津。方用青蒿鳖甲汤合生脉饮为基础方加减。药用银柴胡、炙鳖甲、青蒿、地骨皮滋阴清热以退虚热；干生地黄、麦冬养阴生津，鲜石斛益胃生津，炒白芍养血柔肝，太子参益气健脾、生津润肺，以上共奏滋阴益胃生津之效；炙龟甲、盐黄柏、盐知母滋阴降火清热。服 25 剂后，低热已退，体温恢复正常，颜面及手足红斑减少，诸症均减轻，但体倦气短如故，纳谷欠佳。上方去银柴胡，生鳖甲、青蒿、地骨皮、鲜石斛，加炙黄芪大补益肺胃之气，当归、丹参补血活血，川石斛、白薇清虚热，炒稻芽醒脾益气。

医案 2　张某，女，27 岁，初诊日期：1992 年 11 月 6 日

主诉：发热、关节疼痛，面部起皮疹 3 月余。

现病史：3 个多月前，因外出烈日暴晒回家后，突然出现关节酸痛，恶寒高热，继而面部出现红斑，自觉疲乏无力，食欲不振。去某医院住院确诊为系统性红斑狼疮，给予内服激素等治疗，体温下降，但仍有低热。出院后激素及中成药等综合治疗 3 个月后，面部红斑较前变淡，关节酸痛减轻，但低热仍持续不退，故来求治。低热伴体倦乏力，咽干口燥，腰酸腿软，手足心热，关节酸楚。

检查：体温在 37.4~37.9℃，鼻梁、两面颊呈淡红色蝶形红斑，双手掌、手腕有大小不等暗红斑。舌红苔少，脉细数。化验检查：狼疮细胞及抗核抗体阳性，血沉 40mm/h。

中医诊断：红蝴蝶疮

西医诊断：系统性红斑狼疮

中医辨证：气阴两虚，余热未尽。

治法：养阴益气，清解余热。

方药：

麦冬 15g	玄参 15g	生地黄 15g	人参 9g
银柴胡 10g	生鳖甲 15g	青蒿 15g	地骨皮 15g
炒白芍 12g	秦艽 12g	白薇 12g	女贞子 25g

30 剂，水煎服，每日 1 剂，早晚分服。强的松维持以前量，每次 10mg，每日 3 次。

二诊：服上方 30 剂后，低热已退，面部、双手红斑显著减少、缩小，诸症减轻，但仍感体乏食少，诊舌质淡红，脉弦细。复查狼疮细胞阴性，抗核抗体下降，血沉 18mm/h。治法改为养阴清热，益气养血。

方药：

麦冬 10g	玄参 10g	生地黄 10g	党参 10g
炒白芍 12g	白薇 15g	女贞子 25g	当归 10g
黄芪 30g	川石斛 20g	丹参 20g	枸杞子 12g

30 剂，水煎服，每日 1 剂，早晚分服。强的松减为每次 5mg，每日 3 次。

三诊：服上方 30 剂后，两手掌腕红斑消失，脸部红斑大多消退，体倦乏力好转，关节酸痛已除，食欲增加。后按前方加减又服 20 余剂，脸部红斑全部消退，诸症消失，病情已获缓解，后按上方随证加减继服，治疗 3 个月强的松逐渐减至最小维持量，每日服 5mg。随访 1 年，症情稳定，体力恢复，过半年后，能坚持半日轻工作。

临诊思路： 本例患者是红蝴蝶疮后期的气阴两虚型。初期由于患者禀赋不足，阳光暴晒的火毒之邪入侵，热入肌肤可见面部红斑，热毒入侵脏腑关节故出现高热关节疼痛等症，热邪亢盛，日久最易耗津夺液，损及气阴。经治疗虽高热得降，症状减轻，但低热仍持续不退，兼体倦乏力，口咽干燥，腰酸腿软，关节酸楚等证，乃属阴虚火旺，津失于上承，精不化液，故有咽干口燥，腰酸、关节酸楚；热邪灼阴，阴血不足，致营卫失调，故持续低热，脾肺气虚，不能输津布液，致体倦乏力，故方用人参益气生津养血，麦冬、玄参、生地黄加强养阴生津之效；银柴胡、鳖甲、青蒿、地骨皮、秦艽育阴清热以退虚热，白芍养血柔肝，助女贞子滋补肝肾，更用白薇伍生地黄、青蒿清虚热利尿除烦。二诊低热消失，脸、手红斑减少或缩小，诸症减轻。仍感体乏食少，为虚火已衰，元真未复，改为养阴清热、益气养血为法，加黄芪补中益气，当归、丹参补血活血，枸杞子滋补肝肾，石斛益胃生津，加强益气养血滋阴之效用。

【按语】 现代医学的红斑狼疮，临床主要以面部身体红斑、发热、关节疼痛等多系统多脏器的损害为特点。中医以红蝴蝶疮论治，属中医温热发斑范畴。确切来说，本病证候多端，不同的阶段可属不同的病证范畴。如《温病条辨》载："温病……若其人热甚，血燥不能蒸汗，温邪郁于肌表血分，故必发斑疹也。"盘状红斑狼疮由于毁坏面容显著，所以有的学者起名为鬼脸疮。

金起凤教授认为本病的发生，多数由于先天禀赋不足，肝肾亏损而成。外因包括阳光暴晒，六淫侵袭，劳倦过度；内因包括禀赋不足，情志内伤，病后失调。发病之初，开始由于阳邪，阳光暴晒的火毒之邪入侵，导致体内阴阳失调，脏腑受损，气血运行不畅，瘀凝脉络，阻于肌肤所致；或因热毒炽盛，燔灼营血，迫血外溢而引起急性发作，症见壮热渴饮，伴红斑、紫斑；温热之邪最易伤阴耗气，待邪热渐退，常表现为阴虚火旺或气阴两虚的证候；或由劳倦思虑过度，损伤心脾，使心脾气阴亏虚而成心脾两伤之证；或因情志失畅，肝气郁结，疏泄失常，脾土受侮，导致肝脾不和的证候。病的后期每因阴损及阳，累及于脾，而致脾肾阳虚；但在整个病情中，又会相继或反复出现热毒炽盛，甚至热毒内陷，热盛动风等征象，病情常虚实互见，变化复杂。红斑狼疮主要包含两型，其中系统性红斑狼疮多由心经有火，脾经积热，或因肾阴不足，水亏火旺，热盛成毒，毒热浸淫营血所致；盘状红斑狼疮多因阴虚火旺，或由肝郁气滞，气血瘀结而成。

归纳起来，本病从病因病邪来看，多属热毒之邪；从脏腑受损来看，以五脏为主，六腑皆能累及；从气血阴阳辨证来说，以阴虚血热者多见；从标本虚实来说，以本虚标实居多。金教授之辨治思路如下：

1. 毒热炽盛型：突然高热或壮热不退，面颊斑疹如云片，掌跖等处有瘀斑、紫斑；关节疼痛，口渴引饮，心中烦热，小便短赤，大便干燥，苔薄黄燥舌红绛，脉洪数或滑数等。此为温热外侵，熏灼气营，致气血两燔，阴伤液耗，热伤血络，血溢成斑。治以清热败毒，凉血护阴为法。方选清瘟败毒饮加减。方药：

水牛角片 30g	生石膏（先煎）30~60g		知母 10g
玄参 20g	黄连 6~10g	石斛 30g	连翘 15g
金银花 15~30g	生地黄 30g	赤芍 15g	

加减法：若斑如云片，色鲜红加紫草 20g，生槐花 30g 以清血中伏火；若热毒攻心、神昏谵语者，加服安宫牛黄丸一粒或紫雪丹 0.9g 以清心开窍、安神镇痉；如热盛动风抽搐者，加羚羊角粉 0.6g 冲服，钩藤 20g，以平肝息风定痉。

2. 风湿热痹型：身热恶风，关节焮肿发热，疼痛明显，屈伸不利，口渴喜饮，小便短黄，苔白黄舌略红，脉弦滑带数。此为风湿外袭，痹阻关节，郁久化热，气滞血瘀。治以疏风清热，通络活血利湿。方选白虎加桂枝汤加味。方药：

生石膏 30g	知母 10g	生薏苡仁 20g	桂枝 10g
防风 10g	防己 10g	金银花 15g	赤芍 15g
片姜黄 15g	威灵仙 15g	络石藤 20g	

加减法：如身热已退，关节肿胀热痛减轻，但觉酸楚者，治宜养血调营，利湿通络，方用蠲痹汤。

3. 肝脾不和型：患者以少女居多。症见两胁胀痛，胸膈痞满，肝脾肿大，食少纳胀，呕恶嗳气，或月经不调，面色晦暗，苔腻浅黄、舌质淡，脉弦细数。此为肝气郁结，痰湿中阻，木邪横逆，胃失顺降。治以疏肝理气，降逆和胃化痰。方选柴胡舒肝散合六郁汤加减。方药：

柴胡 10g	枳壳 10g	香附 10g	赤白芍各 12g
半夏 10g	陈皮 10g	炒苍术 10g	厚朴 9g
炒栀子 10g	牡丹皮 10g	茯苓 15g	

如心烦呕恶，食后腹胀，加黄连 5g，姜竹茹、炒鸡金各 10g，砂仁 6g 以苦辛通降，健脾消食。

4. 脾肾阳虚型：红斑不显或无皮损，下肢或周身浮肿，腰酸重于痛，尿少且频，倦怠无力，面色灰黯或㿠白，形寒肢冷，或有腹胀、呕恶、便溏，舌淡苔白，脉沉细。此为肾阳衰微，阴寒内盛，命门火衰，温煦无权，致脾肾阳虚，膀胱气化失职。治以温补脾肾，通阳利水。方选真武汤化裁。处方：

茯苓（带皮）25g	生白术 15g	白芍 10g	炮附子（先煎）10~15g
干姜 6g	炙甘草 6g	生黄芪 30g	生杜仲 12g

猪苓 15g	泽泻 15g	葫芦瓢 15g	

加减法：如尿中蛋白日久不消，加党参 15g，金樱子、益智仁、莲须各 10g 以固肾益气摄精；尿中出现红细胞，加大小蓟各 15g，鱼腥草 30g 以凉血清热；如腰脊酸痛显著，加川断 20g，巴戟天、制狗脊各 12g 以补肾壮骨。

5. 气阴两虚型：症见低热或潮热，或五心烦热，倦怠头晕，心悸气短，口干咽燥，腰酸目糊，自汗盗汗，脱发，关节酸楚，或干咳无痰，脉濡数或细数无力，舌淡红少苔或花剥。此为气阴两虚，虚热内生，气虚不能输布津液、化生精血、充养全身。此证多是处于后期邪退正虚阶段。治以滋阴清热，益气养血。方药：

北沙参 30g	麦冬 12g	生地黄 20~30g	生黄芪 20~30g
当归 12g	石斛 20~30g	枸杞子 12g	党参（或太子参）15g
女贞子 20g	盐黄柏 10g	知母 10g	丹参 15g

加减法：兼有低热或潮热者，加银柴胡 10g，鳖甲、青蒿各 15g 以育阴清热；如症见口干且苦，心中烦热明显者，上方去黄柏，加黄连 6g，炒栀子 10g 以清心除烦；如脱发较多兼头晕者，加首乌藤 30g，菊花 10g 养阴潜阳。

三十六、白塞病

病例 1. 沈某，男，27 岁，初诊日期：1993 年 4 月 6 日。

主诉：口腔、生殖器溃疡，反复发作 2 年。

现病史：自述 2 年前感冒后，口腔出现溃疡，3 个月后，阴茎也出现溃疡，后经常发作，饮水进食均痛甚，于多所医院诊为白塞病。经治 1 年余，仍未能控制复发。伴长期反复低热，体疲乏力，口咽干燥，溲黄便干。

检查：体温在 37.5~38℃，口腔内有 6 处溃疡面，直径在 0.3~0.8cm，散见于两颊内侧面，牙龈、上唇及舌部；阴茎近龟头部有 3 个圆形小溃疡，直径在 0.2~0.3cm，溃疡表面有少量分泌物。舌质红苔薄黄，脉细数。

中医诊断：狐惑病

西医诊断：白塞病

中医辨证：阴虚火旺，湿热内蕴。

治法：养阴清热，降火泄湿，佐以益气。

方药：

北沙参 30g	玄参 20g	生地黄 20g	炙黄芪 15g
生鳖甲 15g	青蒿 15g	地骨皮 12g	黄连 6g
赤茯苓 15g	金莲花 12g	锦灯笼 10g	马蔺子 10g

15剂，水煎服，每日1剂，早晚分服。口腔溃疡外搽锡类散（市售成药），日2~3次；阴茎溃疡用青黛散香油调敷，日2次。维持以前强的松量，每次10mg，日2次。

二诊（93.4.22）：服上方15剂后，低热体乏、咽干均减轻，口腔溃疡明显缩小，食饮痛显减，阴茎溃疡二个已愈合，另一个亦缩小，舌脉同前。治法改养阴清热、益气滋肾，上方去地骨皮、黄连、赤茯苓、锦灯笼，加麦冬、莲子心各12g、黄精15g、女贞子20g，15剂。强的松减为每次5mg，每日3次。

三诊（93.5.9）：药后低热已退，体倦乏力显减，口腔溃疡多半愈合，不觉疼痛，阴茎溃疡全部愈合。后按上方随证稍予加减又服药20剂而病愈。强的松逐渐减量以至停服，随访半年未复发。

临诊思路：肝经绕阴器，开窍于目，肝经湿热，沿经流于口腔、阴部，热盛肌腐，湿盛肉烂，则成溃疡，且表面有分泌物；溃疡日久，耗伤阴液，致阴虚火旺，则溃疡更甚，虚火上扰则发热、口咽干燥，虚火下炎则溲黄便干；津液耗伤日久，气随液脱，致气阴两伤，见体疲乏力；舌红苔薄黄，脉细数等均为阴虚火旺，湿热内蕴，气阴不足的表现，治以养阴清热，降火泄湿，佐以益气，方中用鳖甲直入阴分，咸寒滋阴以退虚热；青蒿芳香以透热邪外出；生地黄、玄参清热凉血滋阴，地骨皮凉血除蒸，助鳖甲以退低热；沙参伍玄参养阴清金以滋肾水；黄芪以益气；黄连、赤茯苓清心凉血；金莲花有清热解毒、消肿止痛、收敛口腔溃疡的作用，锦灯笼清上焦热毒，马蔺子性味甘平无毒，功能生津止渴，清热解毒，对口腔溃疡有消炎止痛作用，《别录》谓马蔺子："止心烦满，利大小便，长肌肤"。二诊诸症减轻，口腔溃疡明显减小，虚火湿热已见衰减，故改予清热养阴，滋阴补肾之剂，予加麦冬养阴生津、润肺清心，莲子心清心泻热，黄精、女贞子滋补肝肾之阴。三诊时见低热已退，体乏显减，口腔溃疡大半愈合，阴茎溃疡已愈，又按前方加减获效。

【按语】白塞病又称口、眼、生殖器综合征，是一种全身性免疫系统疾病，可侵害人体多个器官，临床主要表现为复发性口腔溃疡、生殖器溃疡、眼部虹膜炎以及皮肤丘疹脓疱、结节性红斑样皮损。本病常多见于青壮年，男女均可发病。与古籍中所描述的狐惑病又相似之处。其病名首见于《金匮要略·百合狐惑阴阳毒病证治第三》中，谓："狐惑之为病，状如伤寒，默默欲眠，目不得闭，卧起不安，蚀于喉为惑，蚀于阴为狐，不欲饮食，恶闻食臭，其面目乍赤、乍黑、乍白，蚀于上部则声喝，甘草泻心汤主之"。

金起凤教授认为本病为湿热蕴毒，毒腐皮肤肌肉或肝肾阴虚、经脉孔窍失去濡润，或寒湿血瘀肌肤失养而成，与肝、脾、肾三脏关系密切。《灵枢》云："肝足厥阴之脉……循股阴，入毛中，过阴器，……循喉咙之后，上入颃颡，连目系……从目系下颊里，环唇内"。肝郁化火，克伐脾土，脾虚湿蕴，湿蕴日久化热；或过食肥甘厚味、辛辣之品，内伤脾胃，生湿化热。湿热循经而动，至目则目赤肿痛，至口咽、阴部则溃疡渗出。湿热久羁伤阴耗液，肝肾阴虚不能濡润经络、孔窍，故溃疡难愈。亦或脾胃素虚或因误治、过食生冷、外湿内侵等损伤脾阳，脾阳不运，寒湿内生，日久及肾，脾肾阳虚，阳不敷布，寒湿阻滞，循经上攻下注，日久寒湿阻滞气机，致气滞血瘀肌肤失养而致病。因此本病以肝、脾、肾三脏亏虚为本，湿热蕴毒或湿寒血瘀为标。脾虚则生湿，阴虚则生内热，故湿热内生，郁久生毒，热毒壅盛，以致口咽、二阴、眼部多种症状出现。本病损害部位，与肝、脾、肾三脏之间有密切关系。

金起凤教授认为临证以肝脾湿热型、脾虚湿热型、肝肾阴虚型多见，脾肾虚寒血瘀型少见，肝脾湿热型、脾虚湿热型虽均为湿热内蕴，但有脾虚、肝郁之区别，临诊时应详查病机，细分异同，辨证论治。其辨治思路如下：

1. 肝脾湿热型：发病急骤，病期较短，仅出现单一部位症状。如下阴部溃烂，常红肿疼痛明显，渗出较多；如病在眼部，则见目赤肿痛；如在小腿，红斑结节亦潮红灼热疼甚。伴恶寒发热，部分病例可见高热、心烦、汗出、口鼻出气热，关节疲痛，胸闷胁胀，恶心厌食，咽干口苦，苔黄腻，舌质红，脉弦数。治以泻肝清火，利湿解毒，佐以清解。方选龙胆泻肝汤加减，方药：

柴胡 10g	龙胆草 10g	黄芩 10g	炒栀子 10g
金银花 15g	鲜生地黄 30g	牡丹皮 15g	赤芍 15g
生薏苡仁 30g	滑石 15g	赤小豆 30g	豆卷 12g

加减：如见渴喜凉饮，脉滑数，加生石膏 30g、知母 10g；心中烦热者，加黄连 6~9g；胸闷恶心者，加半夏 10g、枳壳 10g、姜竹茹 10g；目赤肿痛者，加菊花 12g、密蒙花 10g、青葙子 10g；如妇女带多黄白，加椿根皮 12g、生薏苡仁 15g、乌贼骨 10g。

2. 脾虚湿热型：病人长期低烧，反复出现口腔、下阴部溃疡，面色微红，唇干，体乏，小便黄，大便时溏时干，舌暗微红、苔白黄微腻，脉浮弦重按无力。治以扶正祛邪、益气、清热化湿。方选甘草泻心汤加减，方药：

红参 9g	生甘草 9g	黄连 9g	黄芩 12g
半夏 9g	生姜 6g	生地黄 15g	竹叶 10g

另用生甘草 12g、苦参 9g，煎水漱口。

加减：红参可用人参 12g 代替。如服药 10~15 剂后，体温下降，溃疡、腹胀好转，食欲增加，舌红苔腻滑，脉象细滑。乃热已减，而湿邪未清，治拟三仁汤化湿为主，药用：草豆蔻9g、杏仁9g、生薏苡仁15g、半夏10g、厚朴9g、橘皮10g、滑石18g、通草4.5g。

如病以下阴部溃疡为主，红肿、疼痛不甚，渗出不多，兼纳少不香，胃脘满闷，苔白腻，脉缓者，治拟除湿胃苓汤加减，药用：炒苍术10g、厚朴9g、陈皮10g、炒白术10g、猪苓15g、茯苓15g、炒黄柏10g、茵陈20g、生薏苡仁20g、女贞子15g、当归10g、白芍10g。也可加用土茯苓30g利湿解毒。

3. 肝肾阴虚型：病久低热起伏，多症状出现，常反复发作。如外阴溃疡，色多暗红不鲜；眼病红肿不明显，或视物不清。伴有头晕，腰疲，咽干口燥，眼内干涩，或手足心热，妇女月经不调，舌质红、苔中剥，脉弦细数。治以育阴清热，滋肾潜阳。方选六味地黄丸合大补阴丸合益胃汤加减，方药：

生地黄15g	山萸肉10g	北沙参30g	麦冬12g
川石斛20g	玄参15g	炙龟甲15g	炒白芍10g
枸杞子12g	盐黄柏10g	知母10g	泽泻15g

加减：如病久出现气阴两虚，见体乏无力者，加炙黄芪15~20g；如舌苔白腻，胃呆食少，便溏，脘满心烦者，上方去龟甲、黄柏、知母，加苍术10g、白术10g、姜汁炒黄连5g、厚朴9g、陈皮10g、白豆蔻9g；如口腔溃疡较重，糜烂疼痛较重，加锦灯笼10g、金莲花12g、马蔺子10g以清上焦之湿热蕴毒。

4. 脾肾虚寒血瘀型：若病期更久，反复难愈。长期反复出现口腔、外阴部溃疡，可见下肢结节红斑暗紫。伴面色苍白，食少、无力，畏寒肢冷，下肢浮肿，腹胀或五更泄泻，或长期畏冷发热，苔白腻或薄白，舌质紫暗或有瘀斑，脉沉细无力。治以温补脾肾，散寒化瘀。方药：

炮附子（先煎）10g	肉桂6g	党参15g	白术15g
茯苓15g	干姜6g	半夏10g	赤芍10g
白芍10g	三棱10g	莪术10g	红花10g
炙甘草6g			

加减：气虚明显者加黄芪30g；关节酸痛，加鸡血藤30g、秦艽12g、酒炒桑枝30g。

5. 外治：口腔溃疡可选用锡类散、养阴生肌散，或用冰片0.6g、人工牛黄0.6g、珍珠0.3g共研极细末外搽。外阴溃疡可用药渣煎汤外洗或坐浴后，用黄连膏外敷。

三十七、天疱疮

医案1 褚某，男，66岁，初诊日期：1993年2月18日

主诉：周身起皮疹水疱反复发作1年。

现病史：1年前（1992年1月中旬）发现头、面、躯干出现较多红斑，局部有水疱，去某医院住院治疗，病理诊断为天疱疮，给予强的松口服治疗（最大剂量不详），配合间断服用中药，皮疹控制，病情好转。强的松减量时皮疹又复发加重，有较多新水疱出现。患者不愿增加强的松用量，故来我院求治。头面躯干起水疱，伴咽干舌燥，体倦气短，便干溲黄，午后低热（体温37.3~37.8℃）。现口服强的松30mg/日。

检查：满月脸，水牛背，头、面、躯干有色素沉着斑，并可见有红斑，水疱、结痂，疱壁松弛，尼氏征阳性。舌质红，苔花剥，脉弦细。

中医诊断：火赤疮

西医诊断：寻常型天疱疮

中医辨证：热毒偏盛，伤阴耗气，津亏液乏，肌肤失养。

治法：养阴益气清热。

方药：

西洋参6g	天冬18g	麦冬15g	玄参18g
生地黄20g	石斛20g	炙鳖甲15g	青蒿15g
地骨皮15g	白薇12g	党参18g	白术12g
陈皮10g			

21剂，水煎服，每日1剂，早晚分服。强的松剂量同前30mg/日。

二诊：水疱多数干瘪，红斑变淡，偶有个别新发水疱。低热已除，咽干舌燥减轻，舌脉无明显变化，仍有体倦乏力，上方去青蒿、白薇、陈皮，加炙黄芪20g、炙龟甲15g、盐黄柏9g、知母10g，服28剂。强的松30mg/日改为20mg/日。

三诊：1个月后，大部分水疱干瘪结痂，部分红斑消失，偶有小水疱出现，很快干瘪结痂，咽干舌燥，体倦乏力等症均减轻。舌红苔薄白，脉弦细小数，治宗前法。前方加当归、白芍。21剂，水煎服，每日1剂。强的松改为15mg/日。

四诊：药后水疱基本消失，无新疹出现，诸证明显好转，按上方继服2个月。强的松逐步规律减量。随访2月，病情稳定，强的松逐渐减量停用，皮疹无复发。

临诊思路：本例患者症见咽干舌燥，体虚乏力，午后低热，舌红苔花剥，脉细数等阴虚火旺之症，为热毒内蕴，伤阴耗气，津亏液乏，肤失所养而发。治以养阴益气，清热解毒润燥。方用解毒养阴汤加减。方中西洋参、天麦冬、玄参、生地黄、石斛养阴生津、甘寒凉润；党参、白术、陈皮益气健脾；青蒿、地骨皮、白薇清虚热；鳖甲直入阴分，咸寒滋阴，配青蒿退虚热，透热而不伤阴，养阴而不恋邪，取青蒿鳖甲汤之意。二诊水疱多半干瘪，低热消退，咽干舌燥好转，但体倦依然，原方去青蒿、白薇、陈皮加炙黄芪补中益气，龟甲滋阴潜阳，知母清热泻火、滋阴润燥，黄柏清热燥湿、泻火除蒸，以增益气养阴清热之效。三诊时大部分水疱干瘪结痂，部分红斑消失，偶有小水疱出现，很快干涸结痂，诸症显减，继按前方随证稍予加减服用，先后服用5个月余，水疱全部消退，诸症亦瘥，强的松逐渐减量至停药，病情稳定。

医案2　赵某，男，50岁，初诊日期：1994年5月20日

主诉：全身起红斑水疱反复3年余，加重数日。

现病史：3年前（1990年末）无明显诱因发现躯干部起少量红斑，水疱，未引起重视，未就诊。1991年4~5月份皮损加重，四肢也起皮疹，至北京某三甲医院病理诊断为红斑性天疱疮，收入院治疗。当时服用强的松40mg/日，以后逐渐减至10mg/日，服药1年余而自行停药。以后经常出现水疱，伴痒。近日来皮损出现增多，痒甚，曾在医务室注射激素药3支（药名不详），瘙痒有好转，偶有水疱出现。伴心烦、急躁易怒、口干思饮。

检查：头部躯干四肢有指甲大小至绿豆大小的色素沉着斑，躯干四肢有3、4个绿豆大小的水疱。舌红略暗，苔黄褐，脉弦滑。

中医诊断：火赤疮

西医诊断：红斑型天疱疮

中医辨证：血热偏盛生风，湿热内蕴伤营。

治法：凉血清热，祛湿息风。

方药：

水牛角40g	蚤休25g	生石膏（先煎）30g	
连翘12g	生地黄20g	牡丹皮15g	赤芍15g
柏子仁10g	白鲜皮30g	地肤子30g	全蝎5g
海桐皮20g	生甘草9g		

6剂，水煎服，每日1剂，早晚分服。

二诊（94.5.27）：未见新疹出现，偶痒，右肘部有一黄豆大小的红斑。伴口干喜凉饮，口苦咽干，心烦急躁易怒，无胃痛。舌红略暗苔黄黑，脉弦数有力。

方药：上方去连翘、柏子仁、地肤子，加黄连6g，知母10g，玄参15g，苦参10g，6剂，水煎服，每日1剂，早晚分服。

三诊（94.6.3）：后背皮肤偶痒，可见1个水疱，2个绿豆大小的红斑，余为色素沉着斑。舌红略腻，苔黄，脉弦细。纳可，便调，心烦急躁，口干思饮多。前方去牡丹皮，玄参加至25g。以后又随症加减共服药1月余，病情稳定。

临诊思路：本例患者皮疹红斑水疱，伴心烦易怒、口干思饮，舌红苔黄褐，为血热偏盛，内蕴湿热，郁搏肌肤所致，治当凉血清热利湿。方用犀角地黄汤加减治疗。其中水牛角片、生地黄、牡丹皮、赤芍清热凉血以败毒；生石膏清气分火炽；蚤休、连翘清心肝之火；白鲜皮清热燥湿，海桐皮祛风除湿，合地肤子清热利湿、祛风止痒；全蝎息风以止痒；柏子仁养心安神；甘草清热解毒调和诸药。二诊药后水疱见少，瘙痒减轻，考虑热稍减，湿仍重，故减连翘、地肤子，予苦参清热燥湿止痒；仍觉口渴喜饮，口苦咽干，心烦易怒，乃属心火旺盛，肺胃阴津被耗；火热伤阴，口渴咽干，故减柏子仁，改用黄连主清心泻火除烦；知母、石膏以清降气火、养阴生津；玄参清热凉血降火。三诊患者皮肤瘙痒明显减轻，皮肤仅有1~2处绿豆大小新出红斑，1个水疱，病情明显控制，减去凉血透热之牡丹皮，余同上方，又服药6剂后，诸症显减，全身已无红斑水疱出现，病情已趋稳定。后续服中药1月余以资巩固。

【按语】现代医学的天疱疮、大疱性类天疱疮等免疫性大疱性皮肤病，可以中医天疱疮、火赤疮论治。首见于宋代窦汉卿《疮疡经验全书》"天疱，此疮之发，不拘老幼……初生一疱，渐至遍身，浸烂无休"。其临床特点是皮肤松弛，起燎浆水疱、大疱，严重者周身糜烂。

金起凤教授认为本病多由心火脾湿内蕴，兼感风热毒邪阻于肌肤而成。《素问·至真要大论》云："诸痛痒疮皆属于心"，盖因"心为五脏六腑之大主，而总统魂魄，兼赅志意。情志之伤，虽五脏各有所属，然求其所由，则无不从心而发"，故五志过极，均可化火；又"心主血脉"，"心藏血脉之气"，心火随心气散于体表。诸湿肿满皆属于脾，盖因脾主运化，位居中央，为中焦水液升降输布的主要枢纽，并配合肺、肾、三焦、膀胱等脏腑，枢转水液，升清降浊，如脾虚失运，湿停于内，流于肌表，与火热相合；或者湿浊内停，郁久化热，心火脾湿交蒸，内不得疏泄，外不得透达，蕴于肌肤。再兼外感风湿热毒邪，内外合邪，搏于肌肤腠理而发病，故可见红色斑片、水疱、大疱、糜烂渗出，自觉瘙痒疼痛。病程日久，湿热灼耗阴液，见阴虚湿热之症状，临床表现为皮疹反复发作，水疱松弛，可见鳞屑、结痂，伴口干、咽燥、心烦；或气随阴脱，见气阴不足之症，如乏力、神疲懒言，舌质淡或有裂纹，少苔，脉沉细。

金起凤教授临证多以毒热炽盛、心火脾湿、气阴亏虚辨治，主要辨证思路如下：

1.毒热炽盛型：发病急骤，水疱迅速扩展增多，可泛发，疮面鲜红，伴身热、渴饮，心烦烘热，小溲黄赤，大便干结，舌红绛，苔黄燥，脉洪数或滑数。辨证为热毒内炽，燔灼气血，侵营入血，外发肌肤。治以清热败毒，凉血护阴。方用清瘟败毒饮加减。方药：

水牛角片 50g	生石膏（先煎）30~60g	知母 12g	黄连 9g
栀子 10g	玄参 20g	连翘 15g	金银花 20g
生地黄 30g	鲜石斛（先煎）12g	牡丹皮 15g	赤芍 15g
赤小豆 25g			

加减法：如高烧不退，加羚羊角粉（分冲）1.5g、生玳瑁（先煎）10g；大便干结，加枳实 10g、生大黄 6~10g（后下）；或配服紫雪丹，每次 1.5g（冲服），每日 2~3 次。

2. 心火脾湿型： 红斑水疱散在分布，糜烂面流水较多，或已结痂，甚则口糜舌烂。伴胸闷纳呆，心中烦热，有时恶心，腹胀便溏，舌尖红、苔黄腻，脉濡数。

辨证为心火内炽，脾虚积湿，郁久化热，熏蒸肌肤为患。治以清火解毒，健脾除湿。方用甘草泻心汤合健脾除湿汤加减。方药：

黄连 6~10g	黄芩 15g	法半夏 10g	陈皮 10g
炒苍术 10g	炒枳壳 9g	炒栀子 10g	连翘 12g
山药 20g	茯苓 15g	泽泻 15g	生薏苡仁 20g

加减法：如口糜舌烂，加金莲花 12g、锦灯笼 10g；红斑明显者，加牡丹皮 15g、赤芍 15g；有继发感染者，加蚤休 25g、紫花地丁 30g。

3. 气阴虚亏型： 见于进展期重症者，或恢复期水疱已少，多数水疱干涸结痂，干燥脱屑，入夜痒甚。伴咽干口燥，体乏气短，或兼低热，大便干，舌红花剥，脉细数。辨证为热毒内蕴，伤阴耗气，津亏液乏，肤失所养。治以养阴益气，清热解毒润燥。方用解毒养阴汤加减。方药：

西洋参 6g	南沙参 15g	北沙参 15g	石斛 20g
玄参 15g	生地黄 15g	党参 15g	当归 10g
连翘 12g	白茅根 30g	芦根 15g	白薇 12g
天冬 12g	麦冬 12g		

加减法：如有低烧，加炙鳖甲 15g、青蒿 15g、地骨皮 12g 滋阴退虚热。

如发病急骤，水疱泛发色红，属热毒炽盛者，宜配服紫雪丹，每次 1.5g（冲服），每日 2~3 次；属气阴两伤、虚火偏旺者，配服知柏地黄丸，每次 1 丸，日 2 次，生脉饮每次 1 支，每日 2 次。

三十八、其他

（一）血栓闭塞性脉管炎

医案1　陈某，男，37岁，初诊日期：1973年1月20日

主诉：双下肢凉痛逐渐加重1年余。

现病史：1年前突感左小腿凉痛，左足拇、次趾刺痛，日渐加重，4个月前右小腿也觉凉痛，步行更剧，多家医院诊为血栓闭塞性脉管炎，经治多次右小腿好转，左侧效不佳。现左小腿、左足痛如针刺，常抱膝跪坐，影响睡眠。

检查：面瘦色黯，左小腿以下发凉，左足拇、次趾黯紫肿胀，左足背、胫后动脉搏动消失。舌质暗紫，苔薄白，脉细涩。

中医诊断：脱疽

西医诊断：血栓闭塞性脉管炎

中医辨证：宿瘀结聚，闭塞经脉。

治法：开痹通络，活血破瘀。

方药：脱疽活血汤加减

赤芍30g	桃仁12g	生水蛭粉（冲）9g	三棱18g
当归30g	黄芪30g	桂枝15g	炮山甲10g
乳没药各10g	川牛膝20g	全蝎6g	蜈蚣3条

每日1剂，水煎3次，早晚分服。

外用方：

透骨草15g	麻黄9g	川乌18g	安桂10g
威灵仙10g	羌活10g	樟脑（兑入）9g	当归尾15g
苏木15g	红花15g	伸筋草30g	

煎汤熏洗患肢，每次半小时，日2次。

服上方20剂后，左小腿凉痛显减，左足拇、次趾紫暗肿胀近消，刺痛显减，夜寐得安。效不更方，前方生水蛭粉改为6g，继服30余剂，则诸般症状全部消除而获愈。（左足背、胫后动脉恢复正常，步行如常人。）随访4年未复发。

临诊思路：患者素体气血不足、瘀血阻络，见面瘦色黯，舌质、皮色紫黯，故用黄芪、当归大补气血，并加桃仁、赤芍活血，与当归、黄芪动静相宜，补血而不凝滞；然脱疽之重症，非破瘀重剂或搜剔峻破之虫类药不足以消除瘀结，畅通经络气血，故用全蝎、水蛭、蜈蚣等虫类药善走窜的特性，搜风通络，破血除瘀，通达内外，从而使得瘀血去新血得生；使以桂枝温通血脉，和营通滞；川牛膝活血祛瘀，祛风利湿，并可引诸药下行。全方共奏开痹通络，活血破瘀之功。同时辅以外用温阳散寒，活血通络汤药，内外合治，可奏效。二诊效不更方，但应中病即止，不可过伤脾胃气血，故减水蛭用量。

医案 2　赵某，男，48 岁，初诊日期：1975 年 1 月 22 日

主诉：右下肢麻木凉痛 1 年。

现病史：1 年前突觉右小腿凉疼麻木，后同侧足拇、次趾疼痛并日渐加重，步行即掣痛难行，曾去几所医院诊为血栓闭塞性脉管炎，经治半年无效。体倦，畏寒肢冷，纳谷尚可。

检查：面黄，右下肢小腿以下发凉，右足拇、次趾浅紫肿胀，局部肤温偏低，右足背动脉搏动消失，右侧胫后动脉极微。舌质淡有瘀斑，苔薄白润，脉沉细。

中医诊断：脱疽

西医诊断：血栓闭塞性脉管炎

中医辨证：寒邪外侵，络阻血瘀。

治法：温阳通经，活血宣络。

方药：脱疽温阳汤加减

肉桂 10g	熟地黄 15g	麻黄 10g	
制附子（先煎）30g		细辛 3g	当归 15g
丹参 20g	白芥子 15g	鹿角霜 15g	川牛膝 20g
络石藤 30g	黄芪 60g	蜈蚣 3 条	

水煎服，每日 1 剂，早晚分服。

另嘱取药渣加生艾叶 50g 煎汤，趁热先熏后洗，每次半小时，日 2 次。

宗上方随证略予加减，先后共服药 70 剂而告愈。随访 2 年未复发。

临诊思路：患者中年男性，肾阳不足，气血亏虚，不能充养四肢，故体倦、畏寒肢冷；气血不足，不能上荣于面，故见面色黄；肾阳虚易外感寒邪，致血脉痹阻，经脉失于濡养，故自觉肢体麻木、发凉；寒湿阻滞气血凝滞阻络，血行不畅，不通则痛，故皮色紫，足疼痛难行。舌质淡有瘀斑，苔薄白，脉沉细皆为阳虚寒凝，气血瘀滞之象。治疗应以温阳通经活络止痛为主，并大补气血。方中以肉桂、熟地黄、鹿角霜、麻黄、附子、细辛、白芥子温阳散寒通络；佐以当归、丹参养血活血化瘀；使以川牛膝、络石藤、蜈蚣祛湿散寒、通络宣痹；白芥子利气消痰、散寒退肿。方中重用黄芪 60g，以大补气血，鼓舞阳气下达肢端，亦可增强当归、丹参活血之功。内服方药同时辅以药渣加生艾叶煎汤熏洗，加强局部肢体温阳散寒通络之功，内外合治共奏温阳散寒、活血通络止痛之效。

医案 3　赵某，男，35 岁，工人，初诊日期：1975 年 2 月 26 日

主诉：左下肢凉痛麻木 1 年余，右下肢凉痛麻木 3 个月。

现病史：患者于 1 年多前冬季突感左下肢凉痛麻木，左拇趾、次趾亦痛，日渐加重。3 个月前右下肢亦出现凉痛。2 个月前，左足趾痛加剧，疼痛彻夜难眠。曾往承德市某医院诊为血栓闭塞性脉管炎，经治多次，效果不著，遂来求治。

检查：面色黯淡，双下肢小腿以下发凉（右稍轻），左足拇、次趾暗紫肿胀，跛行明显，步行痛甚，足背、胫后动脉搏动左消失、右微弱。舌质暗红，苔白厚腻，脉沉细涩。

中医诊断：脱疽

西医诊断：血栓闭塞性脉管炎（二期营养障碍期）

中医辨证：寒凝气滞血瘀，湿阻经脉闭塞。

治法：益气化瘀止痛，健脾利湿通络。

方药：

生黄芪 30g	生白术 10g	防己 12g	当归 30g
赤芍 15g	桃仁 12g	红花 15g	莪术 15g
制乳没各 9g	牛膝 15g	炙马钱子 0.6g	

10 剂，水煎服，每日 1 剂，早晚分服。

外用：腾洗药熏洗局部。

二诊：药后左足趾痛稍差，夜寐稍好，但跛行如故，步履痛甚未减。宗原方去生白术、炙马钱子，加桂枝 10g、忍冬藤 20g、丹参 30g。20 剂，水煎服，每日 1 剂，早晚分服。另配服蝎蚣丸，早晚各服 4.5g。

三诊：1 个月后，两下肢疼痛明显减轻，跛行及左足趾暗紫肿胀已消失，患者已能缓行 1 里多。再拟原方去莪术、制乳没，加酒桑枝 30g 继服。后按原方稍予加减，又服药 30 余剂，兼早晚各服蝎蚣丸 3g 后，自觉症状全部消失，步行如常人。

临诊思路： 患者面色黯淡、小腿发凉、趾色暗紫、步行痛甚、舌质暗红、脉涩，此为寒凝络脉闭阻，气血瘀滞之征。由于瘀阻络痹，故疼痛甚；营血不能灌输四末，故足趾暗紫肿胀。舌苔白厚腻为脾虚不能运化水湿之象。故首诊以益气健脾，除湿通络，活血止痛为法。黄芪、白术益气健脾；当归、桃红、莪术、乳没、牛膝活血通络止痛；防己祛风除湿止痛，且和黄芪、白术同用，有利水消肿之功；并加马钱子通络镇痛。药后痛稍减，效果不著。考虑患者病已年余，络道闭塞既久，宿瘀固难宣通，非草木之味鲜效，当增虫药以搜剔攻逐。故二诊加服蝎蚣丸破瘀散结，搜风通络止痛，以解决络中积久之宿瘀，汤丸并进获效。三诊

已能缓行较远路程，效不更方，以原方加桑枝祛风除湿通络，配合口服蝎蚣丸，先后服药二月余收功。

医案4　李某，男，42岁，农民，初诊日期：1971年4月6日

主诉：右下肢凉痛麻木伴间歇性跛行2年，加重2个月。

现病史：患者于2年前发现右小腿凉痛麻木，间歇性跛行，曾服中药治疗有所缓解。8个月前发现右足4、5趾肿胀疼痛，后日渐加重，曾去武汉某医院检查，诊为血栓闭塞性脉管炎，经治疗3个月，效果不佳。近2个月来，右足4、5趾发黑溃烂，剧痛难忍，半月来持续发热，饮食减少，故特来求治。伴有发热躁烦，唇干渴饮，溲赤便结。

检查：慢性病容，体温39℃。右足4、5趾端发黑溃烂，溃烂处约2cm×2.5cm及1.5cm×2cm大小，脓液不多，味恶臭，小趾上外侧有一瘀紫斑，局部红肿灼热，右足背肿胀，小腿肌肉萎缩，右足背、胫后动脉搏动消失。苔黄，舌绛紫少津，脉滑数有力。

中医诊断：脱疽

西医诊断：血栓闭塞性脉管炎（三期坏死期）

中医辨证：火炽灼阴，毒陷筋骨，血瘀络痹。

治法：清火解毒，养阴益气，化瘀通络。

方药：以蝎蚣丸配合大剂清火解毒、养阴益气化瘀之剂急进

鲜生地黄60g	石斛（先煎）30g	玄参30g	金银花60g
蒲公英30g	紫花地丁30g	生黄芪30g	当归24g
赤芍15g	怀牛膝15g	猪苓30g	罂粟壳10g

30剂，水煎3次，每日1剂，3次煎服。另配服蝎蚣丸早晚各服3g。

外用：溃烂处予二宝丹、藤黄膏，外用鳖黄药水湿纱布裹后，取辅料包扎，每天换药1次。足趾剧痛阶段，每天多次将鳖黄药水湿润纱布外裹，以利消炎止痛。局部红肿热痛处，取新鲜马齿苋捣汁加香油少许调金黄散外敷。

二诊：上药服30剂及蝎蚣丸后，右足趾痛已解，局部红肿及趾端色黑已消，疮口腐肉已脱过半，4、5趾甲已掉，高热已解，渴饮亦差，纳食渐增。继以原方去蒲公英、赤芍、猪苓、罂粟壳，加白芍15g、生甘草6g，减鲜生地黄30g，继服1个月，兼以蝎蚣丸服用同前。

三诊：1个月后，右4、5趾疮面腐肉全脱，肉芽红沽，小趾瘀斑已消失，右小腿肌肉萎缩显著好转，舌淡红，苔薄白，脉弦细。病久气血两虚，毒热已清，拟益气养血以善其后。方药：

人参9g	炒苍术9g	炙甘草6g	生炙黄芪各15g

当归 30g	茯苓 12g	陈皮 10g	生地黄 20g
白芍 12g	忍冬藤 20g	生薏苡仁 15g	鸡血藤 30g

嘱停服蝎蚣丸。疮口改用生肌散、玉红膏外敷，日换 1 次，便以长肉收口。1 个月后，右 4、5 趾两疮口已全部愈合，获临床治愈，随访 6 年未复发。

临诊思路： 患者病久不愈，新瘀不化蓄为宿瘀，使络闭不通，致成斯疾。病久则络道壅遏之邪必郁而化热，大热不止，热盛则肉腐，肉腐则为脓。由于火炽毒盛，因而导致趾端坏死，红肿剧痛，苔黄脉数等症。故用鲜生地黄、金银花、蒲公英、紫花地丁、牛膝、猪苓大剂清热解毒、凉血消肿；热盛必伤阴，阴伤必耗血损气，而症见唇干渴饮，舌绛少津，疮面恶腐难脱，故用石斛、玄参养阴生津，黄芪、当归培补气血，扶正托毒；用罂粟壳者，取其止痛缓急；再以蝎蚣丸化瘀通络、镇痛止痉，并可引导诸药直达病所，汤丸并用，共同发挥消痈疗疮之效。二诊毒热疼痛得解、津液得缓，故去清热解毒止痛之药，减少滋阴之鲜生地黄用量。三诊迫至毒热已清，气血两虚之时，即当益气养血为主，取损者益之、虚则补之之意，先后共治疗 3 个多月而告愈。

【按语】 血栓闭塞性脉管炎，属于中医脱疽的范畴。脱疽最早见于《灵枢》："发于足趾，名脱痈。其状赤黑，死不治；不赤黑，不死。不衰，急斩之，不则死矣。"晋《针灸甲乙经》则改为脱疽。临床上表现为四肢末端局部疼痛、坏死，严重时趾（指）节坏疽脱落的一种疾病。

金起凤教授认为此类疾病基本病因病机为素体气血不足，内不能滋养脏腑骨髓，外不能充养肌肉筋脉。精血同源，日久必累精亏，而肾为先天之本，主藏精，肾精亏虚，阴损及阳，肾阳亏虚，命门火衰，不能温化寒饮水湿。复感寒邪，阳虚寒凝，阻滞气血、脉络，致经脉肌肉骨节失养，最终表现为肉腐骨脱。临床上金起凤教授将本病分为以下三型（三期）进行辨证治疗：

1. 阳虚寒凝型（相当于一期缺血期）： 患肢麻木，发凉、怕冷、酸胀疼痛，有沉重感，间歇性跛行，患肢动脉搏动微弱或消失，可有游走性血栓性浅静脉炎，表现为血液循环机能不全现象。此为阳虚寒邪外侵，络阻血瘀，宜以脱疽温阳汤加减的方药来温阳通经、活血通络治之。本证型中使用的脱疽温阳汤是金起凤教授的经验方，主要由肉桂、熟地黄、麻黄、炮附子、细辛、生黄芪、当归、丹参、白芥子、鹿角霜、川牛膝、络石藤组成，其功用为温阳通络，散寒止痛，活血宣络。

2. 气血瘀滞型（相当于二期营养障碍期）： 主要表现趾（指）端暗紫肿胀，下垂时尤甚，疼痛夜间加剧，足背动脉搏动消失，舌质暗红或有瘀斑，脉沉细涩。此为络脉闭阻，宿瘀不化，以汤丸并进，蝎蚣丸配合桃红四物汤加味的方药来破瘀通络治之。

3.阴虚毒热型（相当于三期坏死期）：主要表现为局部红肿灼热，趾（指）端或呈干性坏死，或溃烂流脓恶臭、剧痛难忍；多伴有躁烦渴饮，便干溲赤，苔黄舌绛少津，或有瘀斑，脉滑数或细数等。症属火热炽盛，阴伤毒陷筋骨，宜以蝎蚣丸配合清火解毒、养阴益气化瘀之剂治之。

金起凤教授在辨证使用汤剂治疗本病时，对于患病日久，宿瘀不化，络闭不通的情况常常加蝎蚣丸同时服用以增强化瘀通络、解毒止痛之功。蝎蚣丸是由全蝎、蜈蚣、地龙、水蛭、炮山甲、桂枝六味药所组成，具有破瘀散结，搜风通络止痛，解毒、消肿、愈合溃疡的功效。金起凤教授多在邪实症实的二期、三期加用本丸药，汤丸并进，以共奏良效。

金起凤教授同时也很重视局部处理，临床上会根据疮面的情况配合外用药物治疗，具体外用方药如下：①腾洗药：适用于本病一期、二期，便以温经通络化瘀。②三期坏死或溃疡，常用藤黄膏外敷，如疮面恶腐难脱，可稍掺微量二宝丹以托毒化腐。如疮面剧痛不止，取鳖黄药水湿纱布包裹于外，以敷料包扎，以消炎止痛。如疮面腐肉已脱，肉芽红活洁净，用生肌散、玉红膏外涂，便以生肌长肉。

（二）静脉曲张综合征

医案1　徐某，女，68岁，初诊日期：1993年4月20日

主诉：左小腿起皮疹30年，近20天疼痛加重。

现病史：30年前左小腿起皮疹，并逐渐增多加重，曾服用中西药效果不明显（具体不详）。近20天来左膝下内侧有一硬结伴痛，来我处就诊。纳可，二便调，咽干思饮。

检查：左小腿足踝部暗红，静脉曲张明显，膝部内下方有一核桃大小暗红条索状硬结，压痛。舌暗红有瘀斑，苔薄白，脉弦滑。

中医诊断：青蛇毒

西医诊断：静脉曲张综合征

中医辨证：湿热下注，经络阻滞，气血凝滞，肌肤失养。

治法：清热利湿，活血通络。

方药：散瘀清化汤加减

萆薢 20g	炒黄柏 10g	玄参 20g	牡丹皮 15g
生地黄 20g	生黄芪 25g	土鳖虫 10g	水蛭 9g
莪术 15g	桃仁 12g	防己 12g	冬瓜皮 30g

6剂，水煎服，每日1剂，早晚分服，并嘱避免搔抓，禁食腥辣发物。

二诊：药后局部无明显变化，咽干，纳可，尿多，口干思饮。舌暗红，苔薄白燥，脉弦缓。上方去萆薢、桃仁、冬瓜皮，加天冬、麦冬各12g、当归20g、三棱15g、水蛭改为12g、黄芪改为30g，6剂。

三诊：药后结节疼痛减，体乏。舌脉同前。前方继服6剂，后服大黄䗪虫丸5日。

四诊：前症好转，但未消，无压痛，纳可。舌暗红，苔薄白，脉弦缓。近日来感冒，咽干声哑，咳嗽。方药：

炒黄柏10g	玄参20g	天麦冬各15g	生地黄20g
牡丹皮15g	生黄芪30g	土鳖虫10g	当归20g
水蛭10g	三棱15g	莪术15g	冬瓜皮20g

6剂，水煎服，每日1剂，早晚分服。先后宗前方随证加减40余剂，疼痛渐减，结节渐消。

临诊思路： 患者素有静脉曲张病史，络脉瘀阻，郁久化热生湿，导致湿热下注，阻滞于局部经脉气血，故见局部硬结疼痛，治疗上应以化瘀清热除湿为主，湿热瘀久聚，非土鳖虫、水蛭等虫类药物不能破血逐瘀，佐以莪术、桃仁活血化瘀，共奏直达病所，愈沉疴起痼疾之效；生地黄、牡丹皮清热凉血；萆薢、黄柏、防己、冬瓜皮清热利湿；久病必虚，还应顾护正气，且气为血帅，因此加生黄芪补气升阳，固表止汗，利水消肿，生津养血，行滞通痹，托毒排脓，敛疮生肌，诸药合用，并随证加减，共达清热利湿，活血通络之效。二诊口干思饮、尿多，减祛湿利水之萆薢、冬瓜皮，加滋阴清热养血的天麦冬、当归。皮疹变化不显，加三棱助莪术活血化瘀通络，并加重水蛭、黄芪用量，益气活血。三诊后皮疹减轻，守前方加减，可继服大黄䗪虫丸活血破瘀，通经消癥。

【按语】 静脉曲张综合征，包括静脉曲张、静脉功能不全或淤积性皮炎和小腿静脉曲张性溃疡等一组疾病，主要指发生在静脉曲张基础上的一系列疾病，血栓性浅静脉炎属于其中，属于中医学青蛇毒、黄鳅疮、恶脉等范畴。《医宗金鉴·外科心法要诀》云："青蛇毒生腿肚下，形长三寸紫块僵，肾与膀胱湿热结。……黄鳅痈生腿肚旁，疼痛硬肿若鳅长，肝脾湿热微红色，顺出稠脓逆败浆"。《诸病源候论·肿痛诸侯·恶脉候》云"恶脉者，身里忽赤络，脉起聚如死蚯蚓状；看乍中似有水在脉中，长短皆逐其络脉所生是也。由春冬受恶风入络脉中，其血瘀结所生"。

《医林改错》云："元气既虚，必不能达于血管，血管无气，必停留而瘀"，金起凤教授亦认为此病素有气虚之证，日久气虚血必瘀，因此气虚为本，血瘀为标，或由肝脾湿热，或由肾与膀胱湿热，或由外感湿热，诸邪相互合邪而为病，以致湿热瘀结，筋聚络阻。临床表现为下肢浅静脉迂曲扩张，隆起如蚯蚓状，局部疼痛，发红，有硬索状物。治疗上清热祛湿，活血通络散结以治其标，补气以治其本，并善用虫类药，因久病入络，非虫类药不能搜剔通络，破血逐瘀。临床上常用自拟方散瘀清化汤加黄芪，随证加减。如结节红肿疼痛明显，下肢皮肤焮红灼热，肿胀疼痛，舌红苔黄，脉滑数，热重于湿，可加连翘、紫花地丁、野菊花、黄连以清热解毒；局部皮肤生疮疡、渗出，舌红，苔黄腻，脉弦滑，湿重于热，可加苍术、泽泻、六一散祛湿清热；局部皮肤色素沉着或暗紫斑，舌暗红，舌下静脉迂曲扩张，血瘀较重，加桃仁、红花、三棱、莪术。

第四章　经验方药

一、内服自拟方

1. 龙蚤清渗汤（神皮 1 号丸、芩楼清利丸）

组成：龙胆草 10g，蚤休 30g，黄芩 10g，炒栀子 10g，牡丹皮 15g，鲜生地黄 30g，赤芍 12g，白鲜皮 30g，地肤子 30g，苦参 15g，六一散（包）15g。

（方歌：龙蚤清渗黄芩栀，鲜地丹芍白鲜饶，苦参六一地肤子，肝经湿热服之消）

用法：每日早晚（饭后）各服 1 次。如局部皮疹密集、色红痒剧，可同时取药渣煎汤待凉，用口罩浸透药液冷湿敷于患处，每日 2 次，可较快减轻症状。

功效：清热利湿，凉血解毒，消风止痒。

主治：急性炎症性、瘙痒性皮肤病，如急性湿疹、药疹、脂溢性皮炎、神经性皮炎等。

组方特色：本方是由龙胆泻肝汤化裁而来经验方。有清热利湿，凉血解毒，消风止痒之功。为治疗急性湿疹、神经性皮炎、脂溢性皮炎等湿热蕴肤、肝郁化火型的常用方剂。金起凤教授认为湿疹、皮炎的病因以风、湿、热为主，应之五脏，与脾、心、肝关系密切。脾为湿土，常因过食辛辣油腻，运化失职，则湿热内生；肝为木脏，主疏泄，肝不疏泄，则肝气郁结，气有余便是火；心主火，心肝经火旺，可导致血热；火热内炽，肝阴暗耗，则内风易动，湿热火毒交相郁搏于肌肤，发而为病。金起凤教授洞察病机，而拟龙蚤清渗汤。

在方中以龙胆草、蚤休为主药，龙胆草能清肝胆实火而除下焦湿热，泻火除湿，两擅其功。蚤休又名重楼、七叶一枝花、草河车，苦、微寒，入肝经，凉肝泻火，息风定痉，又有消肿止痛、化瘀止血的功效，故既能泄风阳而清气火以消除皮损，又可以息风镇静而止痒，若与白鲜皮、地肤子、全蝎等息风止痒同用，则其效更著。黄芩、炒栀子协助主药清泻肝火，使肝热从下而行，有湿热可用，无湿热也可以用，这是因为肝居于下，属下焦，肝的热更应该从下而出。滑石清热、滑窍利尿，与甘草相配既能清热，又能滑窍，使停留的水湿排出体外，火热之邪从小便而解，而起到利湿清热泻火的作用；甘草调中和药。因湿热偏盛，内蕴血热，血热清，湿热方能除，故用鲜生地黄、赤芍、牡丹皮、凉血活血。白鲜皮、苦参、地肤子味苦性寒，能燥湿清热，并有祛风止痒之功，三药合用可祛风泄湿止痒。诸药合用既可清肝经实火，又可除肝胆湿热，泻火除湿两擅其功。

方证要点：本方对肝胆湿热或肝郁化火所致的皮损红肿或有渗液，伴明显瘙痒的皮肤疾病最为相宜。而对于脾虚所致的糜烂、渗出或血虚风燥而引起的瘙痒（如皮肤瘙痒症）不宜用。皮损肥厚，无糜烂、渗液；但疹色鲜红或暗红，瘙痒无度者，亦可加减使用。

加减：若病人痒剧，则加全蝎、海桐皮以息风止痒；心中烦热显著，加黄连、淡竹叶以清心除烦；如渴善凉饮、脉滑数大，加生石膏、知母以清气分之热；皮疹色鲜红，舌质红赤为血热较重，加玳瑁以加强凉血解毒之功。大便干结，加生大黄；如药后大便溏薄，加山药。

禁忌：服此方时忌食荤腥海味、辛辣动风的食物。体虚、无实火热毒者以及脾胃虚寒者不宜用；孕妇及患阴证疮疡者忌服。儿童与老年人酌情减量，不宜久服。重楼有小毒，若摄入过量，可致恶心、呕吐、腹泻、头痛头晕，严重者可导致痉挛。

方剂来源：金起凤. 对 181 例湿热型皮肤病的疗效观察［J］，北京中医，1985（3）.

2. 神皮 2 号方

组成：乌蛇 15g，皂角刺 12g，白蒺藜 20g，白鲜皮 30g，生地黄 30g，制首乌 20g，当归 10g，生槐花 30g，炒黄柏 12g，威灵仙 15g，苦参 10g。

功效：养血祛风，清利湿热。

主治：神经性皮炎，慢性湿疹等。

组方特色：金起凤教授认为神经性皮炎多由风湿热邪侵袭，拂郁肌肤，郁而生热化火，久则耗伤阴血，致血虚肝旺，生风化燥，肌肤失养所发。据此拟养血祛风、清利湿热之神皮 2 号方。方中乌梢蛇味甘气厚，其性走窜，功能搜风散血中毒结，外达皮腠，而祛风通络止痒；威灵仙辛散温通性猛，善走不守，能通行十二经脉，故可驱除在表之风，又能化在里之湿；白蒺藜、皂角刺祛风止痒。白鲜皮除湿止痒；苦参大苦大寒，纯阴纯降，善于清热燥湿而止痒；黄柏清热燥湿，解毒疗疮。诸药合用共奏祛风除湿通络，祛除皮肤腠理的风湿毒邪而达消疹止痒之目的。生地黄甘寒质润，苦寒清热，入营、血分，为清热凉血、养阴生津之要药；制首乌长于补肝肾、益精血而有养血润肤之功；槐花味苦，性属寒凉，善清泄血分之热，清热凉血，解毒疗疮；当归活血补血润燥。本方在组方上体现以祛邪为主；兼顾补充营血津液，疏通经络腠理。攻补兼施，表里同治，祛邪而不伤正，而可以用于神经性皮炎，慢性湿疹等皮肤病的治疗。

方证要点：本方对风湿热邪蕴滞皮肤所致的皮损暗淡肥厚，顽固难愈，或伴有脱屑、瘙痒的皮肤疾病最为相宜。而对于急性炎症性皮肤病所致的红肿、糜烂、渗出不宜用。皮损干燥、肥厚，脱屑较多，瘙痒无度者，亦可加减使用。

加减：情绪波动瘙痒剧烈者，加钩藤、合欢皮；失眠者，加夜交藤、珍珠母；皮损肥厚者，加丹参、莪术；痒重加蝉蜕、全蝎；瘙痒夜甚，夜寐不安者，加柏子仁、远志、生龙骨、生牡蛎；伴有肠胃功能紊乱，加炒枳壳、白术、橘皮；伴有月经不调，加益母草、乌药、制香附。

禁忌：服此方时忌食荤腥海味、辛辣动风的食物。阴虚发热而无实火者慎用，脾胃虚寒者不宜用。孕妇忌服，儿童与老年人酌情减量，不宜久服。

方剂来源：金起凤. 中医治疗神经性皮炎的粗浅体会讲稿手稿.

3. 消银解毒 1 汤

组成：水牛角片 30g，板蓝根 25g，蚤休 30g，金银花 15g，紫花地丁 30g，生地黄 30g，赤芍 20g，牡丹皮 10g，苦参 10g，白鲜皮 30g，土茯苓 30g，全蝎 6g，海桐皮 12g。

功效：凉血化斑，清热解毒，泄湿消风。

主治：银屑病进行期。症见疹色鲜红、银白色鳞屑多，瘙痒重，新疹不断出现或扩大的患者。

组方特色：金起凤教授通过大量临床病例观察，发现银屑病在进行期大多数与心火血热关系密切，诸痛痒疮，皆属于心，心主火，又主血脉。认为本病主因血热毒盛，内蕴湿热，郁搏肌肤所致。据此由犀角地黄汤化裁拟定凉血解毒，清热泄湿，消风化斑之消银解毒汤，为其治疗银屑病进行期属血热毒盛证常用方。方中水牛角咸寒，能入血分，清心、肝、胃三经之火，而有凉血解毒之功。水牛角配生地黄，二者均有清热凉血的作用，但水牛角长于解血分热毒，凉血化斑；生地黄长于滋养营阴、凉血止血。二药配用，相辅相成，清热解毒、凉血化斑之力增。再配以牡丹皮、赤芍取犀角地黄汤之意，凉血解毒化斑。以金银花、板蓝根、蚤休清热解毒。其中板蓝根性味苦寒，归心、胃经，苦能泄降，寒能清热，善于清解湿热火毒，以解毒利咽散结见长。金银花味甘性寒，归胃、心经，为清心解毒之良药。心主火，心火清，诸火皆清。苦参味苦性寒，归心、脾、肾经。《本草经百种录》记载："苦入心，寒除火，故苦参专治心经之火。"白鲜皮配苦参，清热燥湿而止痒。土茯苓味甘淡性平偏凉，归肝胃经，擅长利湿解毒。故本方以入心经，清心火，入血分，凉血化斑药为核心，清中有散，兼以解毒利咽，消除其发病之根源。再辅以除湿解毒，消风止痒之品，标本兼治。

方证要点：本方对银屑病初发或复发，症见疹色鲜红、银白色鳞屑多，瘙痒重，新疹不断出现或扩大的患者最为相宜。而对于发病已久，皮损肥厚色暗，或暗淡不红的患者不宜用。皮损广泛、色红，瘙痒不明显的患者亦可加减使用。

加减：渴喜冷饮，心烦发热，脉滑数，加生石膏、知母清气分炽热，以除烦止渴；疹色鲜红，舌绛苔黄，血热炽盛者，加羚羊角粉、生玳瑁以加强凉血解毒之功；如皮疹色暗呈浸润斑块，兼舌质暗紫或暗红有瘀斑，属血瘀明显者，加丹参、莪术以加强活血化瘀之功。如咽干乏液，舌红少苔则加沙参、玄参以养阴润燥；大便溏薄，加黄连、山药；食后腹胀，加炒鸡内金、砂仁。

禁忌：忌食辛辣动风以及温燥容易化火的食物。无实火热毒者以及脾胃虚寒者不宜用；肝肾阴虚者慎服。孕妇忌服。儿童与老年人酌情减量，不宜久服。

方剂来源：金起风. 明察病机治银屑、活用消银解毒汤，当代名医临证精华［M］，中国古籍出版社，1992（10）.

4. 消银解毒 2 汤

组成：生地黄 30g，玄参 20g，麦冬 12g，当归 12g，水牛角 30g，金银花 15g，赤芍 20g，丹参 20~30g，紫草 20g，白鲜皮 30g，地肤子 25g，蚤休 20g，乌蛇 15g，威灵仙 12g，甘草 6g。

功效：滋阴润燥，凉血解毒，祛风止痒。

主治：银屑病皮损干燥、脱屑，瘙痒较甚的患者。如银屑病静止期或消退期等。

组方特色：金起风教授认为银屑病病程日久，热毒耗伤阴血；或热盛生风，风盛燥血，致使体内阴亏血燥，肌肤失于濡养，则皮损干燥、脱屑，反复不愈。据此拟滋阴润燥，凉血解毒，祛风止痒的消银 2 号方。生地黄甘寒质润，苦寒清热，入营血分，为清热凉血、养阴生津之要药，治疗温病后期，阴液已伤，余热未尽之症。玄参苦甘咸寒而质润，功能清热凉血，养阴润燥，泻火解毒，常用治温病热入营分，身热夜甚之症。本方选此二者相须为用共为主药，滋阴凉血润燥，兼清余热。当归养血活血，麦冬滋阴生津；水牛角、紫草、蚤休凉血解毒；丹参凉血活血，五味共为臣药，助主药滋阴凉血解毒。乌梢蛇味甘气厚，其性走窜，功能搜风散血中毒结，外达皮腠，而祛风通络止痒；威灵仙辛散温通性猛，善走不守，为风药之宣导善行者，能通行十二经脉，故可驱除在表之风，又能化在里之湿，通达经络，可导可宣；白鲜皮、地肤子祛风除湿止痒。四药共同为佐，祛风除湿通络，祛除皮肤腠理的风湿毒邪而止痒。本方以养血滋阴为主，凉血解毒清除余热为辅，兼以祛风除湿通络；表里同治，攻补兼施。

方证要点：本方对银屑病血虚风燥证，皮损干燥、脱屑，瘙痒较甚的患者最为相宜。而对于反向型银屑病见皮损潮湿，或有糜烂、渗出者不宜用。对血瘀型皮损肥厚，无糜烂、渗液，疹色暗红，瘙痒无度者，亦可加减使用。

加减：如渴喜冷饮，心烦发热，加生石膏；瘙痒剧烈者，加蝉蜕、全蝎；夜寐不安者，加夜交藤、炒枣仁；伴大便干燥者，加火麻仁、桃仁；急躁易怒、失眠多梦者，加生龙骨、生牡蛎、珍珠母；皮疹以四肢为重加片姜黄、桑枝；皮疹以躯干为主加柴胡、郁金；皮疹以腰骶为主加炒杜仲、稀莶草；伴有关节肿痛，加老鹳草、制川乌、制草乌。

禁忌：服此方时忌食荤腥海味、辛辣动风的食物。湿邪较重，或者脾胃虚寒者不宜用；孕妇及患阴证疮疡者忌服。儿童与老年人酌情减量。气血虚弱者慎服。

方剂来源：金起凤. 明察病机治银屑、活用消银解毒汤，当代名医临证精华 [M]，中国古籍出版社，1992（10）.

5. 白疕3号丸

组成：水牛角片30g，生石膏30g，知母10g，玄参20g，黄芩15g，马尾连10g，生地黄30g，苦参10g，土茯苓30g，生甘草6g。

功效：清热除湿，凉血消斑。

主治：银屑病皮损有渗出、糜烂，或见有水疱、脓疱的患者。如发生于皱褶部位的反向型银屑病、掌跖脓疱病等。

组方特色：金起凤教授认为银屑病多因营血亏损，血热内蕴，生风生燥，肌肤失养而成，皮损以红斑脱屑为主。若患者素体脾虚湿重，或外感湿毒之邪，血热、湿毒壅搏肌肤，则可出现渗出、糜烂，或见有水疱、脓疱等。据此拟定清热除湿，凉血消斑之白疕3号丸。方中水牛角咸寒，能入血分，长于解血分热毒，凉血化斑；生地黄长于滋养营阴、凉血止血；玄参苦甘咸寒而质润，功能清热凉血，养阴润燥，泻火解毒。三药配用，相辅相成，清热解毒、凉血化斑之力大增。生石膏味辛甘性寒，辛以解肌退热，寒能清热泻火，甘寒除烦止渴；知母质润，苦寒而不燥，沉中有升，上行能肃肺气，中善清胃火、除烦热，下行能泻相火、滋肾燥，二药伍用，清泻肺胃二经气分之实热。苦参、黄连、黄芩大苦大寒，苦以燥湿，寒以泻热，为治湿热内蕴之常用药；土茯苓甘淡，解毒利湿；生甘草调和诸药。全方苦寒并用，气血两清而达清热除湿，凉血消斑之功。

方证要点：本方对火毒内盛，湿热蕴肤所致的银屑病皮损有红肿渗出，或见水疱、脓疱者最为相宜。而对于银屑病消退期皮损以干燥、脱屑、瘙痒为主者不宜用。银屑病进行期皮损无糜烂、渗液者，亦可加减使用。

加减：如疹色鲜红、苔黄舌绛，血热炽盛者，加羚羊角粉、生玳瑁以加强凉血解毒之功；渗出较多者，加苍术、半夏、泽泻健脾除湿；大便溏薄，加山药；如食后腹胀，加炒鸡内金、砂仁。

禁忌：服此方时忌食肥甘厚腻及辛辣动风化火之品，忌茶。体虚、无实火热毒者，以及脾胃虚寒者阴虚内热者不宜用；孕妇及患阴证疮疡者忌服。儿童与老年人酌情减量，不宜久服。

方剂来源：东直门医院院内制剂方

6. 清肝消带汤

组成：柴胡 10g，龙胆草 12g，黄芩 15g，牡丹皮 10g，栀子 10g，香附 10g，川楝子 10g，元胡 10g，乳香 10g，没药 10g，炙蜈蚣 3 条。

用法：煎汤，每日早晚（饭后）各服 1 次。

功效：清肝泻火，疏肝理气，化瘀止痛。

主治：带状疱疹发病早、中期，肝火旺盛，疼痛明显的患者。

组方特色：此方由龙胆泻肝汤加金铃子散化裁而来。金起风教授认为带状疱疹其皮疹多发于肝胆经循行部位，且多有口干口苦，心烦易怒，为肝胆火炽，肝气郁结，气郁化火，气滞血瘀所致；肝火灼伤络脉，络阻血瘀，则疼痛不休。辨证以肝火血瘀型居多，以泻肝清火，化瘀止痛为基本法则。

方中龙胆草能清肝胆实火而除下焦湿热，泻火除湿，两擅其功，故是本方主药。黄芩、栀子协助主药清泻肝火。"木郁达之，火郁发之"，气郁化火，故用柴胡达之发之，透热出表，且有引药入肝经之功。肝为藏血之脏，火郁须防灼伤肝血，故佐牡丹皮凉血。金铃子散中川楝子苦寒清热，长于疏肝止痛，且可引导心包相火下行；元胡善行血中气滞，气中血滞，专治一身上下身痛。两药相伍，一泄气分之热，一行血分之滞，共呈清热疏肝，行气止痛功效。乳香辛温，善于调气，以行气活血为主，止痛力强；没药苦泄，破泄力胜，以活血散瘀为要。两药伍用，气血并治，共奏宣通经络，活血祛瘀，消肿止痛之功。

金起风教授善用蜈蚣佐入，虫类药蜈蚣辛温，归肝经，性善走窜，内通脏腑，外达经络，既可以息风止痉以止痛；又以毒攻毒，解毒散结以消肿。其"走窜之力最速，内而脏腑，外而经络，凡气血凝集之处皆能开之"（《医学衷中参西录》），擅长解毒消肿，定痉化瘀而止顽痛。此方清中寓疏，消中寓通，清火与化瘀并用，兼凉其血，注重引经通络止痛。符合肝胆生理特点，共同发挥清肝泻火，疏肝理气，化瘀止痛的作用。

方证要点：本方主要治疗带状疱疹发病初期皮损见红斑、水疱、疼痛剧烈；伴有急躁易怒，口苦，溲赤属于肝火血瘀型的患者最为相宜。而对于皮损以水疱、渗出、糜烂为主，红肿不明显；或疼痛不明显的患者不宜用。气虚乏力或脾虚便溏者慎用。

加减：若烧灼疼痛剧烈则加生石膏、石决明、全蝎、钩藤以平肝清火，息风定痛。皮疹水疱、渗液偏多则加茵陈、生薏苡仁、车前子清热利湿。老年病人皮疹消退后仍疼痛不止则加白芍、甘草、当归、黄芪等，白芍益阴柔肝，配甘草酸甘化阴以缓急止痛；当归养血柔肝；黄芪补益正气，托毒外出。

禁忌：服此方时忌食荤腥海味、辛辣动风的食物。体虚、无实火热毒者以及脾胃虚寒者不宜用；孕妇忌服。儿童与老年人酌情减量，不宜久服。

方剂来源：周德瑛．金起凤教授治疗皮肤病辨证思想探析及临床验案，名医经验录［M］，中国医药科技出版社，1996.05.

7. 杷芩消痤汤

组成：枇杷叶 15g，黄芩 12g，蒲公英 30g，金银花 20g，紫花地丁 30g，赤芍 15g，桃仁 12g，红花 10g，皂角刺 12g，夏枯草 15g。

功效：清热解毒，凉血化瘀。

主治：皮损以丘疹、结节及脓肿为主的炎症性皮肤病，如痤疮、毛囊炎等。

组方特色：痤疮为发于青壮年额面及胸背部的常见皮肤病，金起凤教授继承《医宗金鉴·外科心法》"此证由肺经血热而成"和《外科正宗》认为痤疮为"血热郁滞不散"的学术思想，认为痤疮主要因素体阳热偏盛，肺胃积热，循经上蒸，血随热行，上壅于颜面，日久气血瘀滞，蕴热成毒所致。根据这一机理，以清热解毒凉血化瘀为法则，由枇杷清肺饮化裁自拟定杷芩消痤汤。

方中枇杷叶味苦，性凉，入肺胃二经，能泄降肺热，又能清除胃热，为清肃肺胃之品；黄芩苦寒归肺经，尤长于清泄肺与大肠之火，又能燥湿，二药合用清肺胃湿热。蒲公英、金银花、紫花地丁凉血解毒。紫花地丁性寒味苦，有清热解毒凉血消肿之功，金银花善散肺经邪热又可清解心胃之热毒，为散热解毒之良药。赤芍、桃仁、红花活血化瘀以散血热瘀滞。夏枯草、皂角刺清热软坚散结。诸药合用，共奏清热解毒，凉血化瘀之功。

方证要点：本方对于大多数皮疹以丘疹、脓头、结节为主的青壮年痤疮患者均可以使用；对于以粉刺或囊肿为主湿热，痰湿偏重的患者不宜使用。

加减：若口干喜饮，大便干结，则加酒大黄以荡涤肠胃，通腑泻热。肺与大肠相表里，大肠腑气通，肺热则自清，且酒大黄对血热郁滞有行瘀破积之功。如纳谷不馨或食后作胀，则加砂仁、鸡内金健脾导滞，理气和胃。若兼有囊肿，为痰热互结所致，去蒲公英、桃仁、皂角刺，加半夏、浙贝母燥湿清热，理气化痰，加昆布、海藻味咸性寒之品以化痰散结。

禁忌：忌食肥甘油腻食物及辛辣刺激性食物。对于月经量多的患者慎用；脾胃虚寒的患者不宜使用。孕妇忌服，不宜久服。

方剂来源：周德瑛. 金起凤教授治疗皮肤病辨证思想探析及临床验案，名医经验录［M］，中国医药科技出版社，1996.05 第 1 版.

8. 蓝苋消疣饮

组成：板蓝根 30g，马齿苋 30g，金银花 15g，紫花地丁 30g，生地黄 15g，香附 10g，木贼草 10g，赤芍 12g，丹参 20g，生薏苡仁 30g，土茯苓 30g。

用法：每日早晚（饭后）各服 1 次。同时取药渣煎汤待温，用纱布浸药液轻擦颜面掌跖等患处皮疹，每次 20 分钟，日 2 次。

功效：清热解毒，祛风除湿，化瘀散结。

主治：各种疣，如扁平疣、寻常疣、跖疣、尖锐湿疣等。

组方特色：金起凤教授认为各种疣类皮肤病多因肝失疏泄，气血失和，肝旺血燥，腠理不密，又因风热毒邪侵入，与气血相搏，结聚成疣。故以清热解毒，祛风除湿，化瘀散结为治法，拟定蓝苋消疣饮。方中板蓝根苦寒，苦能泄降，寒能清热，善于清解湿热火毒；马齿苋酸寒质滑，酸能收敛，寒能泻火，具有清热解毒，凉血消肿之功，二者重用共为主药，除湿消肿，泻火凉血解毒。金银花味甘性寒，长于清气分热邪、透营达气、解火毒、消痈肿，且清热解毒之力颇强，与紫花地丁相配助主药清除毒邪。薏苡仁淡渗利湿，既能渗湿，又可补益脾土，兼能清热排脓；土茯苓甘淡而功善解毒利湿，二者相须为用，助主药清利湿毒。木贼疏散风热，香附味辛、微苦而性平，入肝经，味辛能通，善散肝气之郁结，苦能疏泄，以平肝气之横逆，二者相配，疏肝清热，发散肝经之风毒。赤芍、丹参凉血活血，与木贼、香附配合，调和气血，解毒消肿散结。全方以清热解毒药为主；配以疏风、除湿解毒，使邪有去路；再佐以凉血活血散结之品，而达消除疣赘之目的。

方证要点：本方可广泛地用于各种疣，口服配合局部熏洗疗效更佳。

加减：皮疹色红而稠密，苔黄，脉数，可加大青叶 20g，野菊花 12g。大便干结，加酒大黄 9g。皮疹痒甚，加白鲜皮 25g。皮疹色褐，舌质暗紫，加莪术 15g，红花 10g。眠差易惊，性善急躁，加磁石 30g，紫贝齿 15g、生牡蛎 30g。

禁忌：服药期间，忌食鱼腥、油腻、辛辣食物。切戒情绪波动，急躁生气；保证睡眠，若妇女经期可缓服数日。孕妇忌服，脾胃虚寒者慎用，肝肾阴虚者慎服。不宜久服，服药时忌茶。

方剂来源：金起凤. 经验方五则讲稿手稿.

9. 散瘀清化汤

组成：草薢 15g，盐黄柏 10g，防己 10g，木瓜 12g，金银花 15g，牡丹皮

15g，赤芍 15g，土鳖虫 10g，苏木 10g，红花 10g，川牛膝 15g。

用法：每日早晚饭后各服 1 次。同时取药渣加水煎 20 分钟，待温后用毛巾浸透药液热敷患处，每次 20 分钟，日 2 次。待局部炎症减轻，可趁热先熏后热敷。如疼痛较重，可起用紫金锭（市售成药）石蜡调外涂，日 3 次。

功效：利湿清热，散瘀通络。

主治：发于下肢以疼痛性红斑、结节为主要表现的皮肤病，如结节性红斑、结节性血管炎（硬红斑）等。

组方特色：结节性红斑、硬红斑等发于下肢的结节性皮肤病中医称为瓜藤缠。金起凤教授认为本病主因湿热下注，阻痹经脉，致络阻血瘀，结节丛生。据此拟定以利湿清热，散瘀通络为治法的散瘀清化汤。

萆薢疏通脉络而利筋骨，祛风除湿，通络止痛；黄柏气味俱厚，苦寒沉降，偏走下焦，为苦寒燥湿之要药，湿热蕴结下焦之首选药。故方中以此二者为主药除湿通络止痛。防己辛苦性寒，辛以散风，苦以泄湿，寒能清热，善走下行。可外散风邪，内清湿热，并以除湿为长，专泻下焦湿热，故湿热下注，络阻血瘀所致的下肢结节红肿疼痛尤为适宜。木瓜味酸性温，敛中有散，酸能走筋舒挛急，敛能固脱止吐泻，故有舒筋活络，除痹止痛之功，为治疗风湿痹痛的常用药。防己善祛风通路，以泄经络湿邪为其特长；木瓜以治筋病见长，筋急则能缓之，筋缓则能利之。二药相须为用，适用于湿热下注所致的下肢红斑、结节等。金银花味甘性寒，长于清气分热邪、透营达气、解火毒、消痈肿，助主药消肿止痛。土鳖虫味咸软坚，入肝经，走血分，性善走窜，具有较强的破血逐瘀，消积通经之功；苏木咸以入血，味辛行散，归肝经，善于活血散结，消肿止痛，故二药相配逐瘀散结。红花活血化瘀，川牛膝引药下行，以助通络活血之功。故本方以清热除湿药以祛致病之本；辅以祛风通利活血之品可助其利湿消肿；佐以辛咸之品软坚散结以助结节的消退。另外，本方所用之品大多数有下行通利的作用。诸药合用，兼顾到了疾病的各个病理环节。

方证要点：本方主要用于急性发病，皮疹可见红斑、结节、疼痛，多发于下肢，属于湿热血瘀证的患者。如红斑、结节发于上半身；或有畏寒怕冷的患者则不适宜。

加减：舌体胖、质淡紫，兼气虚者，上方去桃仁，加黄芪、当归、川芎。体乏气虚者，加黄芪 30g；兼血虚者，加当归、川芎；如咽干乏液，加北沙参、麦冬；结节坚硬，压疼明显者，去苏木，加莪术、水蛭、炮山甲；腿肿明显，加茯苓皮、冬瓜皮。

禁忌：服药期间，忌酒、油腻、鱼腥和辛辣食物。注意保暖休息，抬高下肢。切戒情绪波动，急躁生气。若妇女经期可缓服数日，月经量多者慎用，孕妇忌服。脾胃虚寒及肝肾阴虚者慎服。

方剂来源：金起凤. 经验方五则讲稿手稿.

10. 白癜风丸

组成：当归 12g，赤芍 10g，川芎 10g，鸡血藤 15g，制首乌 15g，丹参 15g，墨旱莲 15g，生地黄 30g，玄参 15g，炙黄芪 25g，白蒺藜 25g，防风 10g。

功效：调补气血，滋补肝肾，固表祛风。

主治：色素减退或脱失性皮肤病，如白癜风等。

组方特色：金起凤教授认为白癜风的核心病机为气血失和，肝肾不足，风邪外侵所致。因气虚则肤腠开，为风邪所乘，致气血不和，气血流通不畅，营血不能荣养肌肤；肝肾不足，则精血衰少，精血失于上荣致肌肤发白斑。据此拟白癜风丸。方中当归、赤芍、川芎取四物之意，养血活血。黄芪味甘能补，性温能升，为补气升阳之要药，盖阳生阴长，气旺血生，而有助前药生血之功。另外，黄芪还可补气固表，与祛风解表之防风相配，防风能载黄芪补气达于周身，黄芪得防风之疏散而不固邪，防风得黄芪之固表而不疏散，散中寓补，补中兼疏，相畏相使而使风去表固。制首乌长于补肝肾、益精血，且微温不燥，补而不腻，实为滋补之良药，用于肝肾不足，精血亏虚；墨旱莲甘寒益阴补肾，酸寒凉血止血，滋肾柔肝而善于治疗须发早白；生地黄、玄参益阴清热，既可补充阴精，又可防虚火灼伤津液。白蒺藜辛散苦泄，轻扬疏散，既可疏肝解郁，又可祛风通窍，助药力直达病所。全方以养血益精，滋补肝肾为主，再配以益气固表，疏风通络之品，使精血得补，风邪得除，气血调和，而助皮损色素的恢复。

方证要点：本方适用于大部分白癜风患者；尤其适用于病程较长，年龄较大的患者。对发病较快，心肝火旺或湿热较甚的患者则不宜用。

加减：急躁易怒加牡丹皮、柴胡、焦栀子；月经不调加益母草、阿胶；皮疹以头面部为主加蔓荆子、菊花、羌活；胸部加瓜蒌皮、薤白；腹部加木香、乌药、香附；下肢加川牛膝、木瓜；上肢加桑枝、姜黄；皮疹泛发加豨莶草、浮萍；夜寐不安者，加磁石、夜交藤；跌打损伤后发病，局部有刺痛者加乳香、没药；皮疹顽固加檀香、沉香。

禁忌：服此方时忌食荤腥海味、辛辣动风的食物。心肝火旺或湿热较甚的患者则不宜用。脾胃虚寒者不宜久服用；儿童与老年人酌情减量。制首乌宜炮制后用，并注意其肝毒性。

方剂来源：东直门医院院内制剂

11. 凉血祛风汤

组成：荆芥 10g，黄芩 12g，蚤休 25g，金银花 15g，紫花地丁 30g，白茅根 30g，生地黄 30g，赤芍 15g，白鲜皮 30g，苦参 10g，地肤子 30g，白蒺藜 20g。

功效：凉血清热，祛风止痒。

主治：急性炎症性皮肤病，周身或半身起散在或群集呈片红斑、丘疹，瘙痒夜甚，抓破溢血的患者。如湿疹、玫瑰糠疹等属于血热风盛型者。

组方特色：《外科正宗》曰："血风疮乃风热、血热、湿热三者交感而生"。金起凤教授认为血风疮、风热疮多因过食辛辣炙烤，或急躁易怒，或情志抑郁化火，导致血分蕴热，复感风热外邪，血热风热相搏，郁阻肌肤而发周身或半身起散在或群集呈片红斑、丘疹，瘙痒夜甚，抓破溢血等。据此拟凉血清热，祛风止痒之凉血祛风汤。方中生地黄甘寒质润，苦寒清热，入营、血分，为清热凉血、养阴生津之要药，配以赤芍、白茅根滋阴凉血清热。蚤休苦、微寒，入肝经，凉肝泄火，息风定痉，又有消肿止痛、化瘀止血的功效，故既能泄风阳而清气火以消除皮损；又可以息风镇静而止痒，再配以苦参、白鲜皮、地肤子、白蒺藜等，清热息风止痒之效更著。荆芥、黄芩疏散外风而清热，透邪达表。金银花味甘性寒，长于清气分热邪、透营达气、解火毒、消痈肿，且清热解毒之力颇强，与紫花地丁相配解毒疗疮。诸药合用，气血同治，表里双解，而达凉血清热，祛风止痒之功。

方证要点：本方对血热风盛所致的周身或半身起散在或群集呈片红斑、丘疹，瘙痒夜甚，抓破溢血的患者最为相宜。而对于脾虚所致的糜烂、渗出为主的皮肤病或纯虚无热所致之皮损干燥、脱屑、瘙痒（如皮肤瘙痒症）不宜用。

加减：渴喜冷饮，心烦发热，脉滑数，加生石膏 30g、知母 10g、清气分炽热，以除烦止渴。如疹色鲜红、苔黄舌绛，血热炽盛者，加水牛角 30g、生玳瑁 10g，以加强凉血解毒之功；如大便溏薄，加山药 18g；如食后腹胀，加炒鸡内金 10g、砂仁 6g。

禁忌：服此方时忌食荤腥海味、辛辣动风的食物。体虚以及脾胃虚寒者不宜用；孕妇及患阴证疮疡者忌服。儿童与老年人酌情减量，不宜久服。蚤休有小毒，若摄入过量，可致恶心、呕吐、腹泻、头痛头晕，严重者可导致痉挛。

方剂来源：金起凤. 中医证治湿疹的临床运用讲稿.

12. 滋阴息风汤

组成：生地黄 30g，天门冬 12g，麦冬 12g，制龟甲 15g，盐黄柏 10g，知母 10g，当归 15g，桃仁 18g，苦参 10g，白鲜皮 30g，地肤子 30g，白蒺藜 20g。

功效：育阴清热，润燥息风。

主治：主要用于慢性炎症性皮肤病，皮损以干燥、脱屑、瘙痒为主的患者，如慢性湿疹、特应性皮炎、红皮病恢复期等。

组方特色：炎症性皮肤病急性期往往以红肿渗出为主要表现，发病日久常常可导致耗伤阴液。另外，急性期治疗所用苦寒燥湿之品往往亦可劫伤阴液。故其后期出现皮损干燥、脱屑，或呈苔藓样变，瘙痒夜甚等阴伤血瘀，血燥风盛之证。金起凤教授据此拟育阴清热，润燥息风之滋阴息风汤。本方主要治疗慢性湿疹、特应性皮炎等。方中生地黄甘寒质润，苦寒清热，入营、血分，为清热凉血、养阴生津之要药；故方中重用其清热凉血，养阴生津。天麦冬辅助生地黄养阴生津；盐黄柏、知母苦寒泻火而不伤阴。当归、桃仁养血活血；苦参、白鲜皮、地肤子、白蒺藜祛风除湿止痒。制龟甲为血肉有情之品，甘寒润养，咸寒潜降有滋阴清热除蒸，平肝潜阳息风之功，故既可以助生地黄滋阴清热，又可以潜阳息风以止痒。诸药合用共奏育阴清热，润燥息风止痒之功。

方证要点：本方对于慢性炎症性皮肤病，或炎症性皮肤病恢复期症见皮疹干燥、脱屑，或呈苔藓样变，瘙痒夜甚等最为相宜。而对于急性皮肤病，表现为皮损红肿，或有糜烂、渗出则不宜用。

加减：瘙痒剧烈者，加蝉蜕、全蝎以息风止痒；皮损肥厚色暗呈斑块状，或呈苔藓样变者，可加丹参、红花、莪术以活血化瘀、软坚消斑；如睡中易醒，难以入眠者加珍珠母、紫石英、炒枣仁；如血虚风燥型兼腰酸肢软者，加杜仲、川断、桑寄生以滋补肝肾。

禁忌：服此方时忌食肥甘油腻，及辛辣动风食物。湿盛体质，或者脾胃虚寒者不宜用；内含活血化瘀之品，孕妇慎用。

方剂来源：金起凤. 中医证治湿疹的临床运用讲稿.

13. 脱疽温阳汤

组成：肉桂 10g，熟地黄 15g，麻黄 9g，炮附子 15~30g，细辛 4g，生黄芪 30~60g，当归 30g，丹参 30g，白芥子 10g，鹿角霜 10g，川牛膝 15g，络石藤 30g。

用法：水煎 3 次，首煎 1 小时，2、3 煎各煎半小时。每日上下午、晚各服 1 次。同时取脱疽洗药（苏木、红花、官桂、川乌、细辛、乳香、没药各 15g，透骨草、生艾叶、酒桑枝各 30g，樟脑 15g 后下）放瓷盆内，加水半盆煎半小时后，趁热先熏（熏时其上先盖好棉布）后泡洗，每次半小时，每日 2 次。

功效：温阳益气，散寒止痛，活血通络。

主治：血栓闭塞性脉管炎（脱疽）局部缺血期和营养障碍期。

组方特色：脱疽温阳汤是金起凤教授由麻黄附子细辛汤合阳和汤化裁而成。

脱疽的发生以脾肾亏虚为本，寒湿外伤为标，气血凝滞、经脉阻塞为主要病机。故金起凤教授用大剂温经散寒、活血止痛之品，冀其寒除阳回，络通肿消，血运畅通而向愈。方中用肉桂、炮附子、麻黄、细辛、鹿角霜温阳散寒；熟地黄、当归、丹参以养血益（补）阴、活血化瘀止痛；白芥子利气消痰、散寒退肿；川牛膝、络石藤祛风湿、通络宣痹；方中重用黄芪者，取其益气温阳，鼓舞阳气下达肢端，可增强当归、丹参活血化瘀，促进络道血循之效。

方证要点：本方主要用于血栓闭塞性脉管炎早期属于虚寒型或阳虚寒瘀型的患者；对于出现坏死、脱疽的晚期患者则不宜用。

加减：如下肢阴寒较甚，少气，脉沉细无力者，加党参 20g，干姜 9g；如趾痛较剧，加大蜈蚣 3 条、马钱子粉 0.6g（冲服）以平肝解毒止痛；如痛如针刺，舌质淡紫，脉细涩者，加土鳖虫 10g、莪术 15g（或水蛭 6~9g），取吮血虫类深入痛所，搜络逐瘀以止痛。

禁忌：服药期间，忌烟酒及鱼虾等水产，以及辛辣发物，生冷果品等。注意保暖，鞋袜宜宽大舒适，配合温水泡洗双足。避免外伤，卧床休息，抬高患肢。

方剂来源：金起凤方剂五则手稿.

14. 蝎蚣丸

组成：全蝎、蜈蚣、地龙、水蛭、炮山甲、桂枝。

用法：上药炼蜜成丸。除水蛭、桂枝外，均宜炙或炒用，以减弱毒性。唯水蛭不宜炙炒，炙后则效大减，务需注意。

功效：温阳益气，散寒止痛，活血通络。

主治：脱疽病久趾（指）端暗紫肿胀或坏死溃烂。常用于气血凝滞证（二期营养障碍期），阴虚毒热证（三期坏死期）。

组方特色：蝎蚣丸是金起凤教授应用虫类药治疗皮外科疾病的代表方剂，全方由五味虫类药加桂枝组方而成。丸中诸药均有活血、破血、散结之功，而水蛭、穿山甲尤较猛峻。水蛭功擅攻逐恶血，破血化癥瘕积聚，故为本病化消宿瘀的主药；又辅以散血化坚通络之穿山甲，佐助开瘀散结之全蝎、蜈蚣、地龙。故用治因宿瘀不化，络痹不通之脉管炎，效如桴鼓。丸中加用桂枝，借其温通之力以助血运，发挥内消之效；又能缓解地龙、水蛭、穿山甲咸寒之性克伐脾阳。蝎蚣丸除桂枝、水蛭外，诸药都善行，尤以蜈蚣走窜之力最速，内而脏腑，外而经络，凡气血凝聚之处皆能开之，因此本丸有通络开痹之妙用。又因全蝎、蜈蚣擅于搜风止痉，开痹通络，缓解筋脉之痉挛，故有镇静、镇痉、镇痛之效。又助以祛风通络行瘀之地龙、穿山甲之功效，则效益佳。

方证要点：本方为破血重剂，治疗脱疽，主要应用于患肢宿瘀不化，络闭不通所致的气血凝滞型（二期营养障碍期），或因宿瘀凝络，寒郁化热而成的阴虚毒热型（三期坏死期）；不适用于本病初期寒湿外侵，新瘀阻络而成的阳虚寒凝型（相当于一期缺血期）。

加减：本方配制为丸剂成药，常配伍脱疽温阳汤同服。

禁忌：体虚者勿服或配伍益气养血之品。过敏体质者慎服。有毒，不宜久服，初起剂量宜小。

方剂来源：金起凤. 蝎蚣丸配合汤剂治疗血栓性闭塞性脉管炎的体会［J］，北京中医学院学报，1983.4.

15. 益肾生发丸

组成：制首乌90g，生地黄、熟地黄、当归、黄芪各60g，白芍45g，羌活、菊花各30g，枸杞子、菟丝子、女贞子、丹参、鸡血藤各60g。

用法：上药研细末，蜜丸，每丸9g重，每次2丸，每日1~2次。

功效：养阴清热，补肾养血

主治：油风证属肝肾阴虚者

组方特色：本方标本兼顾，扶正祛邪，补肝肾、益气血而生发荣发。方中制首乌能滋养肝肾为君；生地黄、熟地黄、当归、白芍、丹参、鸡血藤滋养肝血；枸杞子、菟丝子、女贞子补肾益精；羌活、菊花祛风清热平肝，黄芪益气固表。此方可做为治疗脱发的基础方剂。本院院内制剂斑秃丸在此基础上化裁而成。

方证要点：阴虚血燥的体质，无明显脾胃虚寒。证属肝肾阴虚，精血衰少，虚火上扰，发失所养肾阴虚型。

加减：口干口渴，加玄参、麦冬；失眠多梦、急躁易怒，加炒枣仁、煅磁石；腰膝酸软明显者，加桑寄生、续断；五心热烦燥明显，小便黄赤，加牡丹皮、地骨皮。

禁忌：服此方时忌食肥甘油腻，及辛辣动风食物。阳盛体质，或者脾胃虚寒者不宜用；制首乌有小毒，长期服用需定期查肝肾功能。孕妇禁用。

方剂来源：金起凤油风讲稿手稿.

二、外用自拟方

1. 苦蛇酊（蛇槿酊）

组成：苦参、蛇床子各30g，土槿皮、土大黄、大枫子各20g，川椒、二棱各15g。

制法：上药共锉粗末，用60%酒精1000ml浸泡在大瓶内1周后过滤，外抹患处，日2~4次。

用法：外涂皮损处，每日数次。

功效：清热燥湿，祛风止痒。

主治：皮肤瘙痒症、神经性皮炎、银屑病、慢性亚急性湿疹等瘙痒性皮肤病。

组方特色：苦参、蛇床子、土槿皮燥湿清热止痒；土大黄、大枫子、川椒燥湿解毒，杀虫止痒；三棱活血化瘀消斑。酊剂加强止痒疗效。此方来源于嘉定黄墙名医朱咏嗣先生的经验方，金起凤教授进行加减组方。

禁忌：急性皮炎湿疹不宜应用。破溃糜烂皮损不宜应用。

方剂来源：李映琳. 金起凤教授学术思想及临证验案探析，名医经验录［M］，中国医药科技出版社，1996：05 第 1 版.

2. 溶癣酊

组成：斑蝥 4g、雄黄 6g、铜绿 6g、苦参 30g、冰片 6g。

制法：上药共锉成粗末，泡入 75% 酒精 500ml 中，密封容器，7 天后即成，装瓶备用。

用法：取小毛笔蘸药水外抹皮损处，每日 2 次。

功效：燥湿解毒，杀虫止痒。

主治：银屑病静止期皮疹肥厚者、神经性皮炎等瘙痒性肥厚性皮肤病。

组方特色：斑蝥攻毒、逐瘀，外用治恶疮、顽癣；雄黄解毒杀虫，燥湿，《本草纲目》谓其为："治疮杀毒要药"；铜绿祛腐敛疮，杀虫；苦参清热燥湿止痒，又可制斑蝥之毒；冰片清香宣散、清凉止痒为，可加强诸药攻毒、燥湿、止痒、敛疮之效。

禁忌：急性皮炎湿疹不宜应用。破溃糜烂皮损不宜应用。不宜久用，过敏体质慎用。

方剂来源：金起凤. 银屑病外治讲稿手稿.

3. 乌脂酊

组成：乌梅 30g，补骨脂 12.5g。

制法：先将乌梅、补骨脂锉成粗碎小块，放入 75% 酒精 130ml 瓶内，浸泡 2 周后过滤去渣，装瓶备用。

用法：应用时，取棉棍一个蘸药水轻轻揉擦白斑处，切不可用力，每次半分钟至一分钟，每日 2~3 次。

功效：活血消斑，促进黑色素生长。

主治：白癜风。

组方特色：以乌梅伍补骨脂制成酊剂，均有促进黑色素形成的作用。

禁忌：糜烂破损皮损不宜应用，光敏患者慎用。

方剂来源：金起凤. 中医对白癜风的证治 [J]，中国农村医学，1989（9）.

4. 槿黛黄连膏

组成：土槿皮 10g、青黛 3g、黄连 8g、苍术 6g、黄柏 6g、冰片 3g、白蜡 60g，白凡士林 100g。

制法：上药共研极细末，然后把白蜡、白凡士林放锅内加热融化，离火待温后，倒入上药末共搅匀成膏。

用法：外擦患处，每日 2~3 次。

功效：清热解毒、燥湿止痒。

主治：急性湿疹全身或局部散发丘疹、红斑（无糜烂、渗液）而痒甚者；玫瑰糠疹；各种皮炎以及银屑病进行期周身斑色鲜红者。

组方特色：以土槿皮、青黛、黄连、黄柏之苦寒清热燥湿，解毒止痒为主药；辅以苍术以加强燥湿止痒之功；冰片芳香开窍、清凉止痒，又能引药深入肌腠，共奏清热解毒燥湿止痒之效。

禁忌：急性湿疹渗出多，或皮损有糜烂者不宜应用。

方剂来源：李映琳. 金起凤教授学术思想及临证验案探析，名医经验录 [M]，中国医药科技出版社，1996：05 第 1 版.

5. 加味黄连膏

组成：黄连、黄柏、苦参各 12g，硫黄 10g、木鳖子 8g、樟脑 6g、土槿皮 12g、水蛭 10g、冰片 3g，白蜡 40g，白凡士林 260g。

制法：上药共研极细末，然后把白蜡、白凡士林放锅内加热融化，离火待温后，倒入上药末共搅匀成膏。

用法：外涂患处，每日 2~3 次。

功效：清热解毒，燥湿止痒，散瘀消斑

主治：银屑病进行期及静止期。

组方特色：金起凤教授取《疡科纲要》黄连膏（川连、川柏皮、玄参、大生地黄、牛龟甲、当归组成）清热解毒、去腐生肌之意，加减拟本方。以黄连、黄柏、苦参、土槿皮清热解毒，燥湿止痒；硫黄杀虫止痒，软化皮损。木鳖子散血热，消肿散结祛毒；水蛭性擅破血逐瘀以散结消斑；樟脑通窍、杀虫、止痒；冰片芳香开窍，既能散结又能引药渗入肌肤。诸药合用，共奏清热解毒，燥湿止痒，消肿散结，化瘀消斑之效。

禁忌：急性湿疹渗出较多，或皮损有糜烂者不宜应用。

方剂来源：李映琳. 金起凤教授学术思想及临证验案探析，名医经验录

［M］，中国医药科技出版社，1996：05 第 1 版．

6. 化银膏

组成：黄连 30g、红升 30g、血竭 30g、冰片 90g、凡士林 500g。

制法：先将前 4 种药各研成极细末，过 120 目极细筛，均匀混合，然后将凡士林熔化待温，投入以上药末，调成细腻软膏，装盒备用。

用法：蘸药少许，用手指轻轻揉擦斑疹处，早晚各 1 次。开始使用化银膏时，先揉擦 1~2 个斑片，观察有无反应。如无不适反应，可逐渐扩大外擦范围。

功效：解毒清热、活血化斑。

主治：银屑病皮损色暗红者，多用于银屑病静止期。

组方特色：红升拔毒提脓、祛腐生肌、燥湿杀虫为主药；黄连既可制红升燥热之毒，又能清热解毒燥湿；血竭祛瘀定痛、止血生肌，二者合用加强化斑生肌的功效；冰片辛凉走窜，既可清热止痛消肿，又可引诸药入里加强药效。诸药合用共奏清热解毒、活血化斑生肌之效。运用红升外治松皮癣为金起凤教授师门嘉定黄墙名医朱阆仙的经验方。

禁忌：孕妇忌用，大面积皮损慎用，注意对汞制剂有过敏的患者禁用。

方剂来源：金起凤．银屑病外治讲稿手稿．

7. 消斑膏

组成：当归 30g、苦参 15g、大黄、黄柏面各 5g、冰片粉各 10g。

制法：取香油 0.5 公斤浸泡当归、苦参于锅内 3 天后，用文火煎熬至焦黄去渣过滤，后入白蜡(夏季 120g，冬季 90g)融化待冷，最后加入 3 种药物搅匀成膏。

用法：外涂患处，每日 2~3 次。

功效：清热解毒、润肤止痒。

主治：慢性湿疹、银屑病以及手足癣皮损暗红、肥厚、脱屑、痒甚者。

组方特色：当归补血和血养血润肤；苦参、大黄、黄柏清热燥湿止痒；冰片芳香开窍、清凉止痒，又能引药深入肌腠，共奏清热解毒燥湿止痒之效。禁忌：急性湿疹、渗出倾向者或银屑病初起皮疹色鲜红者不宜应用。

方剂来源：金起凤．银屑病讲稿手稿．

8. 牛皮癣膏

组成：水银 30g、火硝 21g、白矾 24g、铅 15g。

制法：将上药炼制成药粉，加凡士林配成 20% 软膏外抹。

用法：外涂患处，每日 2~3 次。

功效：清热解毒、杀虫止痒、软坚化斑、收湿生肌

主治：银屑病、疥癣、湿疹斑色暗红者。

组方特色：水银辛寒，外用杀虫攻毒；白矾酸涩寒、外用解毒杀虫燥湿止痒；火硝苦咸温，外用解毒消肿，三者混合炼取细末为升药，具有搜脓、拔毒、去腐生肌的功效。加入甘寒的铅，共奏杀虫解毒、化斑收湿的功效。

禁忌：本方大毒，禁大面积、长期使用，孕妇禁用。

来源：金起凤银屑病外治手稿.

9. 止痒洗方

组成：蛇床子、苦参、地肤子、黄柏、白鲜皮各 30g、蝉衣 10g。

制法：上药加入冷水适量浸泡半小时，武火烧开后文火熬煮 20~30 分钟，过滤，取药液放凉待用。

用法：外洗或坐浴，日 2 次。

功效：清热祛风，燥湿止痒。

主治：瘾疹、风瘙痒、白疕等症。

组方特色：蛇床子、苦参、地肤子、黄柏、白鲜皮均苦寒清热燥湿，地肤子、蛇床子、白鲜皮祛风止痒，蝉衣透疹除热、散风止痒，诸药合用，共奏清热燥湿、祛风止痒之效。

禁忌：皮损糜烂渗出严重者慎用。

方剂来源：金起凤瘾疹讲稿.

10. 湿疹洗药 1 方

组成：苍术 30g、黄柏 30g、苦参 30g、地肤子 30g、白鲜皮 30g、枯矾 15g。

制法：上药前五味加入冷水适量浸泡半小时，武火烧开后文火熬煮 20~30 分钟，过滤，加入枯矾冲化，取药液放凉待用。

用法：外洗或浸泡 20 分钟，日 2 次。

功效：清热燥湿、杀虫止痒。

主治：急性湿疹水疱明显，少量渗出者，或者亚急性湿疹、牛皮癣等病。

组方特色：苍术、黄柏、苦参清热燥湿，地肤子、白鲜皮祛风止痒；枯矾酸涩、寒，具有明显的清热燥湿收敛的作用，诸药合用既可清热杀虫止痒，又可燥湿收敛，适用于皮疹少量渗出或者红斑、水疱明显者。

禁忌：皮疹糜烂、渗出明显者，或干燥肥厚皲裂脱屑明显者。

方剂来源：金起凤湿疹的辨证治疗手稿讲稿.

11. 湿疹洗药 2 方

组成：蛇床子 30g、苍耳子 30g、苦参 30g、牙皂 20g、土槿皮 20g、川椒 15g。

制法：上药加入冷水适量浸泡半小时，武火烧开后文火熬煮 20~30 分钟，过滤，取药液放凉待用。

用法：煎汤外洗或浸泡 20 分钟，日 2 次。

功效：杀虫止痒，燥湿软坚。

主治：慢性湿疹、癌疮、牛皮癣等病。

组方特色：苍耳子、苦参均苦寒，清热燥湿、祛风止痒；蛇床子苦温，燥湿、祛风、杀虫；牙皂咸温，祛痰除湿、开窍通闭、杀虫散结；土槿皮、川椒辛温，杀虫止痒；诸药合用，寒温热相互作用、相互制约，共奏杀虫止痒，燥湿软坚之效，且诸药皆辛，辛能散、能行、能润，可加强药效。

禁忌：皮疹急性期红肿渗出明显者禁用。

方剂来源：金起凤湿疹的辨证治疗手稿讲稿．

12. 脱疽洗药

组成：苏木、红花、官桂、川乌、细辛、乳香、没药各 15g，透骨草、生艾叶、酒桑枝各 30g，樟脑 15g 后下。

制法：上药除樟脑外加入适量冷水浸泡半小时，武火烧开后文火熬煮 20~30 分钟，出锅前 5 分钟加入樟脑。

用法：趁热先熏（熏时脚上先盖好棉布）后泡洗，每次半小时，每日 2 次。

功效：温阳通经，散寒止痛，活血宣络。

主治：治疗脱疽（血栓闭塞性脉管炎）属虚寒型者。

组方特色：方中苏木、红花活血行血破瘀、消肿止痛；官桂、川乌、艾叶温经散寒、通络止痛；乳香、没药活血散瘀止痛、消肿生肌；透骨草、桑枝祛风除湿、舒筋止痛；樟脑、细辛均辛温走窜，既可祛风散寒，通窍止痛，又可引诸药通行经络腠理，加强药效，共起温阳通经，散寒止痛，活血宣络的作用。

禁忌：局部红肿热痛属热证者禁用。注意外洗时温度，避免烫伤。

方剂来源：金起凤方剂五则手稿．

13. 加味丁桂散

组成：真安桂（或上肉桂）30g、公丁香 12g、北细辛 12g、干姜 15g、白胡椒 15g、急性子 15g。

制法：上药共研极细末，放瓷瓶中密封保存。

用法：用时加在太乙膏中心 3~5g 外贴肿块处。

功效：温通气血，消肿散结。

主治：痈疽、风湿流注、寒湿流注初起形块色白，肿硬酸痛之症。

组方特色：本方以《外科传薪集》之丁桂散化裁而来，原方由丁香、肉桂组成，具有温化痰湿，散寒止痛的功用。金起凤教授在其基础上加入了辛温的细辛，辛能发散，温能散寒，助丁香、肉桂散寒通络止痛；加入辛热的白胡椒、干姜，散寒消痰散结；加入急性子破血软坚，消积，诸药合用，共奏温通气血，消肿散结之功效。

禁忌：皮疹红肿焮痛阳证禁用。

方剂来源：金起凤流注讲稿手稿.

第五章　传承及成果

一、流派传承

（一）传承谱系

金起凤教授其先师嘉定黄墙名医朱咏鬷先生，是近代名医张山雷的师弟，同为嘉定黄墙朱氏外科第六代门人。

嘉定黄墙朱氏外科以擅长治疗外科危急重症著称，起自清中期朱鸿宝（1760~1834），字钧石，世居黄墙邨，兼治内外证，外科尤擅，经多代传承至清末民国初年极为兴盛，光绪八年《嘉定县志》曾盛赞"百余年来，东南疡科首推黄墙朱氏"。朱鸿宝曾著《内外合参》20卷，其自序曰："宋元以来，内外各立专科，不知汉唐以前内外一体，治无二理，故合而参之。"其尝言："外由内发，内自外彰，六气之邪，客于营卫则为伤寒、时疫，客于经络则为痈疽肿胀……。故内证必察其俞穴有无壅滞；外证先考其六经有无外感。然后表里攻补，施之立瘳"。其持论如此。

鸿宝子朱士铨，字秉衡，传其术。除尽得其父外科心传，且擅长诊治伤寒，曾著《伤寒一得》4卷，其自序曰："冬春伤寒用麻黄、大小青龙诸汤，投之即愈。若误认温邪，用薄荷、羌苏诸品，则反伤其气。"

鸿宝孙朱裕，字冠千，号芝村，世居黄墙，精内外科，尽得其祖鸿宝心传，著《医案全集》6卷。《嘉定县续志》载：海上某巨公患大疽，诸医束手。裕先进清血之剂，以解其毒；后用温补以收其功。巨公感之，力荐入薛苏抚幕，坚却不应。

朱裕子朱澧涛，字少林，克绍家业，著《临证医案》4卷、《疡科治验心得》一卷、《续内外合参》8卷，皆秉持了朱氏外科内外合参的学术思想。

传其侄朱成璈，字阆仙，鸿宝四世孙，以疡科闻名沪上。《嘉定县续志》载：丁家巷农人患脱壳子痈，两睾丸亦溃烂。治法内用掺药，外以湿豆腐衣包裹丸子。重生囊皮亦完好如初。花家桥顾姓，百念穴生疽，形如覆盋，硬如铁石。先敷药以烂之，继用刀割之。随烂随割数月，疽去，顶骨尽见，改用生肌药收功。

一小儿，年12，患烂喉证，缠绵岁余。成瓘知系先天所遗梅毒，投以三黄解毒清火之剂，遂愈。"朱阆仙既是近代中医外科临床家，也是近代中医教育家，清末民国初年（1914），朱氏与儿子朱维伟、门人张山雷创办私立黄墙中医学校，为我国第一所中医函授学校，在中医早期教育史上颇有影响。张山雷谓之"吾师创设中医学校于黄墙家塾，实开国医立校之先河"。张山雷、朱咏幽即同在黄墙中医学校学习、执教。

张山雷，字寿颐，近代名医，著名中医教育家。诸子百家无不涉猎。后弃儒学医，随当地名医俞德珩、侯春霖及吴门黄醴泉等学习中医。为求深造，后又师从黄墙五世医朱阆仙，并协助朱阆仙创办黄墙中医学校。1920年受聘浙江省兰溪中医专门学校教务主任。张山雷治学严谨，对经典医著独具见解，阐发秘奥，对于诸家学识亦多所笺正，著有《疡科纲要》《中风斠诠》《脉学正义》《本草正义》《难经汇注笺正》《沈氏女科辑要笺正》《难经汇注笺正》《脏腑药式补正》《小儿药证直诀笺正》《医论稿》《医事蒙求》等著作。目前浙江省兰溪市已成立张山雷研究会，专门从事张山雷研究工作。

朱咏幽先生为张山雷师弟，光绪二十八年（1902），张山雷负笈于同邑嘉定县黄墙邨朱阆仙门下，同学有心肺、咏幽、海澄等。朱阆仙决定办学之时，年事已高，因此招来他的得意门生来襄助办学。"张山雷率同贤郎巽初（朱维伟）亲家，暨心肺、咏幽、海澄诸同学，分科授课，务达完美之目的。"咏幽即为金起凤教授之先业师。

金起凤教授，15岁拜师于朱咏幽先生门下学习。1958年卫生部调聘北京中医药大学东直门医院。

燕京古都，历史文化积淀深厚，代有名医悬壶，加之御医云集，国医各大流派咸聚于此。东直门医院是北京中医药大学第一临床医学院，也是中国最早一批中医高等学府。建院之初，汇集全国各地名家，名医荟萃、学术繁荣。金起凤在此任皮肤科主任医师、教授，擅长中医外科、中医皮肤病。1990年被评为全国首批有独特学术经验和技术专长的百名中医药专家之一，全国首批继承老中医药专家学术经验指导老师。为全国最早的中医皮肤科硕士生导师，是北京中医药大学东直门医院皮肤科的主要奠基人，燕京中医皮肤科流派的主要奠基者之一。其学术传承者瞿幸教授、李元文教授、周德瑛教授、李映琳教授、段行武教授、叶建洲教授等目前均为全国中医皮肤界有影响力的知名专家。其再传弟子黄青教授、张云璧教授、景慧玲教授、孙占学教授、李建红教授、屈双擎教授等目前也均为皮肤科主任医师、硕士研究生导师，皮肤科知名专家。

传承谱系见下图。

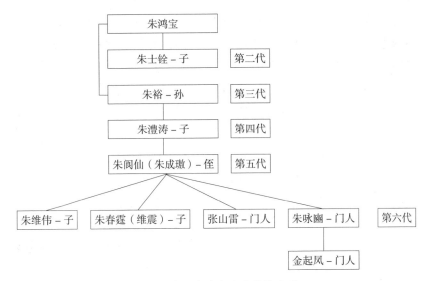

图 1　嘉定黄墙朱氏外科传承图

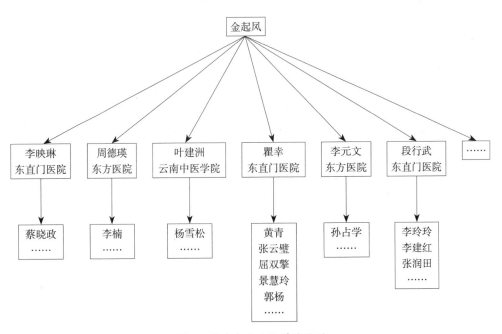

图 2　燕京金氏皮肤科传承图

（二）金起凤教授学术传承人简介

（1）李映琳，女，北京中医药大学东直门医院皮肤科主任医师、硕士研究生导师。

毕业于北京医科大学，工作后西学中班系统学习中医2年，后又师承全国著名老中医皮肤科专家金起凤教授学习3年。擅长中医、中西医结合治疗皮肤科常见病、多发病及疑难重症。在中医药治疗痤疮、银屑病、皮炎湿疹、带状疱疹、各种疣、色素性皮肤病、荨麻疹、脱发、结节性红斑、结节性痒疹、过敏性紫癜等收效颇佳；中西医结合治疗大疱病、药疹、红斑狼疮、皮肌炎等疑难重症疗效满意。

主持"芩栀苦参丸对痤疮丙酸酐菌抑杀作用的研究""芩栀苦参丸对痤疮毛囊角化和炎症抑制作用实验研究"等多项课题，参与国家中医药管理局"消银解毒方治疗银屑病血热证的临床实验研究"等多项局级及校级课题。总结发表"金起凤教授学术思想及临床验案探析"、"名老中医学术传承与实践—金起凤"等多篇学术论文。参编《中医美容学》《中医外科学》《中医皮肤病学》《名医经验录》等十余部专著。常年承担皮肤科本科生、研究生、进修生、留学生的临床教学工作。培养多名硕士研究生。曾应邀赴英国、新加坡诊疗、讲学。

（2）周德瑛，女，北京中医药大学东方医院皮肤科主任医师、教授、硕士研究生导师。

毕业于北京中医药大学，1991年师从全国著名中医皮科专家金起凤教授，1999年从东直门医院调至东方医院皮肤科。擅长运用中医中药治疗银屑病、湿疹、荨麻疹、带状疱疹、痤疮、过敏性皮炎、脱发等病种，以及运用中西医结合的方法治疗红斑狼疮、红皮病、过敏性紫癜、结节性红斑等疑难杂症。先后发表了学术论文《益气扶正、标本兼顾法治疗皮肤病的临床应用》《金起凤教授治疗皮肤病辨证论治经验》《龙蚤清渗汤治疗急性湿疹86例临床观察》《加味消银解毒汤治疗复发性银屑病寻常型阴虚血热证48例临床观察》等学术论文。主编了《中医皮肤病学》，参编《常见病最新疗法》《中医美容学》等著作。

（3）叶建洲，男，云南省中医学院副院长，云南省中医皮肤病专科医院院长，主任医师、教授、博士研究生导师。

毕业于北京中医药大学中医外科专业。硕士研究生阶段师从金起凤教授，是金起凤教授首位硕士研究生。云南省名中医，云南省中医医院皮肤科学科带头人。现任云南省中西医结合学会副会长、云南省中医药学会中医皮肤科专业委员会副主任委员、云南省中西医结合学会皮肤性病专业委员会常务副主任委员、《皮肤病与性病》杂志副主编。多年来从事中医、中西医结合皮肤病学的临床、教学和科研工作，擅长运用中医、中西医结合治疗常见、多发皮肤病及疑难杂症。尤其对银屑病、湿疹、荨麻疹、带状疱疹、痤疮、脱发、黄褐斑、面部皮炎、白癜风、光线性皮肤病等，有较丰富的临床经验。

曾获云南省科技进步二等奖、云南省第六届高等教育教学成果二等奖。主持、参与各级各类科研项目多项，主编《中西医临床皮肤性病学》等3部，副主编《中医皮肤性病学》等4部。担任傣医本科教学工作，主编国家级规划教材《傣医临床学》，承担傣医药理论及科研工作。发表学术论文30余篇。培养研究生30多名。

（4）瞿幸，女，北京中医药大学东直门医院皮肤科主任医师、教授、硕士研究生导师。原东直门医院皮肤科主任及教研室主任。

毕业于北京中医药大学，先后担任中华中医药学会皮肤科分会委员、美容分会常委，北京中医药学会及中西医结合学会皮肤科专业委员会副主任委员，世界中医药学会联合会皮肤科专业委员会常务理事、美容专业委员会理事等。擅长中医药治疗银屑病、湿疹皮炎、荨麻疹、感染性皮肤病、痤疮、脱发、黄褐斑、酒渣鼻、皮肤血管炎、硬皮病、扁平苔藓等，以及中西医结合治疗红斑狼疮、皮肌炎、天疱疮等疑难重病。

主持国家中医药管理局重点科研课题"消银解毒饮治疗银屑病血热证临床实验研究"；市级课题"复方苦参止痒软膏治疗亚急性慢性湿疹临床研究"，获国家专利1项。研制出除湿止痒合剂、复方苦参止痒霜、消银洗液等临床有效方药。主编新世纪全国高等中医药院校创新教材、北京高等教育精品教材《中医皮肤性病学》。发表学术论文30余篇，主编参编学术著作、教材20余部。担任北京中医药大学中医皮肤科学主讲教师，培养硕士研究生30多名。曾多次应邀请赴中国台湾、澳大利亚讲授中医皮肤科学。

（5）李元文，男，北京中医药大学东方医院副院长，北京中医药大学皮肤性病学系主任，北京中医药大学皮肤病研究所所长，主任医师、教授、博士研究生导师。

毕业于北京中医药大学，1999年从北京中医药大学东直门医院调至东方医院，创建皮肤科，担任皮肤科主任。享受国务院特殊津贴。现任中国中药协会皮肤病药物专业委员会首任主任委员，中华中医药学会皮肤科分会副主任委员，中国性学会中医性学专业委员会主任委员，北京中医药学会皮肤性病专业委员会主任委员，北京中西医结合学会皮肤性病分会副主任委员，世界中医药联合会皮肤科分会副主任委员。《北京中医药大学学报》《中国性科学》《中华中西医结合临床杂志》等杂志编委。曾赴英国、泰国、中国台湾诊疗、讲学。

从事皮肤性病的医疗和教学。擅长治疗慢性难治性皮肤病、性病，如慢性荨麻疹、脱发、白癜风、银屑病、痤疮等皮肤病及支原体感染、衣原体感染、生殖器疱疹等性病。主持国家级科研项目十一五科技支撑项目及国家自然基金项目。

主要研究神经性皮炎的外治方法及支原体感染耐药菌株的治疗。研制青石止痒膏获国家专利获批院内制剂并或北京市科学技术进步三等奖。首次提出从肝脾论治慢性荨麻疹的治疗方法。首创苍柏湿毒清治疗支原体性泌尿生殖道感染。近年研究治疗荨麻疹、特应性皮炎、慢性难治性痤疮、慢性性病的治疗取得成绩。发表论文 50 余篇。主编皮肤性病专著 12 余部。培养博士、硕士研究生 40 余名。

（6）段行武，男，北京中医药大学东直门医院皮肤科主任，主任医师、教授、博士研究生导师，东直门医院皮肤科学科带头人。

毕业于北京中医药大学，获得博士学位。现任世界中医药联合会儿童健康产业专业委员会副理事长；世界中医药联合会经皮给药专业委员会副会长；北京中医药学会皮肤性病专业委员会副主任委员；北京中西医结合药学会皮肤性病专业委员会副主任委员；国家食品药品监督管理总局新药评审专家；国家科学奖励评审专家等。首届北京中医药大学东直门医院十佳医师、教学名师。获得 2013 年度"中国好医生"入围提名。曾赴韩国、新加坡等地讲学。

从事皮肤科临床工作 30 余年，有较为深厚的中西医皮肤科的理论基础和丰富的临床经验；尤其对银屑病、湿疹、痤疮、荨麻疹、白癜风、脱发、硬皮病、带状疱疹等常见病有较为深入的研究；在运用中西医结合的方法治疗红斑狼疮、大疱类皮肤病等自身免疫性皮肤病，以及梅毒、尖锐湿疣、生殖器疱疹、尿道炎等性传播疾病方面亦有比较丰富的临床经验。

主持国家自然科学基金课题、国家重大专项课题分课题、部局级及校级课题等 10 余项，主要从事银屑病、湿疹、硬皮病以及中医外治法方面的研究。主编学术著作 6 部；副主编及参编学术著作 10 余部；发表学术论文 80 余篇。培养博士、硕士研究生 60 余名。

二、学术成就

（一）金起凤教授发表文章

（1）金起凤. 麻疹并发症的证治概述［J］. 江苏中医杂志，1958（1）.

（2）金起凤. 312 例湿疹的临床疗效的观察［J］. 中华皮肤科杂志，1966（1）.

（3）金起凤. 辨治湿疹经验［J］. 北京中医学院学报，1980（3）.

（4）金起凤. 白疕方治疗银屑病 40 例初步报告［J］. 北京中医学院学报，1981（3）.

（5）金起凤. 消银汤治疗银屑病 58 例疗效观察［J］. 辽宁中医杂志，1983（6）.

（6）金起凤. 蝎蚣丸配合汤剂治疗血栓性闭塞性脉管炎的体会［J］. 北京中

医学院学报，1983（4）.

（7）金起凤. 辨证治疗泛发性神经性皮炎 20 例疗效观察［J］. 北京中医学院学报，1984（6）.

（8）金起凤. 浅谈张山雷先生的中医教育思想［J］. 中医教育，1985，2（45）.

（9）金起凤. 对 181 例湿热型皮肤病的疗效观察［J］. 北京中医，1985（3）.

（10）金起凤. 消银解毒汤治疗银屑病血热型 108 例疗效观察［J］. 北京中医药大学学报，1992，15（6）：30-31.

（11）金起凤. 凉血化斑汤治疗银屑病［J］. 北京中医学院学报，1986（6）.

（12）金起凤. 消银解毒汤治疗银屑病 64 例疗效观察［J］. 全国首届中医银屑病学术交流大会发言，1987.

（13）金起凤. 结节性红斑一例治验［J］. 中医杂志，1987.

（14）金起凤. 瘾疹的标本缓急治疗体会［J］. 中医杂志，1988（3）.

（15）金起凤. 牛皮癣（银屑病）的中医治疗［J］. 中国农村医学，1989（6）.

（16）金起凤. 中医对白癜风的证治［J］. 中国农村医学，1989（9）.

（17）金起凤. 清热凉血法治疗皮肤病的临床体会［J］. 首届中医皮肤病学术交流会发言，1989.

（18）金起凤. 辨证分型治疗蛇串疮体会［J］. 中医函授通讯，1991（3）.

（19）金起凤. 结节性红斑治贵在通［J］. 新中医，1993（11）.

（20）金起凤. 清热解毒法治疗银屑病的疗效观察［J］. 云南中医药杂志，1997（2）.

（21）金起凤. 金起凤运用清热法治疗皮肤病经验［J］. 中国医药学报，1999（8）.

（22）周德瑛，金起凤. 金起凤教授治疗皮肤病辨证思想探析及临床验案［J］. 中国医药科技出版社，1996.

（23）李映琳，金起凤. 金起凤教授学术思想及临床验案探析. 中国医药科技出版社，1996.

（二）论著

（1）金起凤.《中医眼科学讲义》第一版. 上海科技出版社，1961.

（2）金起凤.《中医学多选题库》中医外科分册. 山西科学出版社，1986.

（3）金起凤，周德瑛.《中医皮肤病学》. 中国医药科技出版社，1997.

（三）学术思想科研课题

（1）金起凤. 消银解毒汤治疗银屑病血热证型为主的临床疗效研究. 北京中医学院重点课题，1987-1989.

（2）瞿幸. 消银解毒饮治疗银屑病血热证临床实验研究. 国家中医药管理局重点科研课题，95A2415.

（3）段行武. 消银解毒饮及其拆方对角质形成细胞增殖和其凋亡的调控. 北京中医药大学自主课题，2006.

（4）段行武. 消银解毒饮对银屑病血热证外周血淋巴细胞调控作用研究. 国家中医药管理局中医药科学技术研究专项 06-07LP05：2008-2010.

（5）李玲玲. 消银解毒颗粒治疗寻常型银屑病临床疗效的研究. 北京中医药大学自主课题，2011.

（6）张云璧. 芩楼清利丸对大鼠变态反应性皮炎模型及皮损部位炎症作用的实验研究. 北京市中医药科技项目，2014.

（7）赵丽丽. 芩楼清利汤治疗湿疹湿热证的临床观察及对 IL-4、INF-γ 因子的调控作用. 北京中医药大学自主课题，2016.

（8）李玲玲. 凉血解毒中药治疗银屑病在新型 T 细胞及其相关因子中的作用机制. 国家自然科学基金青年项目，2015-2017.

（9）屈双擎. 金起凤名老中医皮肤科学术思想体系及诊疗经验研究. 北京中医药科技发展资金项目，2018.

（四）学术思想有关研究成果

（1）瞿幸，张晓红，牛福玲，等. 消银解毒饮治疗银屑病血热证 85 例临床研究 [J]. 中医杂志，2001（2）.

（2）刘铭，瞿幸. 消银解毒饮对金黄色葡萄球菌肠毒素 B 型诱导小鼠血清白细胞介素 -8 水平的影响 [J]. 中国中西医结合杂志，2001（10）.

（3）段行武，任映，张云璧，等. 消银解毒饮及拆方对角质形成细胞 COLO-16 增殖的调控作用 [J]. 中国麻风皮肤病杂志，2009，8（25）.

（4）段行武，任映，赵立军. 消银解毒饮及拆方对角质形成细胞 COLO-16 分泌血管内皮生长因子的影响 [J]. 北京中医药大学学报（中医临床版），2009，3（16）.

（5）段行武，赵立军，张霞. 消银解毒饮及拆方对角质形成细胞 COLO-16 凋亡的调控作用 [J]. 中国麻风皮肤病杂志，2010，4（26）.

（6）夏梦，瞿幸，张云璧，等．消银解毒饮对银屑病血热证外周血淋巴细胞中 IL-4 和 IFN-γ 的调控作用［J］．北京中医药大学学报，2010，33（12）．

（7）张凯辉，段行武．消银解毒饮对银屑病血热证外周血淋巴细胞调控作用研究［J］．世界中医药，2015（6）．

（8）李玲玲．凉血解毒中药对寻常型银屑病 Th1/Th2 平衡的影响［J］．北京中医药大学学报，2015，11（38）．

（9）梅沉成．芩楼清利丸对变态反应性皮炎大鼠血清及皮损炎症作用的实验研究［J］．北京中医药大学，2017．

（10）李玲玲．消银解毒方颗粒对 Jurkat T 细胞内 JAK1/STAT3 信号通路作用机制的研究［J］．北京中医药大学学报，2017，2（40）．

（11）李玲玲．消银解毒颗粒对 Jurkat 细胞异常增殖模型的影响［J］．中医杂志，2017：12（58）．

（12）赵丽丽，屈双擎．芩楼清利汤治疗湿疹湿热证的临床观察及对 IL-4 的调控作用［J］．中华中医药杂志，2018（11）．

（13）梅沉成，张云璧，屈双擎．芩楼清利丸对变态反应性接触性皮炎大鼠血清及皮损炎性因子的影响［J］．中华中医药杂志，2018（12）．

（14）范欢．芩楼清利汤治疗亚急性湿疹湿热证的临床与实验研究［D］．北京中医药大学，2019．

（15）赵海婷，李建红，屈双擎．金起凤应用清化和胃托毒法治疗有头疽经验［J］．中华中医药杂志，2019（12）．